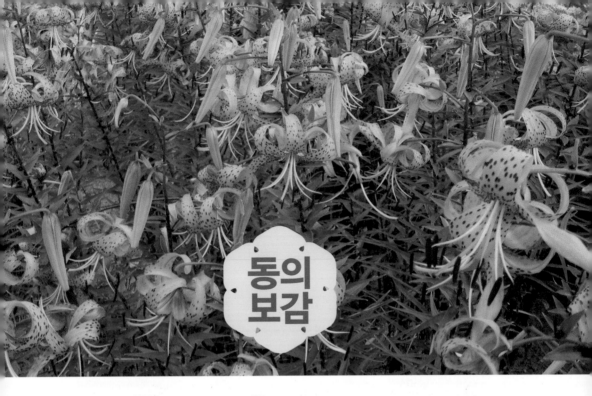

동의
보감

질환 치료 약초
질병 백과

1

곽준수 · 성환길 공저

도서출판 대가

책머리 •

　이 책은 어떤 질환이 있을 때 가정에서 손쉽게 구하여 사용할 수 있는 우리 주변의 약초들을 주 사용부위를 중심으로 분류하고, 각각의 약초를 일반인들도 쉽게 사용할 수 있도록 정리하였다.

　코로나19에 겹쳐 질환 질병에 취약계층은 물론 산업현장에서 땀 흘리는 분들의 노고가 더없이 고맙고 미안한 계절이 계속되고 있다. 이럴 때일수록 적극적인 건강관리가 필요하며, 온도 변화에 따른 우리 몸의 변화를 면밀하게 관찰하면서 대책을 세워야 할 것이다.

　하나의 약초가 인체의 여러 경락으로 작용한다는 점을 고려할 때 "어떤 질환에는 어떤 약초"라는 고정관념을 가지게 될까 염려스럽다. 예를 들어 '근골격계 질환'에 소개하는 우슬은 전통적으로 허리나 무릎의 통증이나 관절염 등에 이용되어 이 분야의 약초로 분류하였으나 이뇨, 통경, 월경불순을 다스리는 데도 사용하는 사례이다.

　주말에는 차라리 숲으로 또는 계곡으로 가자. 친근한 약초 한그루 찾아 대화를 나누고 오자. 그래서 준비했다. 질환별로 쉽게 찾아서 사용할 수 있는 약초 책 한 권쯤 곁에 두고 내 건강을 챙기기를 원하는 분들을 위하여 땀 흘리며 정성을 기울였다.

　또한, 이해를 돕기 위하여 식물 이름 앞에 대표적인 용도를 간단하게 부제로 달았다. 또한 맨 앞에 각각의 식물에 대한 필수 항목을 총괄하여 정리하였는데, 생약재의 기원과 학술적 분류를 돕기 위하여 학명을 정리하고, 이명(異名)과 과명(科名)을 정리하였다. 야생에서의 관찰을 쉽게 하기 위하여 개화기, 채취 시기와 함께 간단한 가공포제방법을 기재하였고, 주요 성분 및 성질과 맛(성미)을 개

괄하였다.

생약명은 "식품의약품안전처 식품의약품안전평가원 생약정보시스템(http://www.mfds.go.kr)"을 기준으로 공정서인 『대한약전』, 『대한약전외한약(생약)규격집』의 명칭을 우선하였으며, 생약명 공정서에 수재되지 않은 민간생약 또는 민간약재들은 [민간]이라고 표기하였다. 식물명과 학명은 국가생물종지식정보시스템(http://www.nature.go.kr)에 따랐으나, 공정서의 명칭이 국생종과 서로 다른 경우에는 '국생종'의 학명을 기준으로 정리하였다.

본문에서는 "생육특성", "약효", "효능과 주치", "용법과 용량", "작용 부위" 등에 관한 내용을 꼭 필요한 내용만을 정리하여 최대한 간단하게 서술하려 노력하였다. 모든 용어는 가능한 쉬운 우리말로 풀어 썼으며, 이해를 돕기 위한 최소한의 용어들은 한자어를 병기하고 괄호 속에 해설을 곁들었다. 성분도 사용 부위별로 우리말 이름과 외래어 이름을 병기하였다. 또 모든 식물들은 전체사진을 맨 앞에 싣고, 사계절 어느 때나 분류 관찰이 가능하도록 각각의 꽃, 열매, 뿌리, 잎 (앞, 뒤) 등 분류에 도움이 되는 부위별 사진을 최대한 많이 실어 초보자들에게도 도움이 될 수 있도록 세심한 배려를 하였다.

아무쪼록 이 작은 정성이 건강장수를 염원하는 많은 독자들께 크게 쓰임받기를 기대한다. 그러나 지면 관계상 아직 미흡함과 아쉬움이 있음을 인정하고 이 부분은 지속적으로 수정 보완해 나갈 것을 약속드린다.

2021년 5월
저자 씀

차 례 •

🌱 질환 · 질병 약초

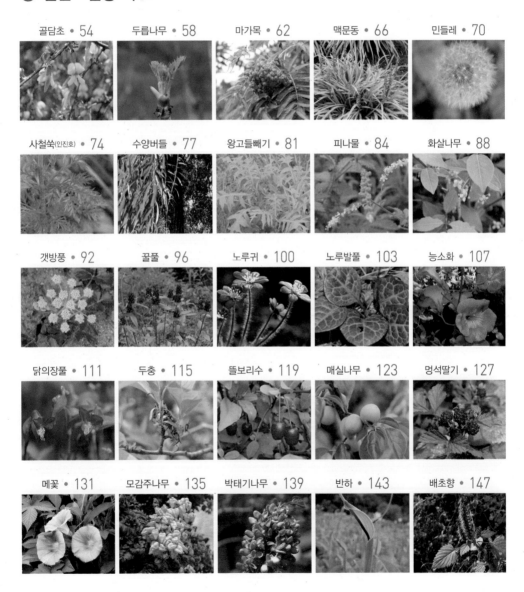

차 례 ·

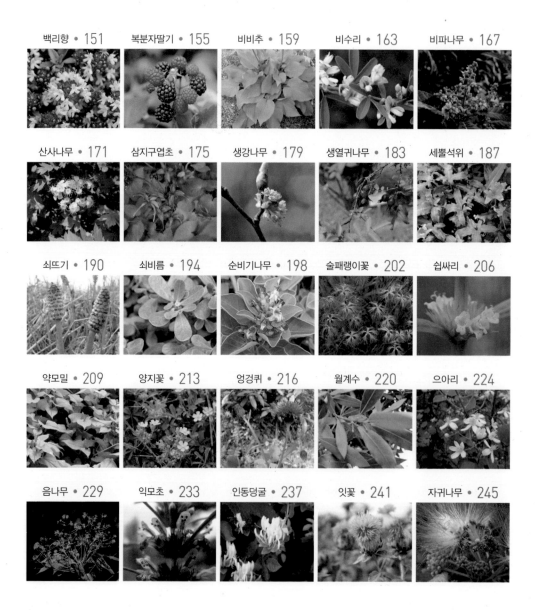

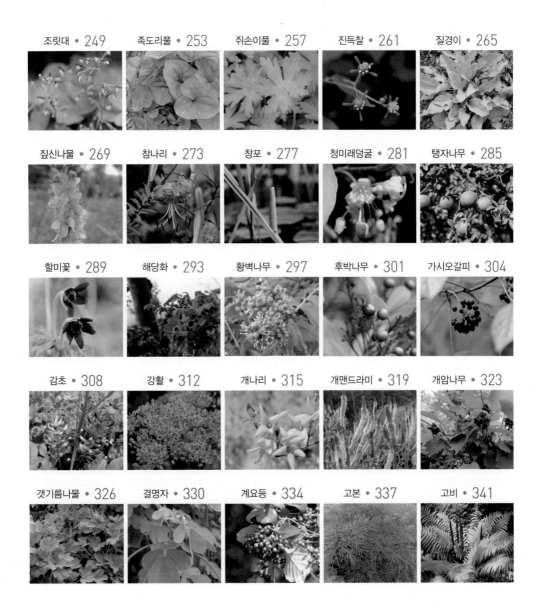

차 례 •

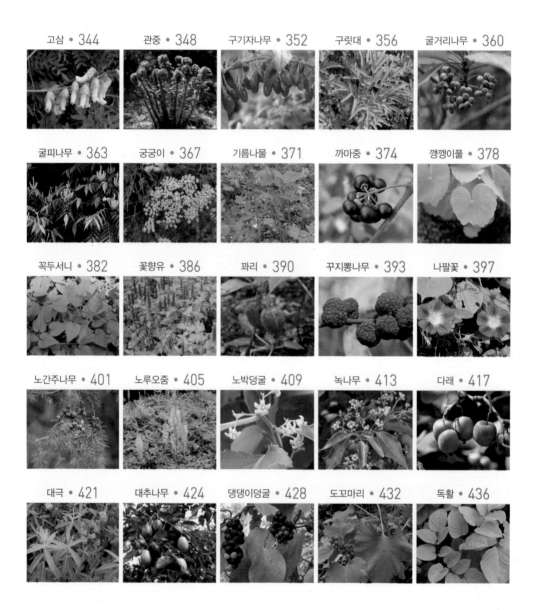

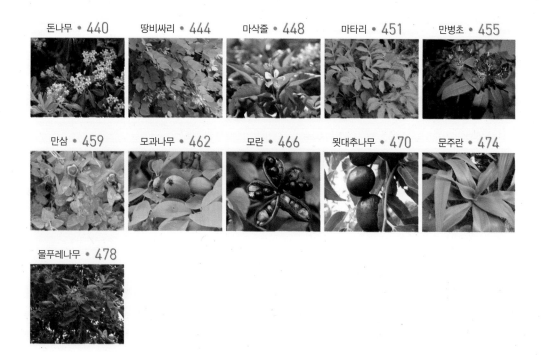

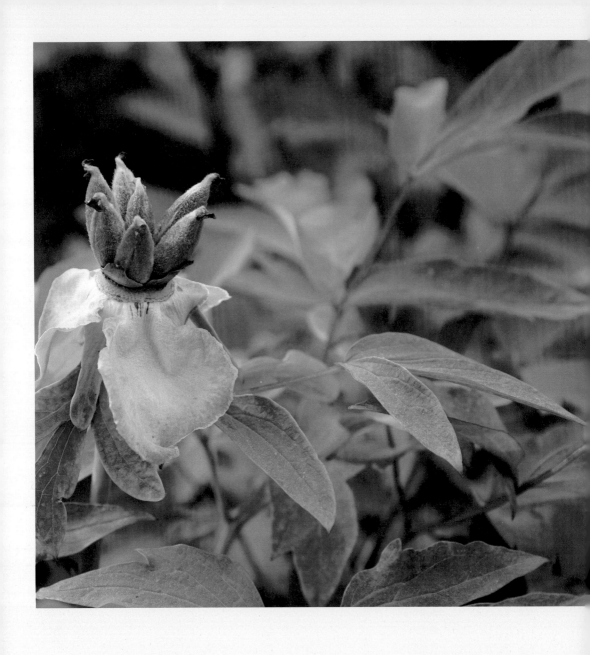

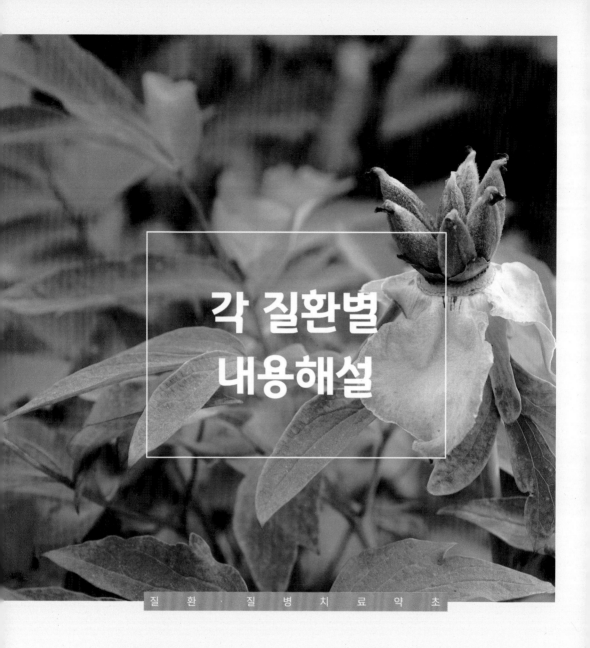

각 질환별
내용해설

질 환 · 질 병 치 료 약 초

근골격계 질환 ㅣ 내분비계 질환 ㅣ 소화기계 질환 ㅣ 순환기계 질환

여성(부인병) 질환 ㅣ 치아 질환 ㅣ 피부 · 비뇨기계 질환 ㅣ 항문 질환 ㅣ 호흡기계 질환

인체의 골격은 총 206개로 구성되어 있으며 이들 골격은 관절을 형성하여 서로 연결되어 있다. 골격은 살아 있는 구조물로서 개체 특유의 체격을 형성하고 지지하며 생명 영위에 중요한 내부 장기들을 보호한다. 또한 근육의 능동 작용에 의한 운동의 수동기관이며 혈액을 생산하고 무기물의 저장 장소로도 활용된다.

인체의 운동은 아무리 단순한 것이라도 한 개의 근육에 의해서 이루어지는 것이 아니고 몇개의 협동근이 필요하다. 어떤 운동이든지 직접 관여하여 주된 운동근으로 작용하는 근을 주동근이라 하고, 주동근을 도와 같이 작용하는 근을 보조근이라 한다. 또한 주동근이 수축할 때 동시에 수축하는 근들로서 주동근의 운동을 보조하는 근을 협력근이라 하고, 어떤 운동을 하기 위해 주동근이 수축할 때 반대로 이완하는 근들을 길항근이라고 한다. 최근의 재활의학에서는 이것을 규명하기 위하여 근전도 EMG 검사법을 많이 이용하고 있다.

일상적으로 우리가 행하는 의식적 또는 무의식적인 운동은 신체의 어떤 부위를 움직이기 위한 협력근의 운동이며 개개의 근육 작용이 아니다. 어떤 부위가 움직이는 운동은 여러 근육의 협력작용이나 길항작용이 목적에 맞게 조절되어 일어난다. 뼈·관절 및 골격근은 운동기관으로 해서 총괄되는데, 뼈와 관절은 수동적 운동기관이며 골격근은 능동적 운동기관이다.

관절염

관절염은 관절 안에 여러 세균이 침투하여 일어난 관절의 염증으로, 노인성 관절염이나 무릎 관절통과 관절염, 그리고 뼈가 쑤시는 관절염 등 여러 관절염이 있다.

외상 부위가 붓고 통증이 나며 열과 함께 관절의 운동 장애가 생겨 움직이기가 힘들고 움직일 때마다 통증이 있다. 나중에는 관절 속에 고름이 고여 결국에는 뼈까지 손상을 입게 된다. 또한 관절이 변형되거나 관절 속에 물이 고이기도 한다. 병이 계속되면 관절은 더욱 굳어지고 나중에는 완전히 굳어 제대로 서거나 걷지 못하는 경우까지 발생한다.

급성일 경우에는 무거운 것을 들지 말고, 환부를 고정시키고 안정을 취하는 게 좋다. 증상에 차도가 있으면 조금씩 관절운동을 한다. 급성기가 지난 후에는 운동을 조금씩 해주는 것이 좋다.

신경통

신경통은 신경이나 신경섬유를 둘러싸고 있는 막(신경초)에 염증이 생기거나 신경에 영양을 공급하는 혈관에 장애가 생겨 발병한다. 신경이 늘어나거나 당겨질 때 주위의 종창 때문에 신경이 밀려나면서 통증이 일어나게 된다. 주로 중년 이후에 많이 오며 남자는 좌골 신경통이 많다.

여자는 임신, 출산, 폐경기, 갱년기에 주로 나타난다. 신경통이란 병명이 아니라 단지 신경에 통증이 나타나는 증상이다. 신경통은 몇 가지 여타 질병과는 다른 특징이 있다.

신경통의 특징으로는 첫째 통증을 참기가 힘들고, 둘째 통증이 발작적으로 생기며, 셋째 아픈 부위나 또는 그 범위가 일정한 신경이 지배하는 영역에 한정되어 있고, 넷째 압통점(통증이 시작된 부위, 즉 신경이 신체 표면 가까이 지나는 부위)을 누르면 아프다는 것이다. 아울러 신경통이 잘 일어나는 연령은 50대 이후이고, 얼굴이나 팔, 늑골 사이, 허리, 다리 등에서 잘 발생한다.

타박상

피부에는 손상이 없으나 외상에 의하여 피하조직과 근육, 장기 등에 손상이 있는 것을 타박상이라고 한다. 혈액이 조직 속으로 스며들어 피부색이 퍼렇게 되거나 부어오르고 심하게 타박을 당했을 때는 창상과 골절, 내출혈 등 여러 가지 증상들이 함께 나타난다. 1주일이 지나도 부기나 통증이 가라앉지 않으면 병원에 가서 진찰을 받는다.

확실하게 치료하지 않으면 나중에 신경통, 류머티즘, 관절염 같은 후유증이 생길 수가 있다. 우선 멍든 부위의 통증과 열감을 완화시키기 위해 수건을 차게 만들어 부위에 대고, 며칠 지난 후에는 냉찜질 대신 온습포를 이용한다.

2 내분비계 질환

개체가 전신의 정상 기능을 영위하고 정상적인 발육을 하기 위해서는 각종 장기 및 조직 상호간에 일정한 협조가 필요한데 이러한 상관관계는 신경계 또는 내분비선이 조절하고 있다.

내분비선은 일정한 해부학적 계통을 형성하지 않고 소화기·호흡기·비뇨생식기·신경·맥관 등의 여러 곳에 존재하며 도관이 없고 다혈관성이며 각종 특수 분비물, 즉 호르몬을 직접 맥관계통에 내보내어 체내를 순환한다. 그 분비물은 내분비선에 따라 다르며 또 대체로 관련 있는 장기, 즉 표적기관(target organ)에 작용하는 것이 많으나 어떤 것은 신체 내 모든 세포의 대사 기능에 관여하기도 한다.

이들은 체내 각 장기의 활동을 조화롭게 하고 신경계 특히 자율신경계통과 협력하여 인체의 기능을 완전하게 수행하는 데 중대한 역할을 한다. 내분비선으로 알려진 것으로는 갑상선(thyroid gland), 부갑상선(parathyroid), 흉선(thymus), 부신(adrenal gland), 뇌하수체(hypophysis), 송과체(pineal body), 췌장 내의 랑게르한스섬(islet of Langerhans), 고환 내의 레이디그(leydig) 세포와 세르톨리(sertoli) 세포, 난소 내의 황체 및 난포 등이 있다.

호르몬은 신진대사를 조절하고 형태 발생에 관여하며 정신 및 신경 발육에도 관여한다. 또한 생식 및 적응·순응, 소화작용에 관여하며 피드백 시스템을 조절하는 기능이 있고 협동작용을 한다. 아울러 신경이나 다른 화학물질과 협동하여 신체의 작용을 조절한다. 이러한 호르몬을 생산하는 기관을 내분비계라 하는데, 생식선을 제외하고는 남녀 모두 같은 장소에 분포한다.

간장병

간장병은 간장에 생기는 질환의 총칭으로 간 질환, 간장 질환이라고도 한다. 바이러스감염(A, B, C형 바이러스), 급·만성간염(간장염), 간경변증(간경화) 등이 가장 많으며 모두 중한 간장 질환들이다. 약물로 인한 간 장애가 생겨 황달을 일으키는 경우가 많아지고 있는 것이 특징이다. 우리나라에서는 원발성 간암이 많지만 위장, 췌장, 폐 등의 암이 간에 전이된 속발성(전이성) 간암도 많다.

그 밖에 간농양, 간매독이 있고, 대사성 질환으로 지방간, 아미로이드증, 당원축적증 등도 있다. 또 기생충에 의한 간장병으로 간흡충증(간디스토마)이 있으며, 이 밖에도 문맥혈전증, 문맥엽 등이 있다.

간장병은 이처럼 많은 종류가 있으나 그 증상은 대개 전신권태감, 식욕부진, 미열, 황달, 피부의 혈관종, 손톱의 변화, 손바닥이 빨개지는 수장홍반 등이 공통적으로 나타난다. 또한 증상이 더 진행되면 출혈, 복수, 소화관 출혈, 간성 혼수 등이 나타는 것이 보통이다. 간장병(간장 질환)의 치료에는 안정, 식이요법, 배변의 조정 등이 중요하고 약물요법도 병행해야 한다.

당뇨병

우리가 섭취한 음식물은 소화액의 작용에 의하여 포도당이라는 당으로 분해되는데, 이 당은 몸의 성장과 에너지원으로 사용된다. 포도당을 혈액에서 세포로 이동시키기 위해서는 인슐린이 필요한데, 이는 췌장에서 자동적으로 생산, 분비한다. 췌장에 문제가 생겨서 인슐린을 거의 생산하지 못하거나 세포가 인슐린에 반응하지 않아 포도당이 세포로 들어가지 못하고 혈액에 지나치게 많이 남아 소변으로 배출되는 것이 바로 당뇨병이다. 즉 당뇨병은 탄수화물의 신진대사 장애로 인하여 혈당수치가 높아지고 이로 인하여 소변으로 포도당이 다량 배설되는 상태로, 결국 인슐린의 생산, 분비 혹은 이용의 이상으로 발생하는 질병이다.

당뇨병의 증상으로는 다뇨(빈뇨), 구갈, 다식, 체중감소, 전신권태, 음부소양감, 요당(당뇨) 등이 대표적이고 그 밖에 눈이 침침하다거나 손발 저림이나 통증, 장딴지의 경련, 구취, 잇몸 출혈, 성욕 감퇴, 월경 이상 증세도 볼 수 있다. 이러한 증세들이 다 나타난다고 할 수는 없으나 처음부터 뚜렷한 형태로 나타나는 일도 드물기 때문에 당뇨병을 깨닫기는 힘들다. 당뇨병을 방치하면 생명에 관계되는 합병증을 일으키므로 의심스러울 때 빨리 의사의 진찰을 받아야 한다.

부종·수종

온몸이 붓는 것은 심장질환(심장판막증, 심막염), 얼굴이 붓는 것은 신염 및 네프로제 때문이다. 발이 붓는 것은 심장질환, 간기능 장애, 복막염, 임신 중독증 등이 그 원인이다.

부종이 있을 때는 중증 원인일 수 있으므로 우선 전문가에게 진찰을 받아야 한다. 부종이 있으면 체내의 수분조절이 어려워 비·폐·신을 비롯한 모든 장기의 기능이 나빠진다. 또한 혈액순환에도 지장이 많다. 따라서 심장이나 신장에 질환이 있는 사람은 수분, 식염, 화학조미료의 섭취를 제한하여 수독(水毒)이 쌓이지 않도록 조심해야 한다.

항암

암은 일반적으로 악성종양을 일컫는 말이다. 암을 정의하기는 어려우나, 정상조직과 다르게 분화되지 않고, 그 성장을 조절할 수 없으며, 주위 조직으로 침투하고, 멀리 떨어져 있는 조직으로 퍼져나가면서 성장하는 특징이 있다. 즉 스스로 걷잡을 수 없이 성장하여 치료하지 않으면 결국 환자를 사망에 이르게 하는 비정상적인 종괴(腫塊)이다. 그러나 이러한 특징이 모든 암에서 보이는 것은 아니다. 암의 원인은 대부분 알려져 있지 않다. 여러 화학물질(벤조피렌, 아플라톡신, 비소, 석면)이나 바이러스, 방사선이나 자외선 등의 물리적인 자극이 발암물질로 알려져 있다. 그중 흡연이 가장 중요하며 구미(歐美)에서 발생하는 암의 1/3이 흡연과 관련이 있다. 술은 흡연이 식도암이나 인두암, 후두암을 일으킬 때 보조적인 역할을 하며 간암과 관련이 있다. 그 밖에 여러 가지 약물이나 중금속도 암을 일으킬 수 있다. 암의 발생은 개인에 따라 차이가 있어서, 같은 발암물질에 노출되어도 어떤 사람은 암에 걸리고 어떤 사람은 걸리지 않는다. 이것은 유전적인 영향 때문이거나 사람마다 발암물질의 대사 과정에 차이가 있기 때문일 것으로 추정된다.

3 소화기계 질환

인체가 정상적인 기능을 수행하기 위해서는 음식물을 섭취하고 이를 물리적, 화학적으로 분해하여 영양분을 흡수하고 찌꺼기는 몸 밖으로 배출하여야 한다. 이와 관련된 일련의 기관계를 소화기계라 하며 소화관과 소화선으로 구분한다.

소화관은 구강(oral cavity), 인두(pharynx), 식도(esophagus), 위(stomach), 소장(small intestine), 대장(large intestine), 항문(anus)으로 구성되며, 소화선은 타액선(salivary gland)과 간(liver), 췌장(pancreas)으로 구성된다.

건위제

건위제는 위장을 튼튼하게 하는 약제이다. 소화액의 분비를 왕성하게 하고 위장의 운동을 촉진시켜서 소화, 흡수작용을 돕는다.

딸꾹질

딸꾹질이란 횡경막의 불수의적 운동에 의해 성문(聲門)이 갑자기 닫히면서 특이한 소리가 들리는 것을 말하는데, 음식을 갑자기 먹었을 때나 수술 후, 그리고 뇌막염 등에 의해서 흔하게 유발된다. 딸꾹질은 대개 수분 이내에 저절로 멈추지만, 자주 재발되거나 장시간 지속되는 경우도 있다. 딸꾹질은 여자보다 남자에게 흔하다고 하며 심한 경우 진정제 투여가 도움이 된다. 딸꾹질이 생겼을 때 찬물로 세수를 한다든지 혀를 잡아당긴다든지 숨을 멈춘다든지 귀를 간지럽히는 등의 민간요법이 있는데 매우 효과적이다. 민간요법으로 잘 해결되지 않는 경우 임의로 약을 쓰지 말고 병원을 찾아 원인을 밝히고 치료하도록 한다.

변비

변비는 변이 순조롭게 나오지 않는 증세로서 식사성 변비, 기능성 변비(경련성 변비, 이완성 변비), 기질성 변비 등이 있다. 병적인 변비가 아닐 경우, 즉 수분이나 섬유질이 부족하여 생기는 식사성 변비는 식사나 운동, 생활습관을 바꿔 개선시킬 수 있다. 그러나 스트레스로 인한 장 경련(과민성 대장증상) 변비나 고령자에게서 많이 볼 수 있는 장 기능 또는 운동 부족으로 인한 이완성 변비, 그리고 장 협착증 및 폴립, 직장 · 결장암으로 인한 기질성 변비증도 있을 수 있으므로, 만병의 근원인 변비를 간단히 생각하면 안 된다. 현대의학에서는 조금씩 변비가 있는 것은 병의 범주에 넣지 않고 있으며, 치료법으로는 관장과 하제를 사용한다. 병적인 원인이 없는 이른바 기능성 변비나 스트레스가 원인이 되어 생긴 변비로서 건강 상태가 의심이 되는 경우 한방약은 아주 효과적이다.

소화불량

소화불량이란 음식섭취 후 일어나는 소화장애 증세를 총칭한다. 한 가지 증상만을 일컫는 것이
아니고 속쓰림, 트림, 구역질, 상복부 불쾌감, 위장의 팽만감, 고창(鼓脹) 등의 소화기 증세와 아울
러 복통까지 동반되어 일어나는 제반 증상을 포함한다.

소화불량은 좋지 않은 음식물을 섭취했을 때나 좋은 음식이라도 몸에 맞지 않는 음식을 먹어 체
내에서 자연스럽게 용해되지 않을 때 일어난다. 스트레스와 긴장도 원인이 된다.

소화불량일 때는 동반되는 증상, 음식과의 관계, 음식섭취 후 증상이 나타난 시간, 지속시간, 스
트레스와의 관계 등을 면밀히 살펴야 한다.

지사 · 정장

지사(止瀉)란 설사 중에서도 물이 쏟아지는 것처럼 묽게 나오나 복통을 동반하지 않은 설사를 멈
추게 하는 것을 말한다. 설사는 원인에 따라 생리적 설사(과식, 과음, 추운 데서 잠을 잘 경우), 알레르기
성 설사(우유, 달걀 등 특정식품을 섭취한 경우), 신경성 설사(과민성 대장증상), 감염성 설사(세균, 바이러스 감
염, 식중독 등), 장의 기질적 장애 등이 있다.

증상으로는 무력감, 피로, 트림, 구역질, 구토, 손발이 찬 증세, 식욕부진, 배가 무지근함, 배에서
소리가 남, 배변 양이 적고 잔류감이 있음, 배가 아픔, 변비와 설사의 반복 그리고 소변 양이 줄
어드는 현상이 나타난다.

❰4❱ 순환기계 질환

인체의 모든 장기와 조직 들은 항상 물질대사를 하고 있기 때문에 소화기관에
서 흡수한 영양분과 호흡기관에서 교환된 산소를 신체 내의 모든 조직에 공급하
고, 각 조직에서 발생된 노폐물과 CO_2는 폐와 신장을 통해 체외로 내보낸다. 이
러한 영양물과 산소, 노폐물과 CO_2 등을 수송하는 데는 매개체인 액체 성분을
필요로 하게 되고 그 액체를 수송할 관이 형성되어 있어야 한다. 인체 내에 존재

하는 액체를 수송하는 역할을 하는 것을 순환계 또는 맥관계라 한다. 순환계는 혈액을 운반하는 혈관계와 림프액을 운반하는 림프계로 구성된다. 혈관계는 혈액순환의 중추적 펌프 역할을 하는 심장, 영양물과 산소를 신체 여러 곳에 운반하는 동맥, 노폐물과 CO_2를 체외로 배출하기 위하여 운반하는 정맥으로 구성되며 동맥과 정맥은 모세혈관에 의해 연결되어 있다. 림프계는 모세림프관에서 시작하여 림프관, 림프절과 림프성 조직을 거쳐 정맥으로 유입되는 일련의 계통이다.

혈액은 전신을 순환하면서 모든 조직에 여러 가지 물질을 공급해야 하기 때문에 그 주된 기능은 운반이며 그 외에도 호흡가스 운반, 영양물질 운반, 노폐물 운반, 세포 생산물의 운반, 항상성 유지, 생체 보호작용, 체액의 다량 손실 방지 기능을 한다.

고혈압

고혈압이란 보통 수축기 혈압이 160mmHg 이상, 확장기 혈압이 95mmHg 이상인 경우를 말한다. 혈압이 높으면 두통 외에도 어지럼증, 심계항진(가슴이 두근거리는 것), 피로 등이 나타나기도 한다. 고혈압에 의해 동맥경화가 진행되면 비출혈(코피), 혈뇨, 어지럼증, 시야 흐림 등이 나타나며 심부전에 의한 협심증, 호흡곤란 등의 증상이 나타나기도 한다. 특히 당뇨병과 동반되는 고혈압의 경우를 조심하여야 하는데, 당뇨병이 있는 사람이 혈압이 높으면 당뇨병의 미세혈관 합병증과 대혈관 합병증을 촉발하거나 심하게 할 수 있기 때문에 고혈압을 치료하는 것이 매우 중요하다.

동맥경화

어떤 원인에 의해서 혈관 내벽이 두꺼워지고 석회가 침착되어 혈관에 석회가 끼게되면 탄력을 잃고 좁아져 혈관이 터지거나 혈액순환에 방해를 받게 된다. 지질대사 장애가 중요한 원인으로 작용하나 고지혈증, 고혈압, 비만증 등을 주된 촉진 인자로 보고 있다. 그 밖에 당뇨병, 운동부족, 정신적 긴장 등도 동맥경화를 유발하는 원인으로 본다. 증상은 어느 장기의 동맥이 더 많이 굳어졌는가에 따라 차이가 있다.

심장동맥경화(관상동맥경화)일 때에는 심장부의 통증을 주 증상으로 하는 협심증, 심근경색증을 일으킬 수 있고, 뇌동맥경화증일 때에는 두통, 기억력 장애, 이명이 있으며 머리가 몹시 아프다.

말초동맥경화증일 때에는 팔다리가 저리고 땀이 적게 나며 감각이 달라지면서 걸음을 오래 걸으면 다리나 장딴지가 아파 오며 더 이상 걸음을 걷기가 힘들어진다.

심장병

심장병은 운동한 다음, 술을 마신 후, 걱정거리가 있어서 긴장될 때, 불안과 공포, 정신적 긴장(심장 신경증 등), 심장 질환(허혈성 심장병 외) 등의 원인으로 생긴다. 전혀 증상이 없는 경우도 있고 가슴이 답답하거나 가슴이 죄어지는 듯하다. '지금 바로 죽는 것은 아닌가?'하는 공포감에 사로잡히고 안절부절못한다. 한밤중에 자다가 갑자기 심장이 답답하고 심하게 두근거리며, 얼굴이 창백해지고 손발이 차가워지고, 호흡곤란에 빠지는 등 원인에 따라 갖가지 증상이 나타난다.

증상이 나타났을 때 맥박을 재어보면 강약이 있거나, 맥의 세기가 불규칙하다. 부정맥 증상이 있을 때에는 자가진단을 하는 것은 위험하다. 반드시 전문가에게 심전도나 '홀터심전도' 등의 진찰을 받아야 한다.

중풍

중풍은 뇌출혈, 지주막하 출혈, 뇌혈전 등에 의한 뇌혈관 장애로 일어나며 음주, 흡연, 정신적 스트레스, 과로, 오한, 고혈압, 심장병 등이 원인이다. 중풍은 갑자기 심한 두통이 찾아오면서 의식을 잃고 반신불수가 되어 구토, 경련을 일으키는 병이다. 다만 소뇌로 출혈된 경우이거나 경증인 경우에는 의식이 확실하다. 지주막하 출혈은 갑자기 심한 두통과 구역질이 나타나고 의식을 잃을 수도 있다. 뇌혈전의 증상은 대부분 갑자기 나타나는 것이 아니라 몇 시간에 걸쳐 서서히 나타난다. 먼저 손발이 마비되고 말을 하지 못하며 일반적으로 두통이 생기지만 의식을 잃는 경우는 거의 없다.

중풍은 빠른 시간 내에 의사의 진찰을 받아 치료해야 한다. 치료는 주로 지혈제나 항응고제 같은 약물 요법으로 행한다. 의사의 판단에 따라 수술을 하기도 하며, 의료기술이 발달하여 예전에는 사망할 만한 경우도 요즘에는 충분히 살릴 수가 있다.

지혈

혈액은 산소의 운반책이다. 출혈량이 많으면 에너지와 산소부족으로 신체 각 조직은 기능부전을 일으키고 뇌빈혈을 비롯해, 쇼크 증세, 의식장애가 되며 심할 경우 사망하기도 한다. 출혈에는 체표에 출혈하는 외출혈과 체강 내나 조직 틈새 내로 출혈하는 내출혈이 있다. 출혈을 멎게 하는 방법을 지혈법이라고 하는데, 외출혈에 대한 지혈법에는 국소안정(필요 시 부목 고정)과 환부의 거상, 냉엄법(冷罨法: 찬물에 적신 천이나 차가운 성질의 약품 따위를 사용하는 찜질)을 병행하여 행한다. 지혈법에는 직접지혈법, 지압지혈법, 지혈대에 의한 지혈법 등 세 가지가 있다.

5 여성(부인병) 질환

여성 생식기(Female reproductive organ)는 난소, 난관, 자궁이 주체가 되며, 교접기 및 산도(産道)로서의 질과 유선이 포함된다. 난소에서 성숙한 난세포는 복강 내에 배란되지만, 이것은 곧 난관체에 의해 난관 내로 도입되어 자궁 속으로 수송된다. 수정은 보통 난관 팽대부에서 이루어지며 수정란은 자궁으로 이동하여 착상한 후 발육한다. 난소에 있는 여포세포가 FSH(난포자극 호르몬)와 LH(황체형성 호르몬)의 자극으로 성장하면 난자를 배란한다.

임신한 여성의 소변에는 발정 물질인 에스트로겐(estrogen)이 포함되어 있다. 에스트로겐은 태반에서도 분비되고, 소량이지만 고환과 부신피질에서도 분비된다. 에스트로겐은 난포를 자극하여 난자의 성장을 촉진시키고 난관의 운동성을 높여서 난자의 수송을 돕고, 자궁근의 형태 및 기능 발달에 쓰인다. 그리고 근 수축력을 증가시켜 운동성을 크게 하고, 피하지방의 침착, 모발 분포 양식, 골격의 규모, 짧은 성대 등 2차 성징에도 관여한다. 그 밖에 전해질 대사에도 영향을 미친다.

난소에서 배란이 일어난 후에는 난포가 황체로 되는데 난소는 프로게스테론(progesterone)을 분비하여 난자가 자궁벽에 착상할 수 있게 자궁을 변화시키고 임신을 유지시키는데, 이것은 황체 이외에 태반, 부신피질 및 일반 동물세포에서도 분비된다.

부인병

부인병은 여성에만 있는 병으로, 좁은 뜻으로는 여성 생식기에 일어나는 질환의 총칭이다. 여자는 임신과 출산 및 출산한 아기를 기르기 위하여 필요한 수유도 한다. 여성의 체내 기관은 이들 목적에 부합한 구조와 기능을 가지고 있다. 난소나 자궁의 주기적 변화도 수정이나 수태에 대한 준비체제이며, 월경(생리적 출혈)은 수태가 이루어지지 않았을 경우에 떨어져 나온 자궁 내막의 배출이다.

여성은 초경으로 청춘기에 들어서고 그 후 약 30년간 정기적으로 월경이 나타나며, 폐경으로 갱년기를 맞이하는 생리적 연대가 구획되어 있는 것이 특징이다. 또한 월경이 있는 연대에 난소와 자궁의 생리적인 주기성 변화가 이루어지고 있는 점도 특징이다.

여성의 몸은 위와 같은 독특한 기능과 현상을 영위하고 있는 반면, 이에 관련된 이상을 일으키기 쉽다. 따라서 여성의 질환에는 이들 기관의 이상이나 조직의 변화와 관련된 것이 많다. 성기의 염증이나 종양도 남성에 비하면 훨씬 많다. 더욱이 그것이 각 연령대에 따라 생기기 쉬운 질환에 각각 그 특징이 나타난다. 또한 일반적으로 내과에서 다루는 질환이기는 하나, 호르몬이나 자율신경실조로 인한 여성 특유의 증세도 부인병이라 한다. 이 외에도 불임증, 비만증, 피부질환 등도 대표적인 부인병으로 볼 수 있다.

6 치아 질환

치아는 점막으로 덮인 상·하악골의 치조(이틀) 내에 박혀 있다. 치조 내에 매몰된 부위는 치근이며, 치근과 치관 사이의 점막인 치은(잇몸)에 싸인 부위를 치경, 외부에 나타나 있는 부위를 치관이라고 한다. 치아는 인체에서 가장 단단한 조직인데 그 경도는 에나멜질, 상아질, 시멘트질의 순이다.

영구치의 수와 명칭은 치식으로 표시할 수 있다. 영구치에서는 상하, 중앙에 날카로운 절치(앞니)가 있고, 그 외측에 가장 길고 날카로운 견치(송곳니)가 있으며, 그 외측에는 소구치(작은어금니)와 대구치(큰어금니)가 있다.

유치는 태생 2~3개월에 상·하악부의 구강점막에서 발생하기 시작하여, 생후 6~7개월에는 잇몸을 뚫고 절치가 나온다. 이어서 제1유구치(첫째어금니), 견치(송곳니), 제2유구치(둘째 어금니)의 순서로 나오며, 2~3세에는 거의 다 나온다. 영구치는 태생 후반기에 이미 발생하기 시작하며, 나오는 것은 6~7세의 제1대구치(첫째큰어금니)가 최초이다. 최후에 나오는 것은 제3대구치(셋째큰어금니)로서 20세경이다. 따라서 흔히 사랑니(지치)라고 한다. 치아의 나오는 순서와 시기는 아래와 같지만 유치, 영구치 모두 일반적으로 하악치가 상악치보다 먼저 나온다.

- 영구치(permanent teeth) 32개 : 절치(앞니, incisors) 8개, 견치(송곳니, canines) 4개, 소구치(작은어금니, premolars) 8개, 대구치(큰어금니, molars) 12개.
- 유치(젖니, 탈락치아, deciduous) 20개 : 절치(앞니, incisors) 8개, 견치(송곳니, canines) 4개, 구치(어금니, molars) 8개.

치통

치통의 가장 흔한 증세는 충치이다. 충치의 초기에는 치아 표면의 에나멜질이 침해당했을 뿐이다. 에나멜질에는 신경이 통하지 않으므로 이 단계에서는 그다지 아프지 않다. 그런데 입안을 들여다보면 새까맣게 변색되어 있다. 에나멜질 아래인 상아질까지 침범을 받으면 점차 통증을 수반하고 찬물, 뜨거운 물, 신맛이 나는 것을 먹으면 이가 시리게 된다. 더욱 진행되어 상아질 깊숙이 침범을 받으면 더욱더 이가 아프게 되고 치수염(齒髓炎, pulpitis)이 생기기도 한다. 초기 단계에서 발견하여 치과의에게 치료를 받는 것이 중요하다. 아직 통증이 없는 때라면 충치 부분을 갈아 살균을 하고, 갈아낸 구멍을 충진하는 간단한 방법만으로 치료할 수 있으나, 너무 심해지면 치수까지 제거해야 한다.

충치를 예방하기 위해서는 입안을 청결하게 유지시키는 것이 중요하다. 특히 요즘 아이들은 세끼 식사 외에도 군것질을 많이 하므로 입안이 항상 지저분하다. 저녁식사를 한 뒤 이를 닦은 후에는 아무것도 먹지 않는 습관을 갖도록 해야 한다. 오렌지 주스 등 산성 과즙도 충치의 유인이 되므로 주스를 마신 뒤에는 반드시 입을 헹구어 깨끗이 해야 한다. 또 이를 튼튼하게 하기 위해서는 젖니가 나왔을 때 씹을 수 있는 것을 먹이는 것도 중요하다. 충치는 한 번 걸리면 자연적으로 치유되는 일은 절대 없으므로 미리 예방하는 것이 중요하다.

7 피부·비뇨기계 질환

일반적으로 외피는 인체를 덮고 있는 피부와 여기에 포함되어 있는 털, 손발톱 및 피지선(기름샘), 한선(땀샘), 유선(젖샘)과 같은 각종 피부샘을 포함하고 있다. 이러한 외피는 인체의 보호, 일반 감각 기능, 비타민 D 및 지방의 저장 기능, 수분 및 기타 분비물의 배설 기능, 체온조절 기능 등 다양한 역할을 수행하고 있다.

피부는 표피와 진피로 구성된다. 진피의 아래쪽은 피하지방조직으로 구성되어 있는데, 이는 피부에 속하지 않는다. 피부에는 촉각, 압각, 통각 및 냉·온각 등의 일반 감각에 대한 센서 역할을 담당하는 각종 신경종말이 분포하고 있으며, 이 때문에 감각기로서의 역할도 수행한다. 피부의 두께는 부위에 따라 차이가 있지만 일반적으로 1~4mm이다.

무사마귀

무사마귀는 바이러스의 감염, 피부 노화 등의 원인으로 나타나고, 보통 사마귀는 나이에 상관없이 주로 손발이나 입 주위, 코에 생긴다. 크기와 색도 여러 가지이고 다른 사람에게까지 옮긴다. 종류는 청년성 사마귀와 노인성 사마귀가 있다. 사마귀가 생기면 자주 긁거나 만지면 안 되고 그 부위를 깨끗하게 해야 한다. 사마귀가 발바닥이나 발가락에 생기면 다른 부위와 달리 신발에 의해 지속적으로 압박을 받으므로 겉으로 튀어나는 것이 아니라 발의 피부 속으로 파고들어서 걸을 때마다 아프게 된다. 그래서 발바닥에 사마귀가 생기면 십중팔구 티눈이라고 오해하게 된다. 그러나 사마귀는 티눈과 달리 옮기고 번지는 경향이 있다. 사마귀는 보통 면역이 약한 어린이들에게 생기기 쉬우며 번지기도 쉽다. 물론 타인에게 옮길 수도 있다. 그러나 대개의 경우, 2~3년 지나면서 저절로 면역이 형성되어 자연적으로 소실되는 경향이 있다. 그러나 신체 다른 부위로 옮기기도 하고 다른 사람에게 전염될 수도 있으므로 반드시 치료해야 하며, 특히 아프거나 증세가 있으면 즉시 치료하는 것이 낫다.

무좀

무좀균이 피부의 각질층을 침범하여 각질을 영양분으로 삼아 기생, 번식하는 피부병의 일종이다. 무좀균이 내뿜는 독소로 인한 염증 반응으로 피부가 빨갛게 되거나 물집이 생기고 몹시 가려워진다. 각질이 풍부하고 축축하며 따뜻한 발가락, 발바닥, 발톱, 손톱, 옆구리, 사타구니 주변, 살이 겹쳐지는 곳 등 신체 대부분의 부위에서 발병한다. 손, 발을 청결히 하고 건조시켜야 하며 특히 발가락 사이의 습기를 방지하기 위해 통풍이 잘되는 신발이나 양말을 신는다.

방광 · 요도염

방광염을 예방하려면 수면 부족이나 불규칙한 생활, 과음, 과도한 성생활을 피해야 하며, 과로를 피하는 것이 중요하다. 세균 감염을 막기 위해 청결에 유의해야 하며, 배뇨와 배변 후에는 앞에서 뒤로 항문을 닦는 습관을 갖는 것도 중요하다. 그리고 냉증이 있는 사람은 평소 운동을 통해 혈액순환을 좋게 하는 것이 방광염을 예방하는 방법이다.

정력 감퇴 · 강장

정력 감퇴란 일에 대한 의욕이 저하됨은 물론 남성으로서의 기능이 저하되는 것을 의미한다. 즉 성욕, 발기력, 발기 횟수 등이 눈에 띄게 감퇴되는 것이다. 정력 감퇴를 고치려면 우선 정신적인 스트레스를 제거하고, 정신 상태를 개선하는 것이 중요하다.

증상별로 한방 치료법을 보면 어깨가 결리고 명치가 당기며 흉협고만(胸脇苦滿: 가슴과 옆구리가 그득하고 누르면 저항감과 압통을 느끼는 상태)이 있고 평소 변비 경향이 있다. 체격이 좋고 비만형인 사람의 발기부전에는 대시호탕을 복용한다. 상기(上氣) 및 어깨결림, 명치가 결리는 증상이 있으며 체격이 좋고 체력은 중간 정도이며 신경과민인 사람의 정력 감퇴나 조루에는 시호가용골모려탕을 복용한다.

또한 명치가 결리고 긴장되며 비만 기미가 있고 체력이 중간 정도인 경우에는 사역산을 복용한다.

피부염

피부소양증은 피부가 가려운 것 외에는 다른 증상은 없다. 전신이 가려운 경우와 음부, 항문 등 부분적으로 가려운 경우가 있다. 정신을 못 차릴 정도로 가려워 긁어 부스럼이 되기도 하고, 독한 약을 발라 습진이 되는 경우도 있다. 원인을 제거하는 것이 우선이며, 병이 원인이라면 그 병을 빨리 치료해야 한다. 그러나 원인 불명인 경우도 많은데, 그럴 경우 항히스타민연고 등으로 치료한다.

농가진이라는 것은 대개 수포형인데, 주로 유아나 소아에게 많이 발생하고 여름에 유행한다. 수포형 농가진의 초기 증상은 여름에 갑자기 얼굴이나 손발에 아주 작은 빨간 입자가 생기는 것으로, 바로 수포가 되고, 점점 커져서 3~4일째는 새끼손가락 머리 정도에서 엄지손가락 머리만큼 커진다. 그 중에는 달걀만큼 커지는 것도 있다. 물집 속에는 투명한 물 같은 것이 있다. 이 물집은 가렵고 조금만 긁어도 금방 터져서 속의 장액이 흘러나와 눅눅하게 짓무르지만 금방 마르고 얇은 딱지가 앉는다. 입자가 생기고 7~10일이면 딱지도 떨어져 점점 낫게 된다. 그러나 이 장액 속에는 농가진의 원인이 되는 화농균이 있기 때문에 자칫 잘못하면 다른 피부로 옮겨질 수도 있다. 특히 목욕을 하면 하룻밤 사이에 온몸으로 번지는 경우도 있으므로 주의해야 한다.

⟨8⟩ 항문 질환

항문은 소화관의 최하부로서 직장의 개구부에 해당하며, 체외로 이행하는 부분이다. 이행부에는 고리 모양의 융기부가 있는데, 이것을 치대, 치륜, 항문륜이라고 한다. 이 부분에서는 고리 모양의 민무늬근층이 두꺼워져서 내항문 괄약근이 되고, 그 바깥둘레에는 가로무늬근층이 발달하여 외항문 괄약근이 된다. 이들 항문괄약근의 긴장에 의하여 항문은 항상 닫혀있다.

외항문 괄약근은 수의근이므로 마음먹은 대로 조절할 수 있다. 치대의 부분에는 정맥총이 발달해 있어 치질의 원인이 된다. 치대의 위쪽에는 세로로 달리는 6~10가닥의 점막주름이 있고, 각 주름 사이는 점막이 오목하게 되어 항문을 이룬다. 항문주(점막주름)나 항문동 근처에서 점막은 단층원주상피에서 피부의 중층편평상피의 구조로 변한다. 항문부의 피부에는 흑색의 멜라닌 색소가 많고, 항문주위선이라고 하는 아포클린 한선이 있으며, 털이나 피지선도 있다.

동물의 경우, 소화관의 시작 부분인 입에 대하여 소화관의 개구부에 해당한다.

발생학적으로는 원장(原腸)의 개구부이며, 전구동물에서는 이곳이 장래 입이 되고, 그 후단은 맹단(盲端)에서 끝난다. 이 부분의 내배엽에 접해 있는 외배엽이 함입하여 항문도를 만든다. 후구동물에서는 원구가 항문이 되고 구도(口道)는 새로 생긴다. 포유류에서는 항문과 수뇨관, 생식수관의 말단은 각각 별개로 되어 있지만, 조류나 파충류, 양서류에서는 이들이 공통의 강소로 되어 있어 총배출강이라고 불린다.

치질

치핵은 항문부 정맥의 울혈과 확장으로 생긴 정맥류 때문에 생긴다. 치열은 배변으로 인한 항문부의 균열, 치루는 항문이나 항문 주위의 농양에서 농이 나오는 병이다. 탈항은 치핵이 진행되어 생기는 것, 선천적인 것, 출산으로 인한 것 등이 있다. 이들 질병을 예방하려면 배변을 규칙적으로 하고 배에 힘이 들어가는 운동을 피하는 것이 좋다. 어린이의 탈항은 경증으로, 자연히 낫는 경우가 대부분이지만 어른인 경우에는 중증이 되기 쉬우므로 주의해야 한다. 한방요법은 치질의 여러가지 증상을 완화시키는 동시에, 체력을 기르고 체질을 개선함으로써 병을 낫게 한다.

치질이 있는 사람은 특히 일상생활에 유의하여 진행을 예방해야 한다. 배변 후에는 항문과 주변을 씻어서 청결하게 하고, 목욕을 자주 하여 혈액순환이 잘되도록 해야 한다. 딱딱한 의자에 장기간 앉지 않아야 하며, 술처럼 자극성이 강한 것은 먹지 않는 등의 마음가짐이 중요하다. 또한 변비에 걸리지 않도록 채소와 과일을 많이 섭취해야 한다.

9 호흡기계 질환

호흡기관(respiratory organ)은 호흡작용, 즉 공기 중으로부터 산소를 취해서 이것을 혈액에 주고, 혈액 중의 탄산가스를 공기 중으로 내보내는 작용을 하는 기관계이다. 호흡기를 통해 얻은 산소는 적혈구에 의해 각 조직에 운반되고 장으로 흡수되어 혈액에 의해 운반된 영양분을 연소시킨다. 연소에 의해 발생된 에너지는 조직 또는 기관이 그 기능을 수행하는 데에 쓰이고, 분해산물 중의 탄산가스는 다시 폐로, 함질소 성분은 신장으로 배설된다.

　호흡기는 크게 상하로 나눈다. 상부는 비강이고 하부는 후두, 기관, 기관지, 폐라고 하는 일련의 기관계이다. 상부는 두부 소화기(구강)의 뒤에 있고 하부는 경흉부 소화기(식도)의 앞쪽에 있다. 즉 호흡기와 소화기는 도중에 교차하는 것으로, 그 교차부가 인두이다. 그러므로 인두는 소화기와 호흡기의 공동 통로로 작용한다.

감기 · 몸살

감기는 감기 바이러스나 인플루엔자 바이러스가 공기, 사람들 사이의 접촉 등으로 감염되는 것이다. 그리고 스트레스나 피로, 과로, 영양부족, 날씨 등에 의해서도 나타난다. 증상으로는 재채기, 콧물, 피로, 목소리 쉼, 미열, 두통, 식욕저하 등이 나타난다. 몸살은 몸이 몹시 피로하여 일어나는 질병이다. 감기가 원인이 되는 경우가 많고 과로를 한다든지 어떤 질병이나 심적 고통으로 심신이 괴로움을 당할 때 일어나는 증상으로, 몸이 나른하고 팔다리가 아프며 열이 나는 경우도 있고 입맛이 떨어지는 등 만사가 귀찮아진다. 몸살은 감기가 왔을 때 합병으로 오는 경우가 많으므로 한방생약에서의 치료 또한 감기, 몸살을 함께 취급하는 경우가 많다.

감기, 몸살은 만병의 근원이어서 소홀히 하면 폐렴, 중이염, 신장염, 축농증, 기타 질병 등의 합병증을 유발할 수 있으므로, 감기가 오래 계속되거나 고열이 계속될 때에는 의사의 진찰을 받고 치료를 받는 것이 좋다. 병원에서 진찰을 받을 때에 내과를 찾는 사람이 많은데, 비염이나 인두염, 편도선염, 후두염 등의 증세가 있을 때에는 이비인후과를 찾아야 하며, 인플루엔자, 기관지염, 폐렴 등은 내과를 찾아야 한다.

기관지염 · 천식

급성이나 만성 기관지염은 감기로 인한 인두염이나 기관지염이 폐 속까지 확장되거나 세균 감염, 먼지나 티끌 같은 이물질의 흡입, 알레르기원 등으로 인해 체내에 점액이 축적되어 나타나는 염증이다. 감기와 같은 증상이 나타나고 가래와 기침이 심하면 가슴에 통증이 오며 숨이 가빠지기도 한다. 또한 감기 증세가 오래되어 기침이 심하고, 가래는 나오지 않으나 몸의 마디 마디가 아프고 땀이 저절로 나오기도 한다. 또한 기침 소리가 개 짖는 소리처럼 나고 목에서 기관지까지 통증을 느낀다. 물론 감기의 증상일 수도 있지만 최근 몇 년 동안 1년에 3개월 이상 열이 나고 기침과 가래가 계속되면서 가래 색깔이 노랗게 변하면 만성기관지염의 가능성이 높다. 만약 더 심해지면 온몸에서 열이 나고 나른해지며 호흡곤란 증세까지 나타나 폐렴으로 발전할 수 있다.

천식은 한마디로 하면 여러 가지 원인으로 과민반응이 생겨서 기관지가 좁아져 숨쉬기가 힘들어지는 병이다. 기관지 내에 점막이 쌓여서 발생하는 호흡곤란으로, 유전이거나 알레르기, 과로, 스트레스, 대기오염 등이 발병의 원인이다. 천식 환자의 절반가량이 10세 이전에 발생하며, 나머지의 3분의 1은 40세 이전에 발생한다. 환경 인자에 영향을 많이 받는 병이라서 환경오염이나 식생활, 주거환경의 변화가 심할 경우 더 많아진다. 증상으로는 호흡곤란과 천명음(喘鳴音: 쌕쌕거리는 숨소리나 기침)이 있고, 특히 밤에 기침이 심하며 얼굴이 붓고 가래가 나오며 가슴이 답답하다. 발작이 일어나지 않은 평상시에는 전혀 아무런 증상이 없으나 발작이 일어나면 매우 고통스럽다. 평소에 가벼운 운동을 규칙적으로 하고 따뜻한 물을 자주 마시는 것이 좋다.

기침 · 가래

기침은 호흡기 내로 들어온 이물질을 밖으로 배출시키기 위한 이로운 작용이다.

기침이 있기 때문에 우리는 기관지를 계속 깨끗하게 유지할 수가 있다. 따라서 기침을 한다는 것이 꼭 병이 있다는 것을 말하는 것은 아니다. 먼지가 많거나 매연이 심한 곳에서 기침이 많아지는 것은 정상적인 방어반응이다. 하지만 기침은 거의 모든 호흡기 질환에서 보이는 가장 흔한 증상이기도 하다. 따라서 기침이 평소보다 유난히 증가하였을 경우에는 호흡기 계통에 이상이 있다는 신호로 받아들여야 한다.

가래는 담(痰) 또는 객담(喀痰)이라고도 한다. 가래는 기도의 분비물이 증가하여 그 조성(組成)이 변하고 여기에 기도나 폐포로부터 분비된 염증성 산물과 산출물, 세포조직의 붕괴변성물, 외부에서 침입한 세균이나 먼지 등의 이물질이 더해진 것으로서 기침에 의하여 입안으로 객출(喀出)되는 것을 말한다. 많은 가래가 기도에 머물러 있으면 폐의 환기가 나빠지고 병을 일으키는 미생물의 발육을 쉽게 하며 생체에 악영향을 끼쳐 병상을 악화시킨다. 기침은 가래의 색출을 촉진하지만 많은 가래가 머물러 있거나 몹시 끈끈한 가래일 경우 환자에게 객출할 힘이 없으면 객출이 쉬워지도록 수분을 공급하거나 거담제, 담 용해제, 기관지 확장제 등을 투여하면 효과를 볼 수 있다.

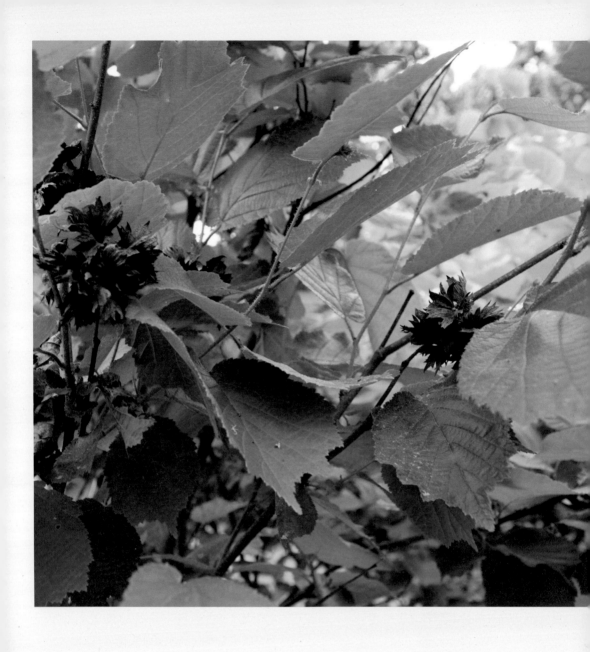

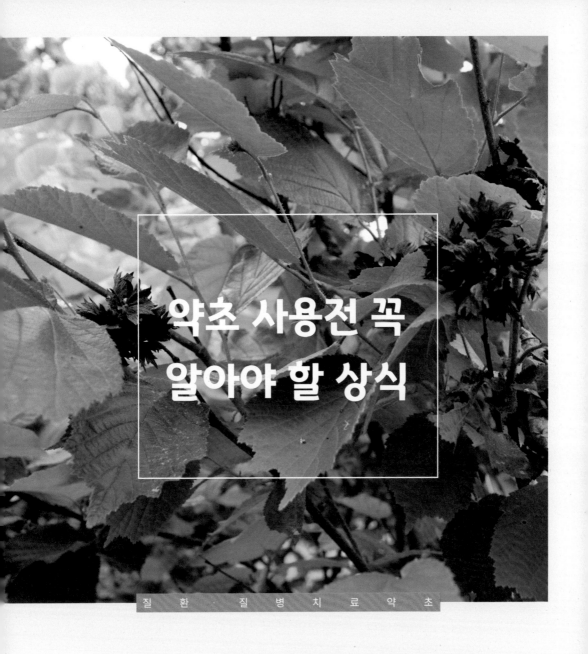

약초 사용전 꼭 알아야 할 상식

질환·질병치료약초

약초의 명칭 | 약초의 채취 시기 | 약초를 말리는 방법 | 약초의 저장법

약초의 복용법 | 약초의 복용량 | 약의 복용 시간

약초를 먹을 때 금기할 음식 | 약초의 효능을 이해하는 방법

한의학에서 약초의 명칭을 주로 한(漢)나라의 것을 그대로 사용함으로써 우리나라 고유의 명칭이 차츰 사라져가고 있어 아쉽다. 예를 들어 '너삼'이 '고삼(苦蔘)'으로, '묏미나리'가 '시호(柴胡)'로, '족도리풀'이 '세신(細辛)'으로 불린다. 하지만 세상만사 잃은 것이 있으면 얻은 것도 있을 것이고, 얻은 것이 있으면 잃는 것도 생기는 법이다. 한나라에서 사용했던 약초의 명칭은 약초들을 서로 구분하기 위한 꼬리표가 아니었다. 명칭에는 약초의 형태와 색깔을 비롯하여 맛과 성질, 효능, 산지, 약용 부위 등이 고스란히 담겨 있다. 따라서 이름만 잘 이해해도 약초를 절반 정도 아는 셈이다.

1. 산지(産地)에 의한 명칭

① 천궁(川芎) : 천궁을 원래 '궁궁(芎)'이라고 했는데, 한자로 쓸 때 획이 너무 많아 쓰기 어려울 뿐만 아니라 중국 사천성(2008년 대지진으로 많은 사람이 목숨을 잃은 쓰촨성이 바로 사천성이다. 면적으로는 중국에서 세 번째로 크며 인구는 중국에서 가장 많다)에서 산출되는 것이 최상품이기 때문에 지금은 사천성의 '川'자를 넣어 천궁(川芎)이라고 부른다.

② 촉초(蜀椒) : 촉(蜀)나라, 즉 지금의 중국 사천성에서 생산되었다고 하여 촉초(蜀椒) 또는 천초(川椒)라고 부른다.

③ 감송(甘松) : 사천의 송주(松州) 지방에서 생산되며, 그 맛이 달아서 감송(甘松)이라고 부른다.

2. 형색(形色)과 기미(氣味)에 의한 명칭

① 황기(黃耆) : 황기의 색이 노랗고 맛이 달며 성(性)이 화평(和平)하므로 약 중에서 장로(長老)와 유사하다고 해서 붙은 이름이다. 기(耆)는 60~70세가 넘은 어른, 스승, 장로라는 뜻이다.

② 감초(甘草) : 감초의 맛이 달다는 데서 붙은 이름이다.

③ 우슬(牛膝) : 우슬의 지상부 마디마디가 소의 무릎과 비슷하게 생겼다고 하여 붙은 이름이다.

④ 세신(細辛) : 세신의 뿌리가 가늘고 맛이 매워서 붙은 이름이다.

⑤ 산조인(酸棗仁) : 열매가 대추(大棗)와 유사하면서 맛이 시기 때문에 붙은 이름이다.

⑥ 구기자(枸杞子) : 가시가 헛개나무(枸)와 비슷하고 줄기는 버드나무(杞)와 비슷하여 두 글자를 합쳐 구기자라고 하였다.

3. 생태(生態)에 의한 명칭

① 하고초(夏枯草) : 하고초는 절기로 하지(夏至) 이후가 되면 꽃이 말라버리기 때문에 붙은 이름이다.

② 차전자(車前子) : 차전자는 길가의 우마차 수레바퀴 자국 사이에서 자생하기 때문에 붙은 이름이다.

③ 인동(忍冬) : 인동은 겨울에 잎이 얼면서도 시들지 않기 때문에 붙은 이름이다.

4. 효능에 의한 명칭

① 방풍(防風) : 방풍은 풍사(風邪)를 다스리고 중풍의 예방 등에 효과가 있다는 데서 붙은 이름이다.

② 원지(遠志) : 원지를 복용하면 익지(益智), 강지(强志)의 효과가 있다는 데서 붙은 이름이다.

③ 위령선(威靈仙) : 효능이 강하고(威) 신선과 같이 영험(靈仙)하다는 뜻을 지니고 있다.

5. 전설(傳說)과 고사(故事)에 의한 명칭

① 음양곽(淫羊藿) : 음양곽은 장양작용(壯陽作用)이 있어 양(羊)이 이 약초를 먹은 후에 음욕(淫慾)을 일으키며, 하루에 백 번의 교합(交合)이 가능하다는 데서 붙은 이름이다.

② 두충(杜) : 두충은 고대에 두중(杜仲)이라는 사람이 이 약초를 복용함으로써 득도(得道)하였다는 데서 그 사람의 이름을 따 붙인 이름이다. 원래는 두중(杜仲)이나 일반적으로 두충(杜)으로 부르고 있다.

③ 사상자(蛇床子) : 뱀도랏이라고 하는 사상자는 뱀이 이 약초 밑에서 놀기를 좋아했다는 데서 붙은 이름이다.

6. 약용 부위에 의한 명칭

① 꽃을 사용하는 약초 : 이름에 꽃을 뜻하는 '화(花)'가 들어간다. 괴화(槐花), 갈화(葛花), 홍화(紅花)

② 씨앗을 사용하는 약초 : 이름에 '자(子)', '인(仁)', '과(果)'등이 들어간다. 치자(梔子), 오미자(五味子), 소자(蘇子), 창이자(蒼耳子), 토사자(絲子)

③ 잎을 사용하는 약초 : 잎을 뜻하는 '엽(葉)'이 들어간다. 소엽(蘇葉), 측백엽(側柏葉), 애엽(艾葉), 상엽(桑葉)

④ 뿌리를 사용하는 약초 : 뿌리를 뜻하는 '근(根)'이 들어간다. 갈근(葛根), 삼칠근(三七根), 노근(蘆根)

⑤ 껍질을 사용하는 약초 : 껍질을 뜻하는 '피(皮)'가 들어간다. 진피(陳皮), 계피(桂皮), 오가피(五加皮), 백선피(白鮮皮)

약초의 채취 시기

약초의 채취 시기는 약효에 영향을 주기 때문에 매우 중요하다. 시기가 너무 이르거나 너무 늦으면 약의 효과를 기대할 수 없고, 도리어 역작용이 생길 수도 있다. 다음은 채취 시기에 대한 『동의보감』의 설명이다.

> 무릇 약초를 채취하는 시기를 흔히 음력 2월과 8월로 잡는 것은 이른 봄에는 물이 올라 싹 트기 시작하나 아직 가지와 잎으로는 퍼지지 않아서 뿌리에 있는 약기운이 아주 진하기 때문이고, 가을에는 가지와 잎이 마르고 진액(津液)이 아래로 내려오기 때문이라고 한다. 그러나 지금까지의 실제 경험에 비추어보자면, 봄에는 차라리 일찍 캐는 것이 좋고, 가을에는 차라리 늦게 캐는 것이 좋으며 꽃, 열매, 줄기, 잎은 각각 그것이 성숙되는 시기에 따는 것이 좋다. 또한 절기가 일찍 오고 늦게 오는 때가 있으므로 반드시 글에 적힌 대로 음력 2월이나 8월에 채취할 필요는 없는 것이다.

약(藥)이라는 말에는 '즐겁다(樂)'와 '풀(草)'이라는 뜻이 담겨 있다. 병을 낫게 하여 사람을 즐겁게 해주는 풀. 그렇다! 태초부터 자연은 사람의 행복을 위해 존재했다. 자연은 곡식으로 배를, 꽃으로 눈을, 향기로 코를, 부드러운 바람으로 살결을 즐겁게 한다. 그리고 자연은 우매한 사람의 욕심의 결과인 질병을 치료하기 위해 초근목피(草根木皮)를 준비하였다.

'약(藥)'이라는 말을 세부적으로 분석해보면 약초를 언제 채취해야 좋은지 알수 있다.

$$艹 + 幺 + 白 + 木$$

'幺(요)'는 어리다는 뜻이고, '白(백)'은 선명하다는 뜻이다. 어리고 선명하다는 것은 식물이 지니고 있는 힘이 최고점을 향해 발현되고 있다는 뜻이다. 과일이나 채소를 고를 때 빛깔이 좋은 것을 선택하는 것처럼 약으로 사용하기 위해서는 해당 식물의 약성(藥性)이 최대로 발현되는 때를 고르는 것이 약초를 채취할 때 가장 중요하게 적용되는 원칙이다. 잎을 사용하는 약초는 잎이 완전히 성숙하기 전에 채취해야 한다. 나무껍질을 사용하는 오가피나 두충 같은 약초는 봄에 진액(津液)이 막 올라오고 있을 때가 좋다. 씨앗이나 뿌리도 마찬가지이다. 자연 속에서 그들이 지녀야 할 성질이 가장 잘 발현될 때 약으로 사용된다. '초(草)'라는 말을 분석하면 의미가 더욱 명확해진다.

艸 + 早

'早(조)'는 어리다, 젊다는 뜻으로, 풀(草)이라는 말 자체에 어리다는 의미가 담겨 있다. 생기발랄하고 여물지 않은 상태, 성숙을 위해 분투하는 모습이 그려진다. 약초는 식물이 지니고 있는 성질이 최고점을 향해 발현될 때 최대의 효과를 나타낸다.

자, 이제 식물 부위별로 언제 채취하는 것이 좋은지 살펴보자.

1. 나무의 껍질을 사용하는 약초

나무의 껍질을 사용하는 약초는 언제 채취해야 할까? 약의 기운이 최고로 올라와 있을 때는 언제일까를 생각하면 된다. 봄 햇살에 마음이 동(動)한 식물이 땅을 뚫고 올라온다. 앙상했던 가지에 싹이 트고 뿌리는 문어발보다 강한 흡입력으로 지기(地氣)를 끌어 당긴다. 이내 나무의 몸통과 가지에 물이 오르기 시작한다. 이렇게 한창 물이 올랐을 때 껍질을 취해야 한다. 잎이 손바닥보다 넓어지는 한여름이 되면 약의 기운은 잎으로 향하게 되고, 껍질에는 약의 성질이 희미해진다. 낙엽이 지는 가을에도 마찬가지이다. 약의 기운이 뿌리로 향하면 껍질은 알거지가 된다. 이때 채취한 껍질에는 약효가 많지 않다. 결국 껍질을 사용하는 약초는 종류에 따라 다르지만 5~7월, 또는 발아 및 개화 후에 채취해야 약효가 좋고 껍질이 잘 벗겨진다.

　예 두충, 오가피, 해동피(엄나무)

2. 잎을 사용하는 약초

식물의 잎을 사용하는 약초는 언제 채취해야 할까? 마찬가지로 약의 기운이 잎에 충만해졌을 때 채취해야 한다. 따라서 완전히 성숙하기 전에 따야 한다. 꽃을 피우는 식물이라면 꽃이 막 피기 시작할 무렵, 늦어도 꽃이 활짝 피었을 때 잎을 채취해야 한다.

　예 소엽(차즈기 잎), 상엽(뽕나무 잎), 다엽(녹차)

3. 꽃을 사용하는 약초

이른 봄을 화사하게 장식하는 목련 꽃은 비염과 축농증에 효과적인 약초이다. 그런데 이것을 채취하는 시기는 꽃이라고 보기 어려울 때이다. 세상에 자신의 존재를 알리기 전, 꽃봉오리가 망울망울 매달려 있을 때 채취한다. 꽃을 사용하는 모든 약초가 그런 것은 아니지만, 꽃이 완전히 피지 않았거나 반쯤 피었을 때 채취해야 한다. 만약 꽃이 활짝 피어 채취 시기가 늦어진다면 약의 기운은 이미 씨앗을 만드는 데로 이동하게 된다.

　예 금은화(인동 꽃), 신이(목련 꽃), 홍화, 갈화(칡꽃), 감국(국화)

4. 식물 전체를 사용하는 약초

식물 전체를 약초로 사용하는 경우가 있다. 무의 뿌리와 잎을 모두 먹는 것처럼 말이다. 식물 전체를 사용하는 약초 또한 약의 기운이 최고점에 달했을 때 채취해야 한다. 사람으로 따지면 청소년기에 채취해야 효과가 좋다. 따라서 봄이나 초여름이 적기이다.

만약 꽃이 피는 식물이라면 꽃이 필 무렵, 늦어도 꽃이 만개했을 때 채취하는 것이 좋다.

   예 인진쑥, 곽향(배초향), 익모초, 하고초

5. 씨앗을 사용하는 약초

   씨앗을 사용하는 약초는 대체로 약초의 이름이 자(子), 인(仁)으로 끝난다. 씨앗을 사용하는 약초는 씨앗이 완전히 성숙했을 때 채취하는 것이 일반적이다. 그래야 약의 기운이 온전히 씨앗으로 이동되기 때문이다. 하지만 복분자는 예외이다. 복분자는 신맛이 주요한 약성을 나타내기 때문에 익지 않았을 때 채취해야 한다.

   예 구기자, 대추, 산수유, 산사, 오미자, 산조인, 익지인, 괄루인, 도인, 행인

6. 뿌리를 사용하는 약초

   뿌리를 약초로 사용하는 것들이 매우 많다. 인삼, 황기, 감초, 백수오 등 우리가 보약이라고 생각하는 약초는 대체로 뿌리를 사용한다. 그렇다면 약의 기운이 뿌리로 내려가는 시기는 언제일까? 가을이 되어 낙엽이 지고 식물의 에너지가 뿌리로 내려가 다음 해를 기약할 때이다. 아니면 이른 봄 싹이 트면서 가지와 잎으로 물이 오르기 전이다. 따라서 뿌리를 사용하는 약초는 늦은 가을 또는 이른 봄에 채취해야 한다.

   예 인삼, 사삼(잔대), 길경(도라지), 백수오, 천궁, 백지, 강활

약초를 말리는 방법

대부분의 약초는 채취한 후에 바로 말려야 한다. 그래야 저장과 유통이 편리하기 때문이다. 채취한 약초를 바로 섭취한다면 건조할 필요가 없겠지만 계절과 지역에 따라 나오는 약초가 다르기 때문에 말려서 오랫동안 보관해야 할 필요성이 생긴다. 다음은 약초의 건조에 대한 『동의보감』의 설명이다.

폭건(暴乾)은 햇볕에 쪼여 말리는 것이고, 음건(陰乾)은 볕에 노출시키지 않고 그늘에서 말리는 것을 말한다. 그런데 지금 내가 보기에는 약초를 채취하여 그늘에 말리면 나빠지는 경우가 많다. 녹용(鹿茸)의 경우만 하더라도 비록 그늘에 말려야 한다고 하지만, 그럴 경우 모두 썩어서 훼손되므로 오히려 불에 말리는 것이 쉽게 마르고 약의 품질도 좋다. 풀이나 나무의 뿌리와 싹도 그늘에서 말리면 다 나빠진다. 음력 9월 이전에 채취한 것은 다 햇볕에 말리는 것이 좋고, 음력 10월 이후에 채취한 것은 모두 그늘에서 말리는 것이 좋다.

『동의보감』의 설명대로 음력 9월 이전에 채취한 것은 상할 우려가 있기 때문에 햇볕이나 불에 신속하게 말려야 한다. 반면 음력 10월 이후에 채취한 것은 계절적으로 상할 가능성이 낮기 때문에 그늘에서 말려도 좋다.

약초를 건조시키는 또 하나의 원칙은 다음과 같다. 꽃을 사용하는 약초, 잎을 사용하는 약초, 식물 전체를 사용하는 약초, 휘발성 물질을 많이 함유하고 있는 약초는 색이나 향기성분의 보존을 위하여 가능하면 저온(20℃ 이하)에서 말리는 것이 좋다. 반면 뿌리를 사용하는 약초, 나무의 껍질을 사용하는 약초는 경제성을 고려하여 약간 높은 온도(20~60℃)에서 말려도 좋다.

뿌리를 사용하는 약초의 경우 겉껍질을 벗기지 않고 말리는 것이 좋다. 겉껍질을 벗기지 않으면 잘 마르지 않기 때문에 약초를 재배하는 사람들 입장에서는 어려움이 있을 것이다. 하지만 과일의 껍질에 식물성 약성분(phytochemical)이 많은 것처럼, 약초의 겉껍질에 약성분이 더 많다. 예를 들어 인삼은 고려시대 개성 지방에서 약성은 약해져도 곱게 보이려는 상업적인 부분 때문에 겉껍질을 벗겨 유통시켰다고 하는데, 인삼의 겉껍질에 사포닌이 더 많기 때문에 벗기지 않고 사용하는 것이 효과적이다.

따라서 건조의 편의성을 위하여 대부분의 약재를 편(片)으로 절단하거나 길게 쪼개서 말린다.

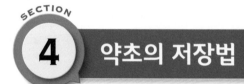

4 약초의 저장법

여름철에는 약초가 상해서 사용하지 못하는 경우가 많기 때문에 보관에 주의를 기울여야 한다. 약초를 대량으로 저장하는 곳에서는 방충제를 사용하지만, 가정집에서 소량으로 보관할 때는 햇볕이 잘 들고 통풍이 잘되는 곳에 보관하거나 냉장 또는 냉동 보관하는 것이 좋다. 만약 잘 사용하지 않는 약초를 오랫동안 보관해야 한다면 자주 살펴서 변질을 막아야 한다. 다음은 충해(蟲害)가 심한 약초이므로 특히 여름철 보관에 신경을 써야 한다.

당귀, 천문동, 사삼, 독활, 백지, 길경, 방풍, 포황, 홍화, 대추, 의이인, 연자육, 검인, 산조인, 구기자, 모과, 오미자, 산수유, 택사, 고본, 도인, 행인, 이 외에 씨앗을 사용하는 약초는 충해가 심하므로 주의해야 한다.

약초를 복용하는 방법은 질병의 종류와 경중(輕重), 나이, 성별, 체질 등에 따라 달라질 수 있다. 전통적으로 약초를 달여서 탕(湯)으로 복용하는 방법이 있고, 분말하여 가루(散)나 환(丸)을 만들어 복용하는 방법이 있다. 하지만 시대가 변하면서 약초를 응용하는 분야가 많아졌고, 일반인들도 개인의 기호에 따라 복용하는 방법을 달리하고 있다. 특히 최근에 효소 열풍이 대단한데, 약초를 담가 발효시키는 것에 대하여 연구자들 간에도 의견이 분분하므로 여기에서는 다루지 않는다.

1. 달여서 먹는 방법

• 달일 때는 깨끗한 물을 사용해야 하며 단맛이 나는 물이 좋다.

• 물의 양은 최소한 약초가 잠기는 정도가 되어야 하며, 모두 달인 후에도 약초가 물위로 드러나서는 안 된다. 『동의보감』도 '적당히 짐작하여 붓는다'는 식으로 모호하게 표현하였는데, 이는 약을 복용하는 사람에 따라 다를 수 있기 때문이다. 아이는 많은 양의 탕약을 먹지 못하기 때문에 약초가 잠길 정도로 최소한의 물을 붓는 것이 좋을 것이고, 성인은 1회에 1컵(120mL) 정도의 탕약이 나올 정도로 물을 조절하면 된다. 예를 들어 200g의 약초를 달여 성인이 하루에 3번 복용해야 한다고 가정하여 계산하면 다음과 같다.

> 200(약초 무게) + 200(약초에 흡수되는 물의 양) + 1,000(증발되는 물의 양) + 360(3회 복용량)
> ▶ 이렇게 하면 총 1,760이 나온다. 즉 약초 200g을 달일 때 필요한 물의 양은 1,760mL이다.

• 약초를 달일 때는 강한 불을 사용하지 않는다. 『동의보감』의 표현을 빌리자면 '뭉근한 불'로 달여야 한다고 하였다.

- 달일 때 쓰는 용기는 사기그릇이나 유리그릇을 사용한다. 참고로 『동의보감』 에서는 은이나 돌그릇을 사용하라고 하였다.
- 달이는 시간은 약초에 따라 차이가 있다. 땀이 나게 하는 약(감기약)이나 변비 에 사용하는 약은 30~60분을 달인다. 그 외의 치료약은 1~2시간을 달이고, 보약은 2~3시간을 달인다. 보약의 경우라도 지나치게 오랜 시간을 달이는 것은 유해성분이 용출될 우려가 있으므로 3시간을 넘기지 않는 것이 좋다.

2. 가루나 환을 만들어 먹는 방법

- 약초를 분말하여 가루나 환을 만들면 휴대가 간편하고 쓴맛을 싫어하는 사 람도 먹을 수 있다. 또한 물로 달일 때 완전히 추출되지 않는 성분, 높은 온 도에 파괴되는 성분, 그리고 섬유질까지 모두 취하는 장점이 있다.
- 환의 크기에 대하여 『동의보감』은 다음과 같이 설명한다. '환의 크기는 질병 의 위치에 따라 달라진다. 허리나 무릎, 자궁, 신장 등에 생긴 병을 치료하 려면 환을 크게 만들어서 사용한다. 반면 위장이나 가슴의 병을 치료할 때는 그보다 작게 만들고, 머리와 두면부의 질환을 치료할 때는 극히 작게 만들어 야 한다.' 이러한 구분이 하나의 기준이 될 수는 있지만 모든 경우에 해당되 는 것은 아니다.
- 보통 환의 크기는 우황청심환처럼 4g 정도의 크기로 만드는 것도 있고, 녹두 (綠豆)크기로 만들어 한 번에 50~100개씩 먹기도 한다.
- 가루나 환의 1회 복용량은 4~10g이 일반적이지만, 병세가 급박하면 늘리고 그렇지 않으면 줄이도록 한다.

3. 꿀에 재는 방법

신선한 약초의 즙을 꿀에 섞거나 건조된 약초를 곱게 분말하여 꿀에 섞어서 먹 으면 맛도 좋고 장기간 보관하면서 복용할 수 있다. 특히 위장이 약하고 기력이 없는 사람에게 적합한 방법이다.

4. 차로 먹는 방법

무게가 가벼운 잎이나 꽃을 사용하는 약초는 차로 달여 마시면 좋다. 특히 향기를 지닌 약초를 오래 달이면 약효가 줄어들기 때문에 차로 복용하는 것이 좋다. 가볍고 향기를 지닌 약초는 인체의 상부(上部)에 그 효능을 나타내는 경우가 많아서 이들 약초를 차로 복용하면 두통이나 어지럼증, 안구충혈, 여드름 등에 효과를 얻을 수 있다.

5. 음식으로 먹는 방법

약초를 음식으로 먹으려면 맛이 중요한 요소로 작용한다. 쓴맛이 강한 약초를 음식으로 사용하는 것은 무리이다. 다행히 음식으로 사용하는 약초는 대부분 몸을 보하는 약초이고, 이들의 맛은 담담하거나 단맛이 주류이다. 『동의보감』을 보면 왕세자들에게 처방되었던 '연자죽', 세종대왕이 즐겨 먹었던 떡으로 전해지는 '구선왕도고'가 나온다. 연자죽은 만성화병에 좋은 음식이고, 구선왕도고는 소화력이 약하고 기력이 없는 사람에게 좋은 음식이다. 이 외에도 책에 다양한 음식이 소개되어 있으므로 참고하기 바란다.

6. 술에 담가서 먹는 방법

술은 기혈(氣血)의 순환을 촉진하여 약의 효능을 온몸에 퍼뜨리는 작용을 하므로 치료효과를 높이는 데 도움이 되기도 한다. 하지만 필자는 약초를 술로 담가 먹는 방법을 추천하지는 않는다. 이유는 적절하게 복용하는 사람보다 과음하는 사람이 더 많기 때문이다. 혹을 떼기 위해 마신 약술이 혹을 붙이는 꼴이 될 수도 있다.

다만 지용성 성분이 많은 약재의 경우에는 술에 담그는 것이 좋고, 술을 먹지 못하는 사람들의 경우에는 술을 담근 후 이 술을 끓여서 알코올 성분을 날려 보내고 복용하는 방법도 있다. 다음은 약술에 대한 『동의보감』의 설명이다.

약술을 담글 때는 약초를 모두 얇게 썰어 비단 주머니에 넣고 술을 부어 밀봉한 후 봄에는 5일, 여름에는 3일, 가을에는 7일, 겨울에는 10일을 두었다가 진하게 우러나면 걸러낸다. 맑은 것은 복용하고, 찌꺼기는 햇볕에 바짝 말려 거칠게 분말하여 다시 술에 담가마신다. 보통 한 병의 술에 거칠게 분말한 약초 120g을 담근다.

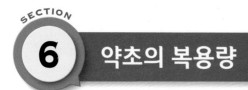

6 약초의 복용량

약초는 천연물이고 부작용이 강하게 나타나지 않기 때문에 복용량의 폭이 넓은 편이다. 복용의 최대량과 최소량에 표준이 있는 것은 아니며, 다음에 설명되는 조건들을 참고하면서 복용량을 결정해야 한다.

1. 약초의 맛과 성질에 따라 결정

약초의 복용량을 결정하는 데 가장 큰 영향을 주는 요소는 맛과 성질이다. 맛과 성질이 강하지 않고 무독성인 약초는 처음부터 많이 먹어도 큰 해가 없다. 예를 들어 인삼이나 황기는 맛과 성질이 한쪽으로 치우치지 않기 때문에 많은 양을 복용해도 큰 해는 없다. 반면 맛과 성질이 강하고 독성이 있는 약초의 복용량은 소량으로 시작하여 반응을 보면서 증가시켜야 한다. 예를 들어 부자(附子)는 열(熱)이 아주 많은 약초이기 때문에 처음부터 많은 양을 사용해서는 안 된다. 또한 씨앗이나 뿌리처럼 질량이 높은 약초는 비교적 많은 양을 복용해야 하며, 꽃이나 잎처럼 질량이 낮은 약초는 적은 양을 복용해야 한다.

2. 함께 사용하는 약초에 따라 결정

단일 약초를 복용할 경우에는 많은 양을 사용하지만, 다른 약초와 함께 사용할 때는 양을 줄이는 것이 보통이다. 단, 해당 약초가 주된 약초라면 많은 양을 사용해야 하고, 보조적인 약초라면 적게 사용해야 한다. 예를 들어 기운이 없고 소화가 안 되는 증상에 인삼과 백출을 사용할 경우, 기력을 높이는 것이 목적이라면 인삼의 양이 많아야 하고, 소화가 잘되게 하는 것이 목적이라면 백출의 양이 많아야 한다.

3. 질병에 따라 결정

약초의 복용량은 질병의 성질과 상태에 따라 다르다. 병세가 심하지 않거나 만성질환이라면 복용량을 적게 유지해야 하며, 병세가 중하고 급성질환일 경우에는 복용량을 증가시켜야 한다.

4. 체질에 따라 결정

체질이 강한 사람은 약한 사람보다 복용량이 많아도 되지만, 노인이나 소아의 복용량은 장년(壯年)보다 적어야 한다. 또한 여성의 복용량은 남성보다 적어야 한다. 노인과 소아, 여성은 간의 대사력이 상대적으로 떨어지기 때문이다. 우리나라 사람들은 농축액을 좋아하는 편이라서 약초를 진하게 먹는 것이 무조건 좋다고 생각하지만, 간이 대사할 수 있는 양을 벗어나면 분명 해가 된다.

5. 계절과 지역에 따라 결정

인삼처럼 성질이 따뜻한 약초는 여름에 적게 사용하고, 겨울에 많이 사용해야 한다. 반대로 황련처럼 성질이 매우 차가운 약초는 여름에 많이 사용하고, 겨울에 적게 사용해야 한다. 또한 해남이나 진도처럼 겨울에도 비교적 따뜻한 지역에 사는 사람들에게는 차가운 약초의 양을 조금 증가시켜도 되지만, 강원도처럼 추운 지역에 사는 사람에게 차가운 약초를 많이 복용시키는 것은 좋지 않다. 마찬

가지로 강이나 바다 근처에 사는 사람들에게 습기(濕氣)를 제거하는 약초를 많이 사용하면 보약의 효과를 얻을 수 있지만, 건조한 지역 사람들에게는 독이 될 수 있다.

7 약의 복용 시간

두통이나 요통, 견비통, 피부질환처럼 치료제를 사용해야 할 때는 식후 40분쯤에 복용하는 것이 좋고, 보약인 경우에는 식사 1시간 이후 약간의 공복이 되었을때 복용하는 것이 좋다. 식후에 바로 약을 복용하면 소화에 부담을 줄 수 있기 때문이다. 단, 강력하게 치료에 도움이 되어야겠고 빠른 효과를 내야 할 경우에는식전에 복용하는 것이 좋다. 그러나 반드시 죽과 같은 부드러운 음식을 약간 섭취한 후 안정을 취한 상태에서 복용해야 한다.

또한 보편적으로 머리나 가슴 등 상초(上焦)부위로 작용시킬 약은 식후에 복용하고, 소화기능처럼 중초(中焦)부위로 작용시킬 약은 식후 30분~1시간 후 소화흡수가 될 때 복용하며, 신장이나 방광, 자궁 등 하초(下焦)로 작용시킬 약은 식사 전에 복용하는 것이 약효를 극대화시킬 수 있다.

약초를 먹을 때 금기할 음식

어떤 음식은 약초의 효능을 떨어뜨리기 때문에 약을 복용할 때는 섭취를 하지 않거나 대폭 줄일 필요가 있다. 또한 따로 설명하지는 않았으나 과식(過食)과 야식(夜食)은 절대 금해야 한다. 과식과 야식을 하면 위장이 쉬지 못하고 간(肝)도 과로를 하게 된다. 이런 상태에서 약이 들어가면 간은 혹사를 당하고, 몸 상태는 더욱 나빠진다. 병을 치료하기 위해서 약을 먹는 것인데, 도리어 병을 키울 수도 있으므로 주의해야 한다.

1. 기름진 음식

고서(古書)에 약을 먹을 때는 돼지고기, 개고기, 고깃국, 생선회, 비늘 없는 생선 등을 먹지 말아야 한다는 말이 자주 나온다. 이는 돼지고기 등이 약효를 떨어뜨리기 때문이라고 하였는데, 구체적인 이유는 '미끄럽거나 막히게 하는 것을 먹지 말아야 한다'는 구절에서 찾을 수 있다. 미끄럽다는 말은 기름진 음식이라는 뜻이고, 생선으로 치면 비늘이 없는 생선에 해당한다. 이러한 음식은 '막히게 하는 성질'이 있기 때문에 약효를 떨어뜨린다는 설명이다.

기름진 음식에 대한 경고는 약을 복용하는 사람에게만 해당하는 것이 아니었다. 『동의보감』에 다음과 같은 구절이 있다. '소단(消癉, 당뇨병), 쓰러지는 병, 반신불수(중풍), 다리에 힘이 빠지는 병, 기가 가득 차서 숨이 위로 치받는 병은 살찌고 귀한 사람이 달고 기름진 음식을 먹어서 생긴 병이다.' '비늘 없는 고기와 여러 가지 짐승의 고기는 먹지 말아야 한다. 저절로 죽은 짐승의 고기를 먹으면 명(命)을 재촉하는 경우가 많다.' 허준이 이 책을 집필했던 당시 고기는 지금처럼 사육한 것이 아니었고 항생제에 오염된 것도 아니었을 텐데 먹지 말아야 한다고 강조하였다. 사육한 것이 아니더라도 본래 고기의 성질이 몸을 이롭게 하기보다 해롭게 한다는 것을 경험적으로 알았기 때문이다.

2. 생채소

약초를 복용할 때 생채소를 먹지 않아야 하는 것은 몸이 냉한 사람에게 해당한다. 『동의보감』에 다음과 같은 구절이 있다. '채소의 성질은 아주 차다. 채소나 오이는 기(氣)를 스리기도 하지만 귀나 눈을 어둡게 하기도 한다. 이러한 것들을 1년 내내 많이 먹으면 안 된다. 노인은 더욱 금해야 한다.'

채소는 열을 내는 데 필요한 당분의 비율이 낮기 때문에 차가운 성질을 지닌 음식이다. 따라서 몸이 찬 사람이 많이 먹으면 몸을 더 차게 만들고, 눈과 귀를 어둡게 할 수 있다. 『동의보감』에 열이 많은 약초인 세신을 복용할 때 생채(生菜)를 먹지 말라는 설명이 나오는데, 이는 생채소가 보약이나 몸을 따뜻하게 하는 약초의 효과를 떨어뜨릴 수 있기 때문이다.

3. 매운 음식

매운맛은 막힌 것을 뚫어주고 열을 내며 땀을 배출시키는 순작용을 한다. 하지만 너무 많이 먹으면 기(氣)를 소모시키는 역작용이 나타나기 때문에 약을 먹을 때는 섭취량을 줄이는 것이 좋다. 특히 보약을 먹을 때는 더욱 주의해야 하는데, 『동의보감』에서는 숙지황이 든 약을 복용할 때 파와 마늘을 먹지 말라는 조언을 하고 있다.

4. 식초

신맛은 수렴(收斂)시키는 효능이 좋아서 물질을 몸 밖으로 나가지 못하게 한다. 소변을 자주 보는 증상, 설사, 유정(遺精), 대하증(帶下症) 등이 있을 때 신맛이 나는 약초를 사용하는 원리도 이와 같다. 하지만 반대로 몸 밖으로 내보내야 할 상황에서는 신맛이 약효를 떨어뜨리는 역할을 하므로 주의해야 한다. 『동의보감』에서 복령(茯苓)을 복용할 때 식초를 먹지 말라고 한 것은 복령이 이뇨제이기 때문이다. 소변을 잘 나가게 하는 약초를 복용하는 중에 수렴작용을 하는 식초를 섭취하면 효과가 떨어지는 것은 당연하다.

5. 피

'피는 생명이다'. 혈액에는 신진대사에 필요한 물질이 포함되어 있어 천연 영양제라고 할 수 있다. 하지만 이것은 살아 있는 사람에게 살아 있는 피를 공급했을 때에 해당한다. 죽은 동물의 혈액에는 노폐물과 독소가 많이 함유되어 있다. 따라서 피를 먹으면 독소를 해독하는 간(肝)에 부담이 된다. 이는 보약이나 간에 좋은 약초를 복용할 때 피를 먹지 말아야 할 이유이다. 『동의보감』에도 숙지황과 하수오를 복용할 때는 피를 먹지 말라고 했으며, 보골지(補骨脂, 보양약재)라는 약초를 복용할 때는 특히 돼지의 피를 먹지 말라고 하였다.

6. 밀가루

밀가루는 소화불량의 원인이기 때문에 금기해야 한다. 『동의보감』에 의하면 '밀가루는 장(腸)과 위(胃)를 튼튼하게 하고 기력을 세게 하며 오장(五臟)을 도우니 오래 먹으면 몸이 든든해진다'라고 하였다. 반면 '묵은 밀가루는 열(熱)과 독(毒)이 있고 풍(風)을 동(動)하게 한다'고도 하였다. 시중에 유통되는 밀가루는 묵은 것이며, 첨가제까지 포함되기 때문에 열과 독이 있을 수밖에 없다. 더구나 밀단백질의 대부분은 소화불량을 일으키는 글루텐이므로 소화력이 약한 사람에게는 적합하지 않다. 결국 약초를 복용할 때 밀가루를 많이 섭취하면 약의 흡수가 방해될 가능성이 높다.

약초의 효능을 이해하는 방법

노자(老子)의 『도덕경』에 '전쟁이 지나간 자리에는 가시나무만 무성하다'는 말이 있다. 가시나무가 무성해진 것은 투기(鬪氣)가 왕성했던 전쟁의 영향을 받았기 때문이다. 우리는 이제 약초를 볼 때 무심코 보지 말고 그것의 분위기와 감정을 느껴야 한다. 채소는 비가 온 뒤에 신이 나서 마구 일어나고, 추우면 움츠러들며, 한여름 햇볕에는 축 처지고, 아침에 태양이 떠오를 때는 기분이 좋아서 반짝인다. 사람과 다를 바가 없다.

내가 기분이 좋으면 그 감정이 주위 사람에게 전달되어 분위기를 살린다. 기쁜 감정으로 아픈 병자를 위로하면 병자는 그 기(氣)를 받아 병의 회복이 빨라진다. 반대로 일이 힘들어서 얼굴이 일그러지고 어깨가 축 처진 나를 보고 활기(活氣)를 얻을 수 있을까? 이 세상에 존재하는 생물과 무생물은 모두 기(氣)를 가지고 있다. 그런데 우리는 약초를 공부할 때 성분에 너무 집착하는 경향이 있다. 비타민, 미네랄, 효소, 식물성 약성분(phytochemical) 등이 많고 다양해야 좋다고 여긴다. 하지만 이것들이 약초의 효능을 판가름하지는 않는다. 성분보다 더 중요한 것은 맛과 성질로 대표되는 약초의 기미(氣味)다. 물을 예로 들어보자.

물(H₂O)은 성분이 같아도 그들이 지니고 있는 온도에 따라 차가운 얼음일 수도 있고, 시원한 물일 수도 있으며, 미지근한 물 또는 뜨거운 물이 되기도 한다. 추위에 떨고 있는 사람에게 차가운 물을 줄 것인가, 아니면 따뜻한 물을 줄 것인가? 성분만을 따진다면 아무 물이나 상관없지만, 추위에 떠는 사람에게 필요한 것은 물이 아니라 온기(溫氣)이다. 물이 아닌 온기가 얼어붙은 몸을 녹인다.

약초의 성질도 마찬가지이다. 어떤 약초는 얼음처럼 차가운 성질을, 어떤 약초는 시원한 성질을, 어떤 약초는 따뜻한 성질을, 어떤 약초는 뜨거운 성질을 지니고 있다. 예를들어 인삼은 따뜻한 성질을 지니고 있어 몸이 냉한 사람에게 좋다.

결명자는 시원한 성질을 지니고 있어 눈이 충혈되었을 때 적합하다. 황련(黃連)은 얼음처럼 차가운 성질이어서 체열(體熱)을 내리는 데 적합하고, 부자(附子)는 끓는 물처럼 뜨거워서 몸을 데우는 데 필요하다.

약초의 맛은 어떤가. 신맛은 수렴시키는 힘이 좋아서 비정상적으로 배출되는 것을 막는다. 신맛이 나는 오미자, 산수유, 복분자, 매실은 땀을 막고, 기침을 막고, 소변을 막고, 대변을 막고, 남성의 유정(遺精)을 막고, 여성의 대하(帶下)를 막는다.

쓴맛은 하강(下降)시키는 힘이 좋아서 비정상적인 열을 내리고 염증을 가라앉히며 음식을 소화시키는 효능을 발휘한다. 양약구고(良藥口苦)라는 말이 있다. 좋은 약은 입에 쓰다는 것인데, 쓴맛을 내는 대부분의 약초는 염증을 가라앉히고 아픈 것을 낫게 하니 좋은 약일 수밖에 없다.

단맛은 이완(弛緩)시키는 힘이 좋아서 몸과 마음을 누그러뜨리는 효능을 발휘한다. 단맛이 나는 음식은 대체로 많은 양의 당(糖)을 가지고 있어 에너지를 내는 데 긴요하다. 에너지가 보충되면 마음도 몸도 느긋해진다. 우울할 때 초콜릿을 먹으면 기분이 좋아지는 것처럼 말이다.

매운맛은 흩어지게 하는 힘이 좋아서 열과 땀을 몸 밖으로 빼내고 막힌 것을 소통시키는 효능을 발휘한다. 매운 음식을 먹으면 열과 땀이 나면서 기분이 좋아진다. 이는 매운맛이 막힌 것을 뚫어주고 노폐물을 몸 밖으로 배출시킨 결과이다.

짠맛은 단단한 것을 부드럽게 하는 효능이 있다. 차가운 눈을 녹이는 소금, 단단한 배추의 숨통을 끊어놓는 소금, 변비를 해소하는 함초(鹹草)에서 알 수 있듯이 짠맛은 단단한 것을 부드럽게 만든다.

전통 한의학 관련 책에는 약초의 맛과 성질에 대한 이야기가 자주 나온다. 이는 약초를 이해하고 활용하는 데 있어 중요하기 때문이다. 비단 책에서 설명되는 약초뿐만 아니라 산야(山野)에서, 또는 외국에서 낯선 약초를 접했을 때 그 형태와 색깔, 기질, 맛을 보고 성질을 파악한다면 자연이 설명하는 약초의 효능을 이해할 수 있을 것이다.

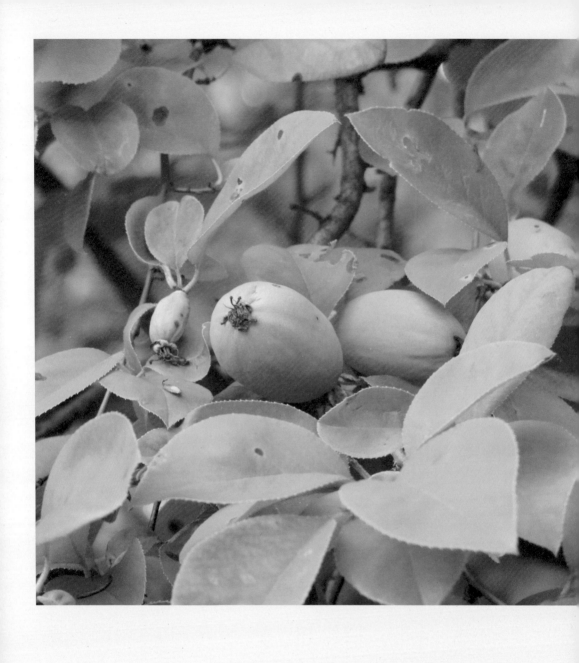

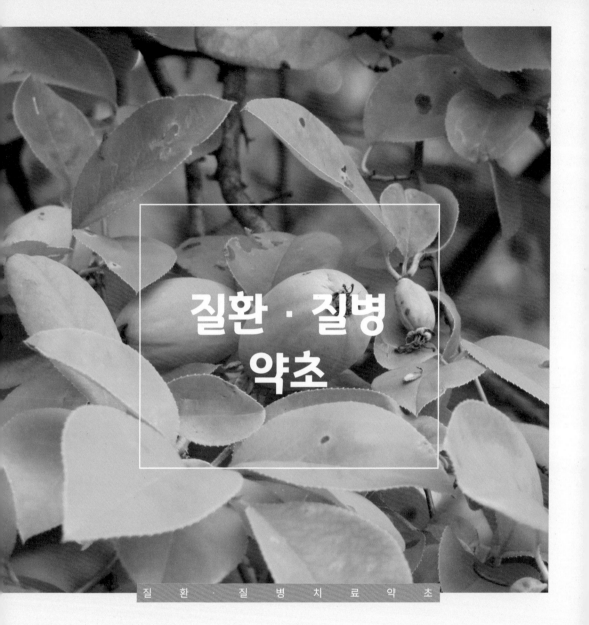

질환 · 질병
약초

질 환 · 질 병 치 료 약 초

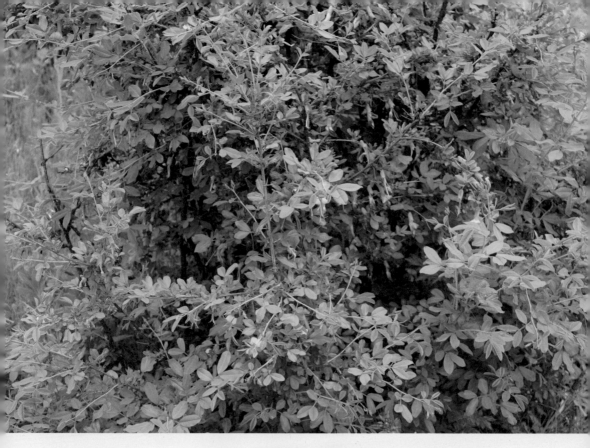

골담초

근골격계 질환
관절염, 통풍, 타박상

Caragana chamlagu Lamarck. = [*Caragana sinica* (Buchoz) Rehder]

생약명 금작화(金雀花), 골담초근(骨膽草根)

이명 : 금계아(金鷄兒), 황작화(黃雀花), 양작화(陽雀花), 금작근(金雀根), 백심피(白心皮)

과명 : 콩과(Leguminosae)

개화기 : 4~5월

채취시기 : 꽃은 4~5월에, 뿌리는 연중 수시로 채취한다.

사용부위 꽃, 뿌리

성분 : 뿌리에는 알칼로이드, 사포닌, 스티그마스테롤(stigmasterol), 브라시카스테롤(brassicasterol), 캄페
스테롤(campesterol), 콜레스테롤, 스테롤(sterol) 배당체, 전분 등이 함유되어 있다.

성질과 맛 : 꽃은 성질이 평범하고, 맛은 달다. 뿌리는 성질이 평범하고, 맛은 맵고 쓰다.

🌱 생태적특성

중부·남부의 산지에서 자생하거나 재배하는 낙엽활엽관목으로, 높이가 1~2m 정도이며 줄기는 곧게 뻗거나 뭉쳐나고 작은 가지는 가늘고 긴데 변형된 가지가 있다. 잎은 짝수깃꼴겹잎이며, 작은 잎은 4개로 도란형에 잎끝은 둥글거나 오목하게 들어가고 돌기가 있는 것도 있다.

꽃은 4~5월에 황색으로 피는 데, 3~4일 지나면 적갈색으로 변한다. 암술 1개에 수술은 10개가 기부에서 합착되어 있으며, 자방은 자루가 없고 암술대는 곧게 서 있다. 열매는 협과로 꼬투리 속에 종자가 4~5개씩 들어 있으나 결실이 잘되지 않는다.

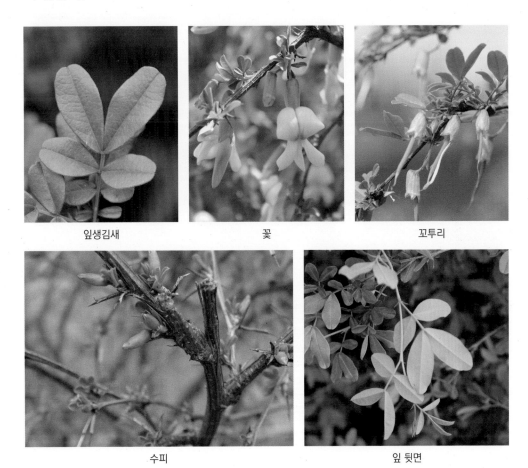

잎생김새   꽃   꼬투리

수피   잎 뒷면

🌿 약효와 효능주치

꽃은 생약명이 금작화(金雀花)이며, 자음(滋陰), 화혈(和血), 건비(健脾), 소염, 타박상, 신경통, 저림, 마비 등을 치료하는데 쓴다. 뿌리는 생약명이 골담초근(骨膽草根)이며, 청폐, 활혈, 신경통, 관절염, 해수, 고혈압, 두통, 타박상, 급성 유선염, 백대하 등을 치료하는데 쓴다. 뿌리와 꽃으로 식혜를 만들어 신경통, 관절염의 치료에 사용한다.

🌿 약재사용부위

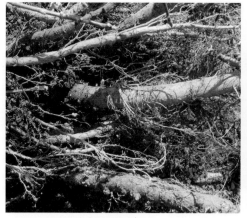
뿌리

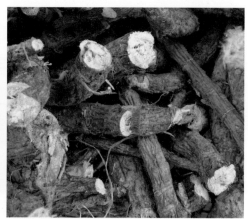
줄기

🌿 처방 및 용법

하루에 꽃 20~30g 또는 뿌리 50~80g을 사용하는데, 물 900mL를 붓고 반으로 달여 2~3회 매 식후 복용한다. 외용할 때는 꽃이나 뿌리를 짓찧어 환부에 붙인다.

🌿 장기에 미치는 작용부위

심장, 비장, 폐 경락에 작용한다.

비슷한 약초

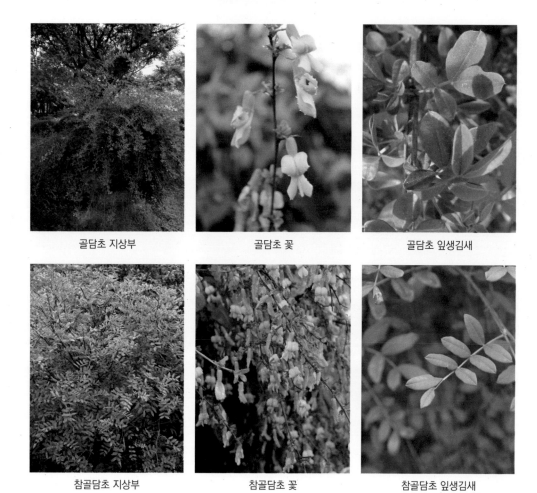

골담초 지상부 　　　　골담초 꽃 　　　　골담초 잎생김새

참골담초 지상부 　　　　참골담초 꽃 　　　　참골담초 잎생김새

기능성물질 효능에 관한 특허자료

미생물에 의한 골담초 발효 추출물의 제조 방법 및 이를 함유하는 화장료 조성물

본 발명은 미생물에 의한 골담초 발효 추출물의 제조 방법 및 이를 함유하는 화장료 조성물에 관한 것으로 골담초에 효모 또는 유산균, 곰팡이를 첨가, 배양하여 수득한 골담초 발효 추출물을 유효성분으로 포함하는 것을 특징으로 하는 피부 미백 효능 화장료 조성물은 피부에 자극이 없고 안전하여 피부질환 유발 문제가 없으며, 타이로시나아제의 활성을 억제하여 미백 효과를 나타낼 뿐 아니라, 항산화 효과를 나타내 피부 노화 방지 화장료 조성물로 사용할 수 있다. 〈공개번호 : 10-2011-0108029, 출원인 : (주)래디안〉

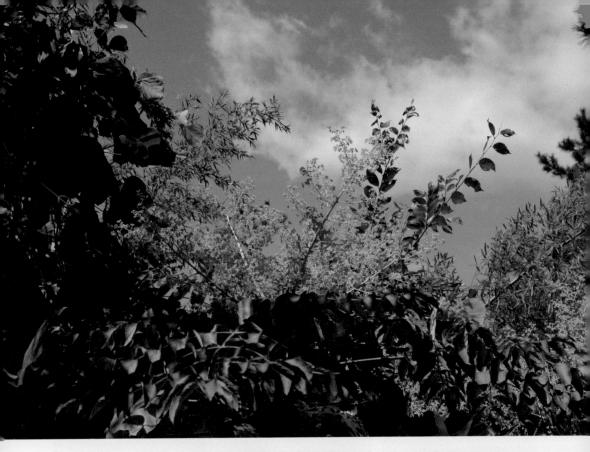

두릅나무

내분비계 질환

당뇨, 간염, 타박상

Aralia elata (Miq.) Seem.

생약명 총목(楤木)

이명 : 참두릅, 드릅나무, 둥근잎두릅, 둥근잎두릅나무

과명 : 두릅나무과(Araliaceae)

개화기 : 7~8월

채취시기 : 봄에 채취하여 가시는 제거하고 햇볕에 말린다.

사용부위 수피, 근피

성분 : 수피와 근피에는 강심 배당체, 사포닌(saponin), 정유 및 미량의 알칼로이드가 함유되어 있다.
뿌리에는 올레아놀산(oleanolic acid)의 배당체인 아랄로시드(araloside) A, B, C 등이 함유되어
있고 잎에는 사포닌이 들어 있으며 아글리콘(aglycon)은 헤데라게닌(hederagenin) 이다.

성질과 맛 : 성질이 평범하고 독성이 조금 있으나 열을 가하면 없어지며, 맛은 맵다.

🌿 생태적특성

전국의 산기슭 양지 및 인가 근처에 자라는 낙엽활엽관목으로, 높이는 2~4m이며 가지에 가시가 많이 나 있다. 잎은 마주나고 홀수 2~3회 깃꼴겹잎이며 가지 끝에 모여 있다.

작은 잎은 난형 또는 긴 난형에 잎끝이 뾰족하고 밑부분은 둥글거나 넓은 설형 또는 심장형이며, 가장자리에는 넓은 톱니가 나 있다. 꽃은 7~8월에 흰색으로 피고 9~10월에 둥근 열매가 검은색으로 익으며, 종자는 뒷면에 알갱이 모양의 돌기가 약간 있다.

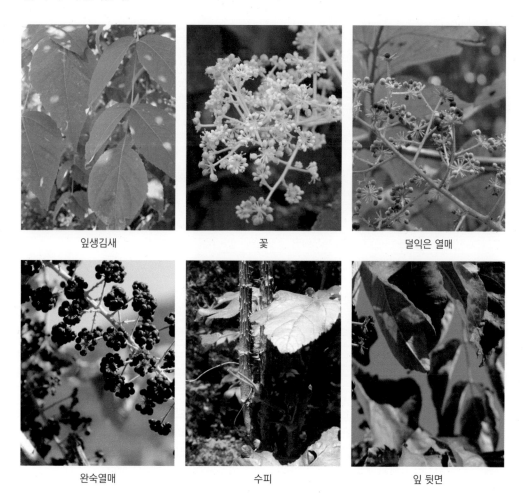

잎생김새	꽃	덜익은 열매
완숙열매	수피	잎 뒷면

🌿 약효와 효능주치

수피와 근피는 생약명이 총목피(楤木皮)이며, 독성이 약간 있으나 열을 가하면 없어진다. 거풍, 안신, 보기, 활혈, 소염, 이뇨 등의 효능이 있으며 어혈, 신경 쇠약, 류머티즘에 의한 관절염, 신염, 간경변, 만성 간염, 위장병, 당뇨병 등을 치료한다. 두릅나무의 추출물에는 백내장 예방과 항산화 효과, 혈압 강하 효능이 있다는 연구결과가 나왔다.

🌿 약재사용부위

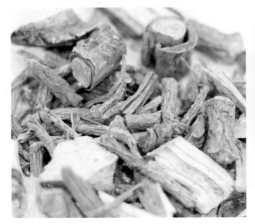

뿌리약재

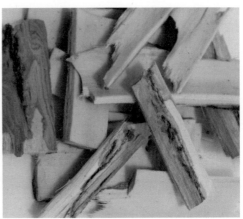

줄기껍질을 벗긴 속피

🌿 처방 및 용법

하루에 수피 또는 근피 50~100g을 물 900mL에 넣고 반으로 달여 2~3회 매 식후에 복용한다. 외용할 때는 근피, 수피를 짓찧어서 환부에 바른다.

🌿 장기에 미치는 작용부위

간, 비장, 신장 경락에 작용한다.

비슷한 약초

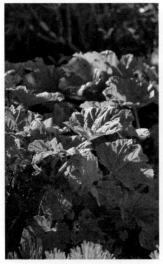

땃두릅나무 지상부

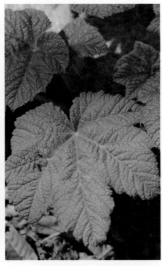

땃두릅나무 잎생김새

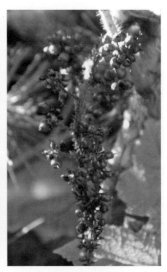

땃두릅나무 열매

두릅나무와 땃두릅나무

두릅나무과에 속하는 두릅나무와 땃두릅나무는 학명 명명학자에 따라 오갈피나무과로 분류되기도 한다. 두릅나무는 줄기와 가지에 가시가 드문드문 나 있고 땃두릅나무는 가지와 잎 등 온몸에 잔가시가 빽빽하게 나 있다. 두릅나무 잎은 깃꼴겹잎으로 가지 끝에 모여 나 있고, 땃두릅나무는 잎이 손바닥 모양으로 3~5열이며 가장자리에 가시가 나 있다. 또 두릅나무 열매는 검은색이고 땃두릅나무 열매는 홍색인데 모두 가을에 익는다. 함유된 성분이 서로 다르고 약효 역시 다르다.

두릅나무과의 독활을 '땅두릅'이라고도 하는데, 이것은 땃두릅나무와 다른 종이다.

기능성물질 효능에 관한 특허자료

두릅나무 추출물을 포함하는 혈압강하용 조성물

본 발명은 두릅나무 추출물을 포함하는 혈압강하용 조성물에 관한 것이다. 보다 구체적으로, 본 발명은 두릅나무를 물 또는 유기용매로 추출하여 수득한 두릅나무 추출물을 포함하는 것을 특징으로 하는 혈압강하용 조성물에 관한 것이다. 본 발명에 따른 혈압강하용 조성물은 고혈압 또는 고혈압 합병증과 같이 혈압이 비정상적으로 상승된 상태로 유지되는 것으로 인해 발생하는 질병의 치료 또는 예방에 매우 유용하게 사용될 수 있다.

〈공개번호 : 10-2002-0073456, 출원인 : (주)싸이제닉〉

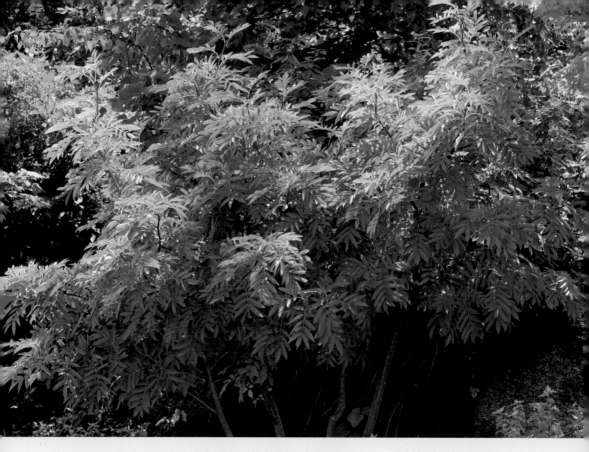

마 가 목

Sorbus commixta Hedl.

소화기계 질환

거풍, 진해, 강장, 신체허약

생약명 정공피(丁公皮), 마가자(馬家子)

이명 : 은빛마가목, 잡화추(雜花楸), 일본화추(日本花楸)

과명 : 콩과(Leguminosae)

개화기 : 5~6월

채취시기 : 수피는 봄에, 종자는 9~10월에 채취한다.

사용부위 줄기껍질, 종자

성분 : 마가목에는 루페논(lupenone), 루페올(lupeol), β-시토스테롤(β-sitosterol), 리그난(lignan), 소르비톨 (sorbitol), 아미그달린(amygdalin), 플라보노이드류가 함유되어 있다.

성질과 맛 : 수피는 성질이 따뜻하며, 맛은 시고 약간 쓰다.

🌿 생태적특성

남부·중부지방에 자라는 낙엽활엽소교목으로, 높이가 6~8m이며 작은 가지와 겨울눈에는 털이 없다.

잎은 깃꼴겹잎이며 서로 어긋나고 작은 잎은 9~13개에 피침형, 넓은 피침형 또는 타원상 피침형이고 양면에 털이 없이 잎 가장자리에 길고 뾰족한 톱니 또는 겹톱니가 있다. 5~6월에 흰색 꽃이 복산방꽃차례로 피고, 열매는 이과(梨果)로 9~10월에 붉게 익는다.

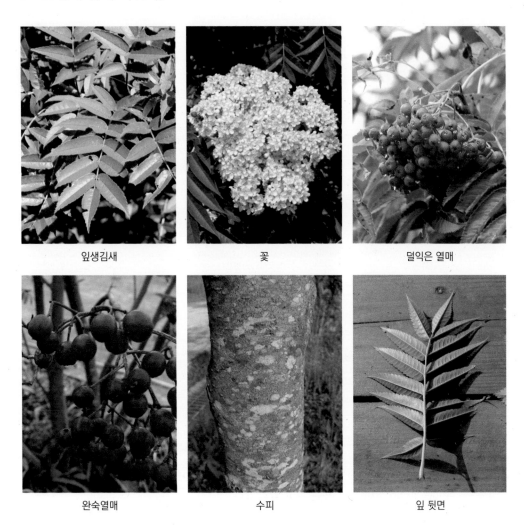

잎생김새	꽃	덜익은 열매
완숙열매	수피	잎 뒷면

🌿 약효와 효능주치

수피는 생약명이 정공피(丁公皮)이며, 거풍, 진해, 강장의 효능이 있고 신체허약, 요슬산통(腰膝酸痛), 풍습비통(風濕痺痛), 백발을 치료한다. 종자는 생약명이 마가자(馬家子)이며, 진해, 거담, 해독, 이수(利水), 지갈(止渴), 강장(強壯)의 효능이 있고 기관지염, 폐결핵, 수종(水腫), 위염, 신체허약 등을 치료한다. 연구결과 마가목의 추출물은 해독작용을 하는 것으로 밝혀졌다.

🌿 약재사용부위

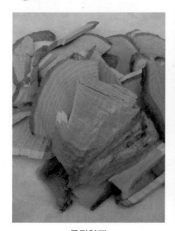
목질약재

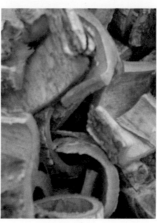
껍질약재

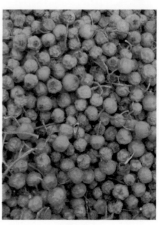
열매약재

🌿 처방 및 용법

하루에 수피와 종자 40~80g을 물 900mL에 넣고 반으로 달여 2~3회 매 식후 복용하거나 술로 담가 복용한다.

🌿 장기에 미치는 작용부위

간, 비장, 폐, 신장 경락에 작용한다.

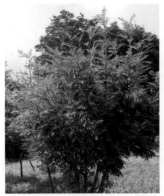

마가목 지상부

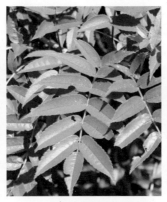

마가목 잎생김새

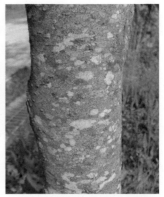

마가목 수피

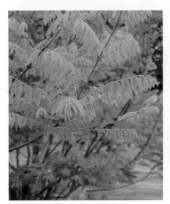

당마가목 지상부

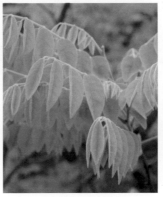

당마가목 잎생김새

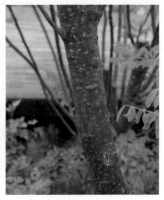

당마가목 수피

기능성물질 효능에 관한 특허자료

마가목 열매를 이용한 차의 제조방법

본 발명은 마가목의 열매를 가공하여 차를 제조하는 방법에 관한 것으로, 잘 세척된 마가목 열매 100중량부에 대하여 400중량부 내지 500중량부의 물을 가하여 90분 내지 120분 동안 끓여 증숙시킨 다음 18메시체를 이용하여 추출액과 증숙된 마가목 열매를 분리하고, 증숙된 마가목 열매는 체위에서 적정의 압력을 가한 상태로 문질러서 표피 및 씨가 제거된 증숙된 과육 착즙물을 얻은 다음, 얻어진 착즙물과 추출액을 혼합하여 60메시의 체로 감압 여과하여 고형물을 제거한 다음, 한천 0.15중량부 내지 0.25중량부와 솔스타 0.09 내지 0.10중량부를 첨가 혼합함을 특징으로 하는 마가목을 이용한 차의 제조방법을 제공한다.　　　　〈공개번호 : 10-2002-0055831, 출원인 : 한국식품연구원〉

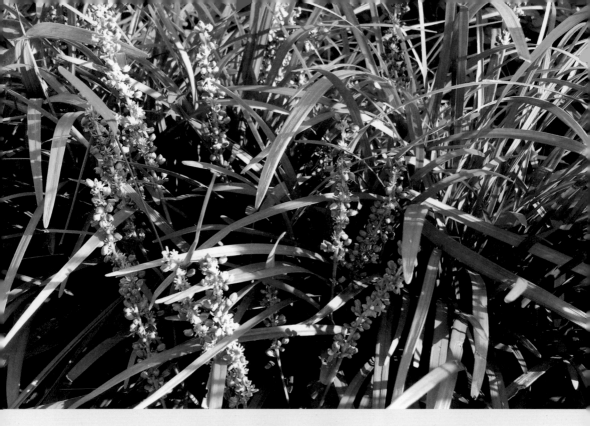

맥 문 동

내분비계 질환

당뇨, 이뇨, 강심

Liriope platyphylla F. T. Wang & T. Tang

생 약 명 맥문동(麥門冬)

이명 : 알꽃맥문동, 넓은잎맥문동, 맥동(麥冬), 문동(門冬)

과명 : 백합과(Liliaceae)　　　　　　　　　　　　　개화기 : 5~7월

채취시기 : 반드시 겨울을 넘기고 봄(4월 하순~5월 초순)에 채취하여 건조하고, 포기는 다시 정리하여 분주묘(分株苗: 포기 나누기용 묘)로 이용한다. 폐와 위의 음기를 청양(淸養: 맑게 하고 길러 줌)하려면 맑은 물에 2시간 이상 담가서 물기를 흡수시켜 무르게 한 다음 거심(去心: 약재의 목질부를 제거함)하여 사용한다. 자음청심(滋陰淸心: 음기를 기르고 심장의 열을 식힘)하려면 거심하여 사용하고, 자보(滋補)하는 약에 넣으려면 주침(酒浸: 청주를 자작하게 부어서 충분히 스며들게 함)하여 거심하여 사용하고, 정신을 안정시키는 안신(安神) 약제에 응용하려면 주맥문동[朱麥門冬: 속심을 제거한 맥문동을 대야에 담고 물을 조금 뿌려서 눅눅하게 한 다음, 여기에 부드러운 주사(朱砂) 가루를 뿌리면서 수시로 뒤섞어 맥문동의 겉면에 주사가 고루 묻게 하고 꺼내어 말린다. 맥문동 5kg에 주사 110g 사용]을 만들어 사용하기도 한다.

사용부위 덩이뿌리

성분 : 오피오포고닌 A~D(ophiopogonin A~D), β-시토스테롤(β-sitosterol), 스티그마스테롤(stigmasterol) 등이 함유되어 있다.

성질과 맛 : 성질이 약간 차며, 맛은 달고 조금 쓰다. 독은 없다.

🌱 생태적특성

우리나라 중부 이남의 산지에서 자라는 상록 여러해살이풀로, 반그늘 또는 햇볕이 잘 드는 나무 아래에서 자란다. 높이는 30~50cm이며, 줄기와 잎이 따로 구분되지 않는다. 짙은 녹색의 잎이 밑에서 모여나고 길이는 30~50cm, 폭은 0.8~1.2cm이며, 끝이 뾰족해지다가 둔해지기도 한다. 꽃은 5~7월에 자줏빛으로 피는데 한 마디에 여러 송이가 피며, 꽃대가 30~50cm로 자라 맥문동의 키가 된다. 열매는 10~11월에 푸른색으로 익고, 껍질이 벗겨지면 검은색 종자가 나타난다. 주변에 조경용으로 많이 심어져 있어 친숙한 식물로, 잎은 겨울에도 지상부에 남아 있기 때문에 쉽게 찾을 수 있다.

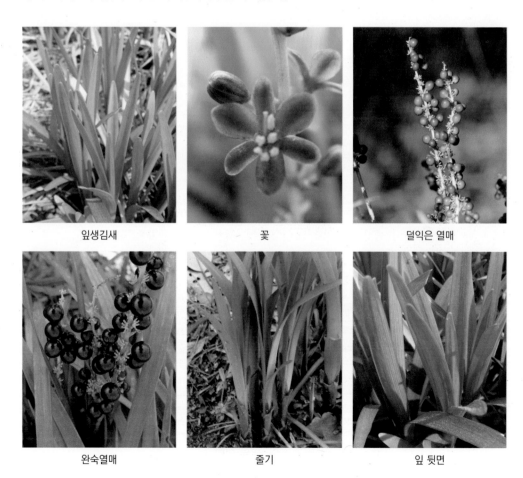

잎생김새	꽃	덜익은 열매
완숙열매	줄기	잎 뒷면

🌿 약효와 효능주치

음기를 자양하고 폐를 윤활하게 하며, 심장의 기능을 맑게 하여 번다(煩多)증상을 제거하고, 위의 기운을 도와 진액을 생성하는 등의 효능이 있어서, 폐가 건조하여 오는 마른기침을 다스리고 토혈, 각혈, 폐의 기운이 위축된 증상, 폐옹(肺癰), 허로번열(虛勞煩熱), 소갈(消渴), 열병으로 진액이 손상된 증상, 인후부의 건조함과 입안이 마르는 증상, 변비 등을 치료한다.

🌾 약재사용부위

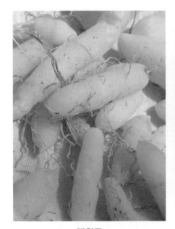
채취품

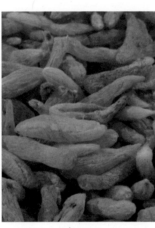
뿌리약재

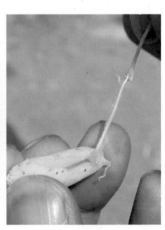
거심 제거

🌿 처방 및 용법

말린 것으로 하루에 4~16g 정도를 사용하는데, 말린 약재 10g에 물 700mL 정도를 붓고 끓기 시작하면 불을 약하게 줄여서 200~300mL 정도로 달여 아침저녁 2회에 나누어 복용한다. 말린 맥문동을 인삼, 오미자 등과 함께 달여서 여름철 땀을 많이 흘린 후의 갈증과 기력 회복에 음용하기도 한다. 또한 위의 진액이 손상된 경우에는 이 맥문동에 사삼(沙蔘), 건지황(乾地黃), 옥죽(玉竹) 등을 배합하여 이용한다. 보통 정신 불안의 처방에는 맥문동을 쓰고, 유정(遺精), 강장(强壯)

등의 처방에는 천문동을 사용한다. 맥문동과 천문동을 배합하여 마른기침과 지나친 방사(성행위)로 인한 기침을 치료하는 데 이용하기도 한다.

> **주의사항 :** 이 약재는 자니성(滋膩性 : 매끄럽고 끈적끈적 들러붙는 성질)이 약하지만 달고 습기가 많으며 약간의 찬 성질 등이 있기 때문에, 비위가 허하고 찬 원인으로 인하여 설사를 하거나 풍사(風邪)나 한사(寒邪)로 인하여 기침과 천식이 유발된 경우에는 모두 피해야 한다.

장기에 미치는 작용부위

폐, 위장, 심장 경락에 작용한다.

기능성물질 효능에 관한 특허자료

맥문동 추출물을 유효성분으로 포함하는 염증성 질환 치료 및 예방용 조성물

본 발명은 맥문동 추출물을 유효성분으로 포함하는 것을 특징으로 하는 염증성 질환 치료 및 예방용 조성물에 관한 것으로, 더욱 상세하게는 맥문동 추출물 중 악티게닌의 함량이 일정 범위로 포함되도록 규격화 및 표준화시키고 제제화하여 진통 억제, 급성 염증 억제 및 급성 부종 억제 등의 염증성 변화에 이하여 나타나는 제 증상의 억제 효과가 우수하게 발현되어 관절염 등의 염증성 변화에 의한 질환 치료 및 예방에 유용한 약제로 사용할 수 있는 맥문동 추출물에 관한 것이다.

〈공개번호 : 10-10937310000, 출원인 : (주)신도산업〉

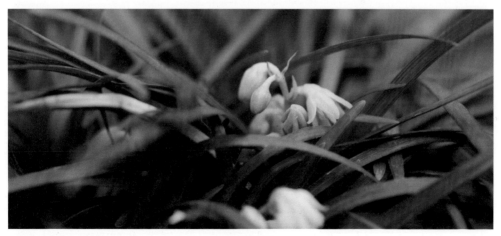

소엽맥문동

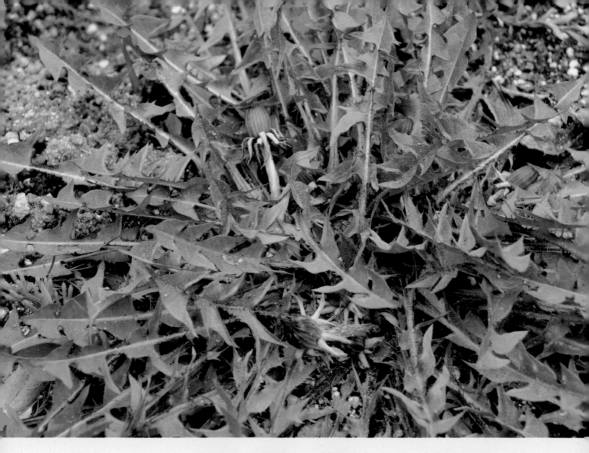

민들레

Taraxacum platycarpum Dahlst.

소화기계 질환

건위, 해열, 소염, 이뇨

생약명 포공영(蒲公英)

이명 : 안질방이, 부공영(鳧公英), 포공초(蒲公草), 지정(地丁)

과명 : 국화과(Compositae)

개화기 : 4~5월

채취시기 : 봄과 여름에 꽃이 피기 전이나 후에 채취하여 흙먼지나 이물질을 제거하고 가늘게 썰어서 말린 후 사용한다.

사용부위 뿌리를 포함한 전초

성분 : 전초에 타락사스테롤(taraxasterol), 타락사롤(taraxarol), 타락세롤(taraxerol)이 함유되어 있고, 잎에는 루테인(lutein), 비올라크산틴(violaxanthin), 플라스토퀴논(plastoquinone), 꽃에는 아르니디올(arnidiol), 루테인, 플라보크산틴(flavoxanthin)이 함유되어 있다.

성질과 맛 : 성질이 차고 맛은 쓰며 달다. 독성은 없다.

생태적특성

여러해살이풀로 전국 각지에 분포하며, 경남 의령과 강원 양구에서 많이 재배한다. 높이는 30cm 정도이며, 원줄기가 없이 잎이 뿌리에서 모여 나 옆으로 퍼진다. 잎의 길이는 6~15cm, 폭은 1.2~5cm이고, 뾰족하다. 잎몸은 무 잎처럼 깊게 갈라지는데 갈래는 6~8쌍이며, 가장자리에 톱니가 있다. 4~5월에 노란색 꽃이 잎과 같은 길이의 꽃줄기 위에 달리며, 지름은 3~7cm이다. 또한 토종 민들레는 꽃받침이 그대로 있지만 서양민들레는 아래로 처진다. 5~6월경에 검은색 종자를 맺는데, 종자에 하얀색이나 은색 날개 같은 갓털이 붙어 있다. 종자는 공처럼 둥글게 뭉쳐 있는데, 이것이 바람에 날려 사방으로 퍼져 번식한다. 뿌리는 육질로 길며, 생명력이 강하여 뿌리를 잘게 잘라도 다시 살아난다. 유사종인 서양민들레는 3~9월에 꽃이 핀다.

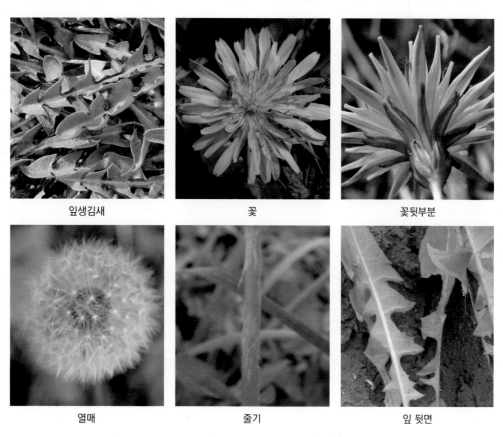

잎생김새	꽃	꽃뒷부분
열매	줄기	잎 뒷면

🌸 약효와 효능주치

생약명은 포공영이며, 열을 내리고 독을 풀어 주며 종기를 없애고 기가 뭉친 것을 흩어지게 하며, 이뇨작용을 도와준다. 또한 종기, 종창(腫脹), 유옹(乳癰), 연주창, 눈이 충혈되고 아픈 데, 목구멍의 통증, 폐와 장의 농양, 습열황달(濕熱黃疸) 등을 치료하는 효과가 있다.

🌸 약재사용부위

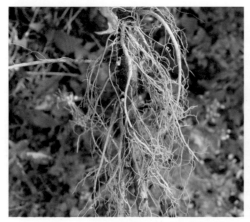

뿌리약재

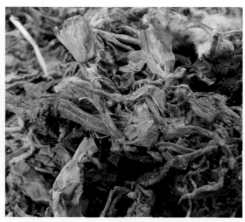

전초약재

🌸 처방 및 용법

말린 것으로 하루에 12~20g을 사용하는데, 보통 말린 약재 15g에 물 700mL 정도를 붓고 끓기 시작하면 불을 약하게 줄여서 200~300mL 정도로 달여 아침저녁 2회에 나누어 복용한다. 녹차처럼 가볍게 덖어서 우려 마시기도 하며, 티백이나 환으로 만들어 복용하기도 한다.

> **주의사항** : 쓰고 찬 성미로 인하여 열을 내리고 습사를 다스리는 청열이습(淸熱利濕) 작용이 있으므로 실증이 아니거나 음달(陰疸)인 경우에는 신중하게 사용해야 한다.

장기에 미치는 작용부위

간, 위장 경락에 작용한다.

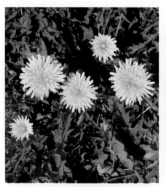
흰민들레 지상부

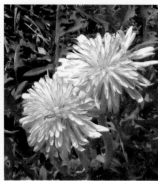
흰민들레 꽃

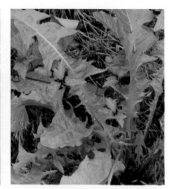
흰민들레 잎생김새

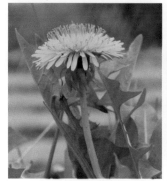
서양민들레 지상부

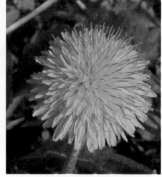
서양민들레 꽃

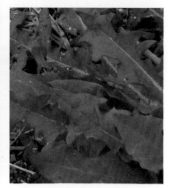
서양민들레 잎생김새

기능성물질 효능에 관한 특허자료

포공영 추출물을 함유하는 급만성 간염 치료 및 예방용 조성물

본 발명은 급만성 간염 치료 및 예방 효과를 갖는 포공영 추출물 및 이를 함유하는 조성물에 관한 것으로서, 각종 식이 방법에 의해 유발된 증가된 GOT 및 GPT 수치를 유의적으로 억제하여 급만성 간염의 예방 및 치료에 효과적이고 안전한 의약품 및 건강기능식품을 제공한다. 〈공개번호 : 10-2005-0051629, 출원인 : 학교법인 인제학원〉

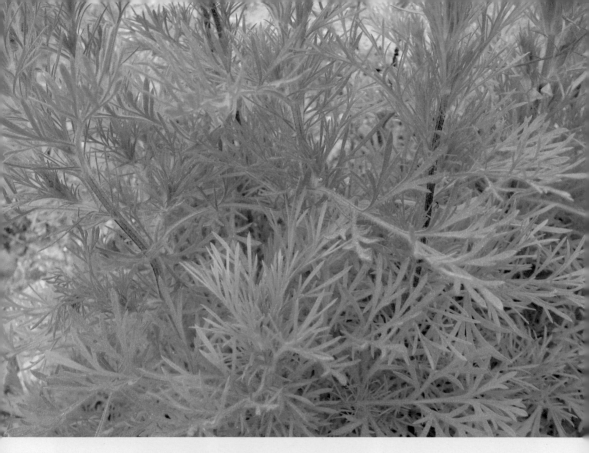

사철쑥(인진호)

내분비계 질환
이뇨, 이담, 해열, 간염, 황달

Artemisia capillaris Thunb.

생약명 인진(茵塵)

이명 : 마선(馬先), 면인진(綿茵蔯), 인진호(茵蔯蒿), 인진(茵塵)

과명 : 국화과(Compositae)

개화기 : 8~9월

채취시기 : 4~6월에 부드러운 잎을 채취하여 햇빛에 말린다. 과실은 10월에 채취한다.

사용부위 전초

성분 : 정유로서 주성분 캐필린(capillin), 캐필렌(capillene), 캐필론(capillone), 캐필라린(capillarin) 등을 함유하
고 있으며 담즙 분비 촉진제로 디메틸에스쿨레틴(dimethylaesculetin)을 많이 함유하고 있다.

성질과 맛 : 성질이 약간 차고(서늘하다고도 함) 맛은 쓰고 매우며 독이 없다.

🌿 생태적특성

여러해살이풀로 전국의 산야에 자생하고 약용으로도 많이 재배하고 있다.

줄기 높이는 30~60cm이며 잎은 2회 우상(羽狀)으로 깊게 갈라졌고 갈라진 잎은 선형(線形)에 끝이 날카로운 털 모양이다.

경엽(莖葉)은 어긋나게 호생(互生)하고 잎자루와 털이 없다. 8~9월에 노란색 꽃이 총상꽃차례로 핀다.

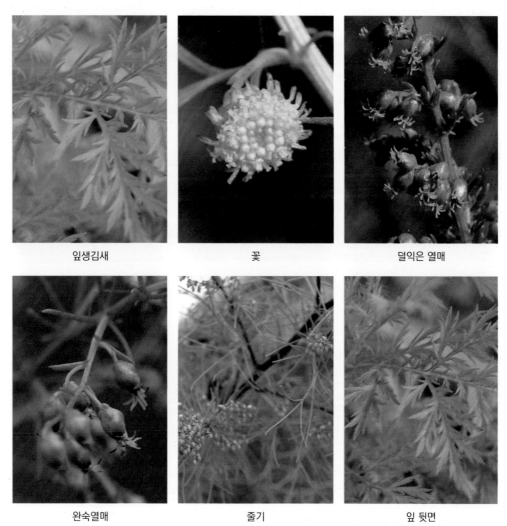

잎생김새	꽃	덜익은 열매
완숙열매	줄기	잎 뒷면

🌿 약효와 효능주치

생약명은 인진호 또는 인진쑥이며, 전초를 채집하여 말려서 약용한다. 담즙분비를 항진시켜 소장 내의 소화를 도와준다. 건위 이담제로서 해열과 이뇨작용을 겸하여 복수 부종, 방광 부종 등의 이뇨제로 이용한다. 주성분인 캐필린은 피부 병원성사상균의 발육을 억제하므로 연기를 피워서 뜸질을 계속하면 잘 낫는다.

🌿 약재사용부위

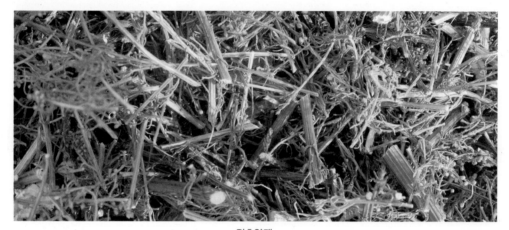

전초약재

🌿 처방 및 용법

말린 사철쑥 20g에 물 300mL 정도를 붓고 달여서 수시로 마시면 좋다.

🌿 장기에 미치는 작용부위

비장, 위장, 간, 담낭 경락에 작용한다.

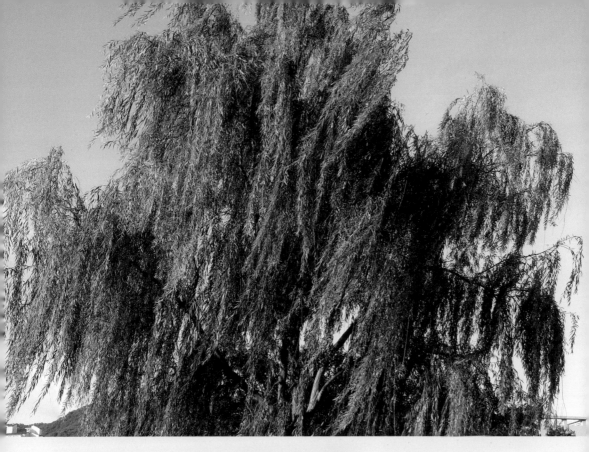

수양버들

근골격계 질환

거풍, 진통, 신경통, 류머티즘

Salix babylonica L.

생약명 유지(柳枝)

이명 : 참수양버들, 수류(垂柳)

과명 : 버드나무과(Salicaceae) **개화기** : 3~4월

채취시기 : 잎은 봄 · 여름에, 가지와 수피 · 근피는 연중 수시로 채취한다.

사용부위 가지, 잎, 수피 및 근피

성분 : 가지와 뿌리에는 살리신이 함유되어 있어 이것을 염산이나 황산과 함께 달이면 가수 분해 되어 살리게닌(saligenin), 살리실알코올(salicylalcohol)과 포도당이 된다. 살리신은 고미제로 되어 위에 국소작용을 일으키고, 흡수된 뒤에 일부가 곧 가수 분해 되어 살리실산(salicylic acid)으로 변하면서 해열 및 진통의 약효를 발휘한다. 잎과 수피 또는 뿌리의 인피(靭皮)에는 살리신과 타닌이 함유되어 있다.

성질과 맛 : 가지는 성질이 차고, 맛은 쓰다. 잎과 수피 · 근피는 성질이 차고, 맛은 쓰며 독이 없다.

🌸 생태적특성

전국 각지에 분포하는 낙엽활엽교목으로, 높이는 10~20m이다. 가지가 아래로 길게 늘어지고 작은 가지는 갈색에 털이 없으나 어린 가지에는 털이 조금 있다. 잎은 피침형 또는 선상 피침형에 가장자리에는 가는 톱니가 있고, 윗면은 녹색이며 아랫면은 백색을 띠고 있다.

3~4월에 잎보다 먼저 녹색의 꽃이 피는데 꽃은 자웅이가이며, 삭과인 열매는 4~5월에 익는다.

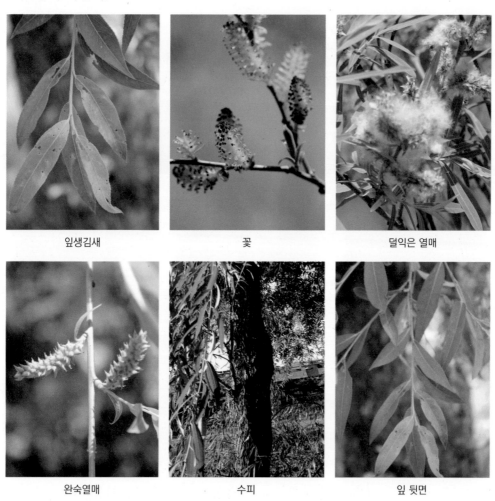

잎생김새   꽃   덜익은 열매

완숙열매   수피   잎 뒷면

🌿 약효와 효능주치

가지는 생약명이 유지(柳枝)이며, 거풍, 이뇨, 진통의 효능이 있고 종기, 임병(淋病), 전염성 간염, 풍종(風腫), 단독(丹毒), 충치, 치통 등을 치료한다. 잎은 생약명이 유엽(柳葉)이며, 청열, 이뇨, 해독의 효능이 있고 유선염, 갑상선종, 단독, 화상, 치통 등을 치료한다. 수피 및 근피는 생약명이 유백피(柳白皮)이며, 거풍, 진통, 이습(利濕)의 효능이 있고 류머티즘에 의한 통증, 황달, 임탁(淋濁), 유선염, 치통, 화상, 종기 등을 치료한다.

🌿 약재사용부위

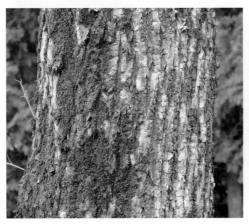
수피

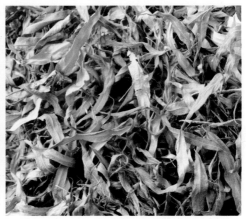
잎

🌿 처방 및 용법

가지 1일량 100~150g에 물 900mL를 붓고 반으로 달여 2~3회 매 식후 복용한다. 외용할 때는 달인 액으로 씻거나 발라 주거나 술을 담가 온습포를 한다. 잎 1일량 30~50g에 물 900mL를 붓고 반으로 달여 2~3회 매 식후 복용한다. 외용할 때는 달인 액으로 씻거나 발라 주거나 가루 내어 기름에 섞어서 도포한다. 수피 및 근피 1일량 15~30g에 물 900mL를 붓고 반으로 달여 2~3회 매 식후 복용한다.

장기에 미치는 작용부위

가지는 간, 심장, 폐, 신장 경락에 작용한다. 잎은 간, 신장, 폐 경락에 작용한다.

비슷한 약초

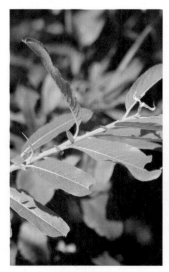

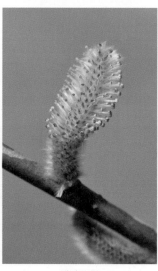

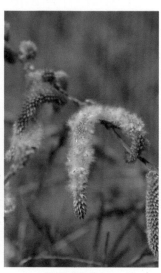

갯버들 잎생김새   갯버들 꽃   갯버들 열매

기능성물질 효능에 관한 특허자료

수양버들 추출물을 함유하는 자연분말치약

본 발명은 가정에서 식품으로 사용하는 한번구운 천일염과 해체뿌리, 해대뿌리 송진을 주원료로 하여 분말화된 자연분말치약을 제공하는 자연분말치약의 제조방법에 관한 것이다. 본 발명은 한 번 구운 천일염을 400메시 이하의 분말로 성형한 30중량%의 한 번 구운 분말 천일염과 해체뿌리. 해대뿌리 1:1로 혼합한 것을 400메시 이하 분말하여 30중량%에 채취하고 송진 200메시 이하의 분말로 성형한 송진 분말 30중량% 채취하며 무해한 한약재 계피. 수양버들 잎 1:1로 혼합하여 400메시 이하의 분말로 성형한 계피 5중량% 수양버들 잎 5중량% 합한 한약재 10 중량%로 이루어짐을 특징으로 하여 요약한 것이다. 〈공개번호 : 10-2009-0059653, 출원인 : 재단법인 서울보건연구재단〉

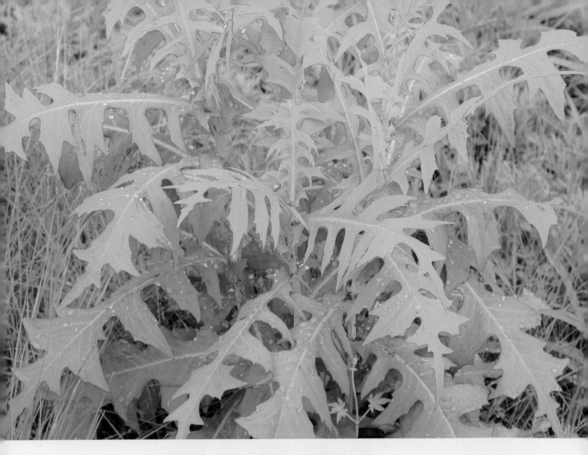

왕고들빼기

Lactuca indica L.

여성(부인병) 질환

자궁염, 종기, 유선염

생약명 산와거(山萵苣)

이명 : 고채(苦菜), 백룡두(白龍頭)

과명 : 국화과(Compositae)

개화기 : 7~9월

채취시기 : 이른 봄에서 여름까지 어린순과 잎을 채취하여 식용하고, 뿌리를 포함한 전초를 채취하여 신선한 것을 먹거나 햇볕에 말려 약으로 사용한다.

사용부위 어린순, 전초(뿌리 포함)

성분 : β-아미린(β-amyrin), 타락사스테롤(taraxasterol),게르마니콜(germanicol) 등의 트리테르페노이드(triterpenoid) 및 스티그마스테롤(stigmasterol), β-시토스테롤(β-sitosterol)을 함유한다.

성질과 맛 : 성질이 차고 맛은 쓰다.

🌾 생태적특성

전국의 산과 들에 분포하는 1~두해살이풀로, 반그늘이나 양지에서 자생하며 키는 1~2m까지 자란다. 잎은 앞면은 녹색, 뒷면은 분백색이며 길이 10~30cm, 폭 1~5cm의 타원형이고 끝이 뾰족하다. 7~9월에 연한 노란색 꽃이 원가지에서 여러 개 갈라져 원추꽃차례로 피는데, 꽃줄기는 길이 20~40cm, 지름 2cm에 작은 꽃들이 여러 개 달린다.

9월경에 수과인 열매가 검은색으로 달리며, 종자의 갓털은 길이가 7~8mm이다.

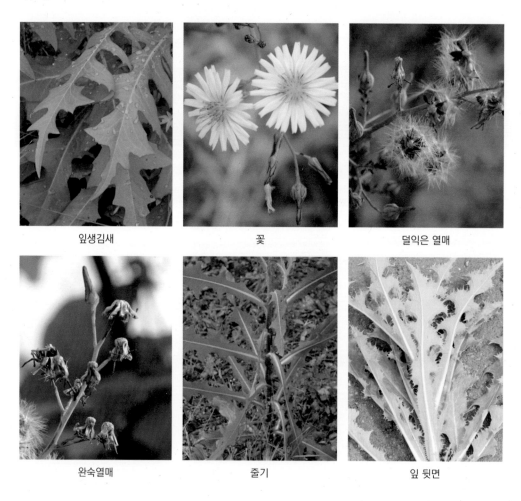

잎생김새	꽃	덜익은 열매
완숙열매	줄기	잎 뒷면

🌾 약효와 효능주치

봄에서 여름 사이에 뿌리를 달여 마시면 열을 내리게 하고 감기, 편도염, 인후염, 유선염, 자궁염, 산후 출혈, 종기 등의 치료에 효과가 있다. 동양 의학에서는 건위(健胃), 소화제, 해열제로 쓴다. 생즙에는 진정작용과 마취작용이 있으며 줄기와 잎을 달여서 복용하면 해열에 효과적이다.

🌾 약재사용부위

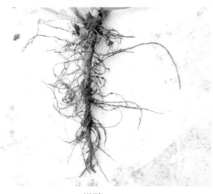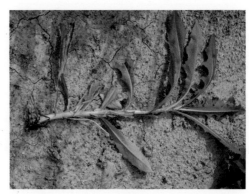

뿌리   전초

🌾 처방 및 용법

하루에 15~30g을 사용하는데, 물 1L 정도를 붓고 달여서 2~3회에 나누어 복용하거나 즙을 내서 복용하기도 한다. 외용할 때는 짓찧어서 환부에 붙인다.

> **주의사항** : 비위가 허하고 찬 사람은 신중하게 복용한다. 두메고들빼기(*Lactuca triangulata*)는 동속 근연 식물이지만, 고들빼기(*Crepidiastrum sonchifolium*)는 속(屬)이 다른 식물이므로 구분해야 한다.

🌾 장기에 미치는 작용부위

심장, 폐 경락에 작용한다.

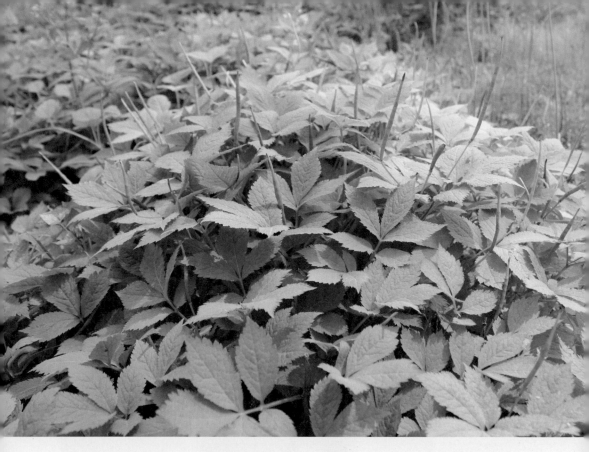

피나물

근골격계 질환

관절염, 신경통 염좌

Hylomecon vernalis Maxim.

생 약 명 하청화(荷靑花)

이명 : 노랑매미꽃, 매미꽃, 봄매미꽃, 선매미꽃

과명 : 양귀비과(Papaveraceae)

개화기 : 4~5월

채취시기 : 이른 봄에 어린순을 채취하고, 연중 뿌리를 채취하여 햇볕에 말린다.

사용부위 어린순, 뿌리

성분 : 알칼로이드(alkaloid), 크립토핀(cryptopine), 프로토핀(protopine), 켈리도닌(chelidonine), 알로크립
토핀(allocryptopine), 콥티신(coptisine), 베르베린(berberine), 상귀나린(sanguinarine), 켈레리트린
(chelerythrine), 켈리루빈(chelirubine) 등을 함유한다.

성질과 맛 : 성질이 평하고 맛은 쓰다.

🌿 생태적특성

줄기를 자르면 붉은색 액체가 나오기 때문에 '피나물'이라는 이름이 붙여졌으며, 흔히 '노랑매미꽃'으로 불린다. 중부 이북 숲에서 자라는 여러해살이풀로, 반그늘이나 주변에 습기가 많은 곳에서 자란다. 키는 30cm 정도이고, 줄기 아래에 난 큰 잎은 깃 모양이며, 윗부분에 3~5장 달린 작은 잎은 가장자리에 불규칙한 톱니가 있다. 4~5월에 선명한 노란색 꽃이 피는데, 원줄기 끝의 잎겨드랑이에서 1~3개의 긴 꽃줄기가 나오고 끝에 1송이씩 달린다.

6~7월경에 길이 3~5cm, 지름 3mm 정도의 뾰족한 열매가 달리고 안에는 많은 종자가 들어 있다.

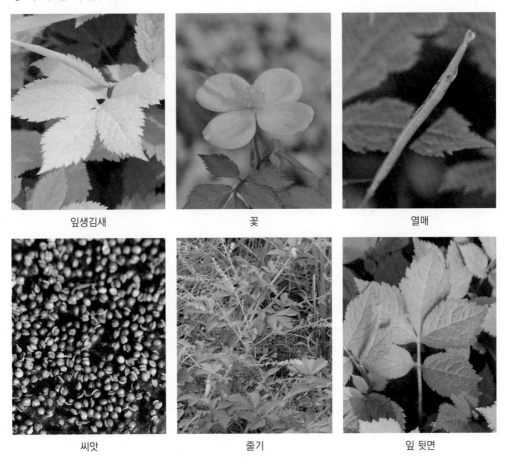

잎생김새	꽃	열매
씨앗	줄기	잎 뒷면

🌱 약효와 효능주치

풍습(風濕)을 제거하며 통증을 멎게 하고, 혈행을 도우며 종기를 가라앉히는 효능이 있어서, 풍습성 관절염, 신경통, 염좌, 타박상, 종기와 부스럼, 습진 등을 치료하는 데 이용한다.

🌱 약재사용부위

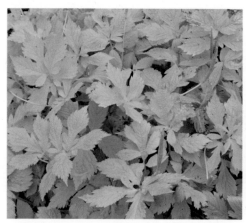

어린 잎

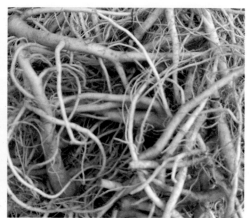

뿌리

🌱 처방 및 용법

하루 6~12g을 사용하는데, 물 1L 정도를 붓고 달여서 2~3회에 나누어 복용하거나 환(丸) 또는 가루로 만들어 복용하기도 한다. 외용할 때는 짓찧어 환부에 붙인다.

> **주의사항** : 독성이 강하기 때문에 물에 충분히 우려내 독성을 제거한 후 복용해야 한다.

🌱 장기에 미치는 작용 부위

간, 심장 경락에 작용한다.

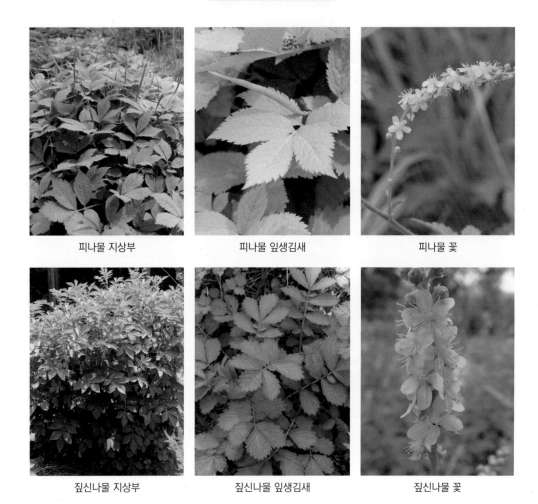

피나물 지상부

피나물 잎생김새

피나물 꽃

짚신나물 지상부

짚신나물 잎생김새

짚신나물 꽃

기능성물질 효능에 관한 특허자료

비만 및 당뇨병 예방 및 치료 효과를 보이는 자생 식물 추출물

본 발명은 피나물, 낙지다리, 채지목 등의 자생 식물로부터 얻은 비만/당뇨 쥐의 체중 감소 및 혈당 강하용 추출물을 그 특징으로 한다. 본 발명에 따른 피나물, 낙지다리, 채진목으로부터 얻은 추출물은 비만 또는 당뇨의 예방 및 치료 효과가 우수하므로 이를 유효 성분으로 함유하는 생약제로 사용할 수 있다.

〈공개번호 : 10-2004-0016579, 출원인 : (주)케이티앤지 생명과학〉

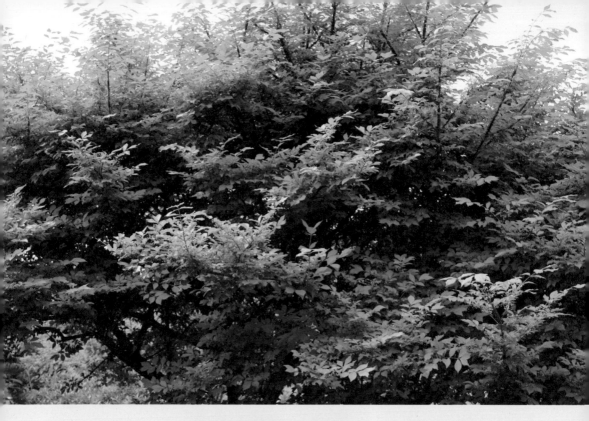

화살나무

내분비계 질환

항암, 당뇨, 진해구어혈, 통경

Euonymus alatus (Thunb.) Siebold

생약명 귀전우(鬼箭羽)

이명 : 흔립나무, 홋잎나무, 참빗나무, 참빗살나무, 챔빗나무, 위모(衛矛), 귀전(鬼箭), 사능수(四稜樹), 파능압자(巴稜鴨子)

과명 : 노박덩굴과(Celastraceae)　　　　　　　**개화기** : 5〜6월

채취시기 : 가지의 날개를 연중 수시 채취한다.

사용부위 가지에 붙은 날개 모양의 코르크질

성분 : 잎에는 플라보노이드로 류코시아니딘(leucocyanidin), 류코델피니딘(leucodelphinidin), 퀘르세틴(quercetin), 캠페롤(kaempferol), 에피프리델란올(epifriedelanol), 프리에델린(friedelin), 둘시톨(dulcitol) 등이 함유되어 있다. 열매에는 알칼로이드로 에보닌(evonine), 네오에보닌(neoevonine), 알라타민(alatamine), 윌포르딘(wilfordine), 알라투시닌(alatusinine), 네오알라타민(neoalatamine) 등이 함유되어 있다. 그 밖에 카르데놀라이드(cardenolide)로서 아코베노시게닌 A(acovenosigenin A), 에우오니모시드 A(euonymoside A), 에우오니무소시드 A(euonymusoside A) 등이 함유되어 있다. 가지의 날개에 들어있는 카르데놀라이드계 성분인 아코베노시게닌 A(acovenosigenin A), 3-O-α-L-람노피라노사이드(3-O-α-L-rhamnopyranoside)와 유니모시드 A, 에우오니무소시드(euonymusoside) A는 몇 종류의 암세포주에 대해서 세포 독성을 나타낸다.

성질과 맛 : 성질이 차고, 맛은 쓰다.

88

🌿 생태적특성

전국 각지의 산과 들에 분포하는 낙엽활엽관목으로, 높이가 3m 전후로 자란다. 가지는 많이 갈라지고 작은 가지는 보통 사각에 녹색을 띠고 있다. 굵은 가지는 납작하고 가느다란 코르크질의 날개가 붙어 있으며, 넓이가 대개 1cm 정도에 다갈색이다. 잎은 홑잎이 비스듬히 나는데, 도란형 또는 타원형으로 양 끝이 뾰족하고 밑부분에 작은 톱니가 있다. 잎의 앞면은 윤기 있는 녹색이고 뒷면은 담녹색에 잎자루가 2mm 정도이다. 옅은 황록색 꽃이 취산꽃차례로 피고 타원형의 삭과인 열매가 맺는다. 9~10월에 열매가 익으면 담갈색의 열매껍질이 벌어지고 그 속에서 빨간 종자가 나온다.

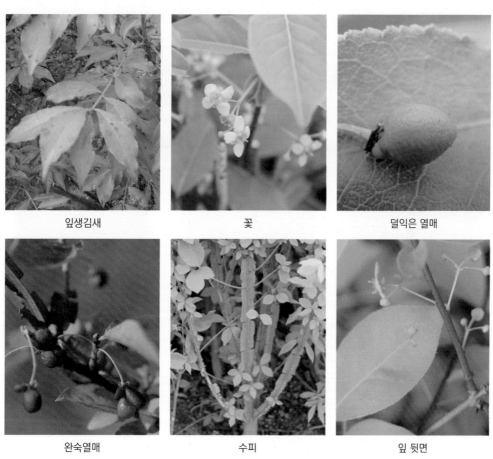

잎생김새	꽃	덜익은 열매
완숙열매	수피	잎 뒷면

🌾 약효와 효능주치

가지에 날개 모양으로 달린 코르크질은 약용하는데 생약명이 귀전우(鬼箭羽)이며, 산후 어혈, 충적복통, 피부병, 대하증, 심통, 당뇨병, 통경, 자궁 출혈 등을 치료한다. 화살나무의 추출물은 항암 활성 및 항암제 보조용으로 사용한다.

🌾 약재사용부위

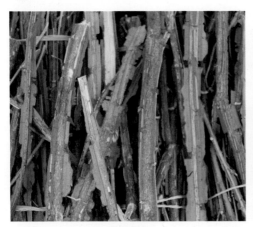
약재 전형

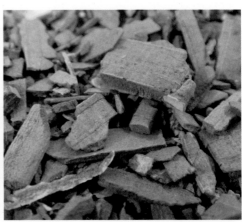
약재

🌾 처방 및 용법

가지의 날개 1일량 20~30g을 물 900mL에 넣고 반으로 달여 2~3회 매 식후 복용한다.

외용할 때는 가지와 날개(귀전우)를 짓찧어 참기름과 혼합하여 환부에 바른다.

> **주의사항** : 임산부는 복용을 금지한다.

🌾 장기에 미치는 작용부위

심장 경락으로 작용한다.

비슷한 약초

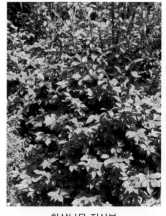

화살나무 지상부

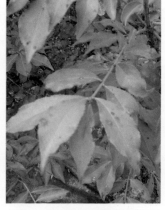

화살나무 잎생김새

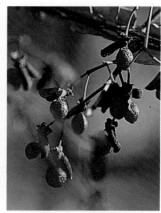

화살나무 열매

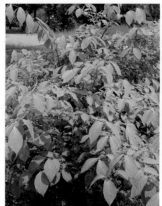

회잎나무 지상부

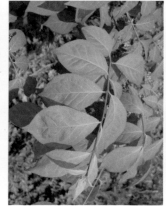

회잎나무 잎생김새

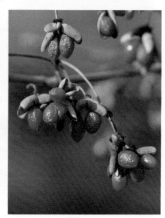

회잎나무 열매

기능성물질 효능에 관한 특허자료

화살나무 수용성 추출물 및 이의 용도

본 발명은 화살나무 수용성 추출물 및 이의 용도에 관한 것으로서, 더욱 상세하게는 화살나무를 유기용매로 처리하여 유기용매 용해성 분획을 제거한 후 남은 잔사를 물로 추출하여 기존의 화살나무 수추출물과는 다른 새로운 수용성 추출물을 얻고, 이 수용성 추출물이 항암 활성을 가지고, 또한 항암제의 보조제 역할로 항암제의 독성 완화 및 활성을 증강시키는 등의 효능이 강하고 독특한 생리활성을 밝힘으로써 이를 이용한 항암 및 항암제 보조용의 기능성 건강식 품의 제조에 관한 것이다. 〈10-2004-0097446, 출원인 : (주)동성제약 · 이정호〉

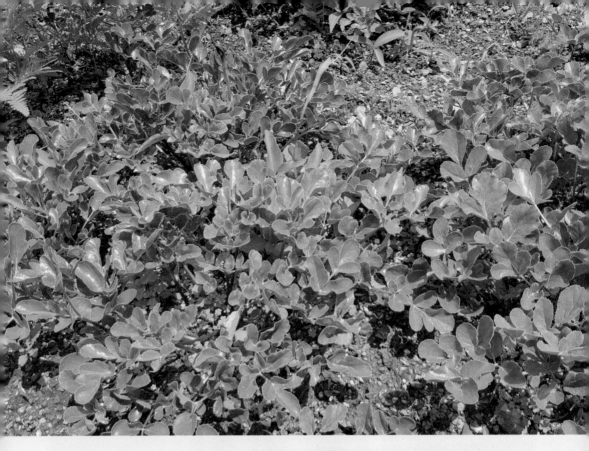

갯방풍

호흡기계 질환
청폐, 진해, 거담, 피부

Glehnia littoralis F. Schmidt ex Miq.

생 약 명 해방풍(海防風)

이명 : 갯향미나리, 북사삼, 해사삼(海沙蔘)

과명 : 산형과(Umbelliferae)

개화기 : 6~7월

채취시기 : 늦가을에 뿌리를 수확하여 이물질을 제거하고 씻어서 말린 다음 그대로 이용한다. 프라이팬에 약한 불로 노릇노릇하게 덖어서 사용하기도 한다.

사용부위 뿌리

성분 : 뿌리에 정유가 함유되어 있으며 소랄렌(psoralen), 임페라토린(imperatorin), 베르갑텐(bergapten) 등 14종의 쿠마린(coumarin) 및 쿠마린 배당체가 함유되어 있다.

성질과 맛 : 성질이 시원하고, 맛은 달고 쓰다.

생태적특성

여러해살이풀로 전국의 해안가 모래땅에 자생하고, 재배도 한다. 높이는 10~30cm 정도로 자라며 줄기 전체에 흰색 털이 빽빽하게 나 있고 원뿌리는 원기둥형으로 가늘고 길다.

6~7월에 흰색 꽃이 겹산형꽃차례로 피고 7~8월에 열매를 맺는다. 뿌리에서 바로 올라오는 근생엽은 잎자루가 길며, 삼각형 또는 난상 삼각형이고, 2~3회 깃꼴로 갈라진다.

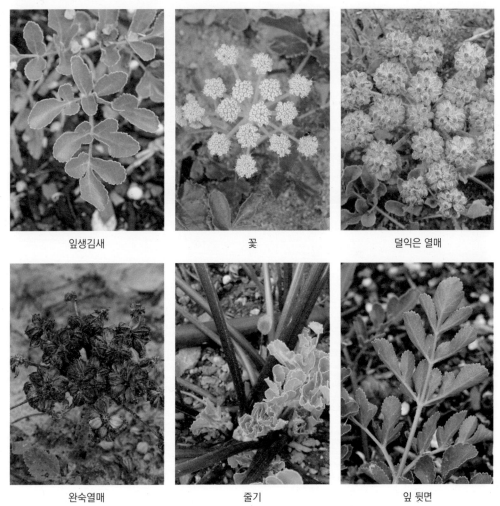

| 잎생김새 | 꽃 | 덜익은 열매 |

| 완숙열매 | 줄기 | 잎 뒷면 |

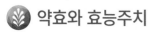 **약효와 효능주치**

폐의 기운을 맑게 하고 가래를 없애며 기침과 갈증을 멎게 하는 등의 효능이 있어서, 폐에 열이 있어 오는 마른기침, 결핵성 해수, 기관지염, 감기, 입안이 마르는 증상, 인후부가 마르는 증상, 피부의 가려움증 등을 다스리는 데 이용한다.

약재사용부위

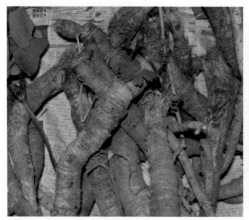

뿌리 채취품

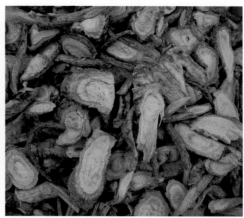

약재

처방 및 용법

말린 것으로 하루에 9~18g을 사용하는데, 보통 말린 약재 10~15g에 물 600~700mL를 붓고 끓기 시작하면 불을 약하게 줄여서 200~300mL로 달여 복용한다. 또는 물 2L를 붓고 2시간 정도 끓여서 거른 뒤 기호에 따라 가미하여 차로 마신다. 환 또는 가루로 만들어 아침저녁으로 따뜻한 물에 한 스푼씩 복용하기도 한다.

주의사항 : 이 약재는 성미가 차기 때문에 풍사(風邪)와 한사(寒邪: 보통 땀 흘리고 난 후 찬바람을 쐬었을 때 나타나는 증상)로 인한 해수에는 사용을 금하며, 비위가 허하고 찬 사람은 사용하면 좋지 않다. 일부에서 갯방풍을 방풍의 대용으로 이용하는 사람들도 있으나 이것은 잘못된 것이다.

장기에 미치는 작용부위

폐, 비장 경락에 작용한다.

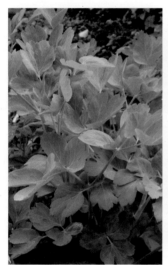
갯기름나물 지상부

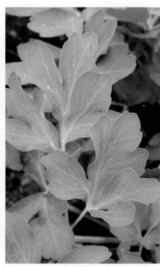
갯기름나물 잎생김새

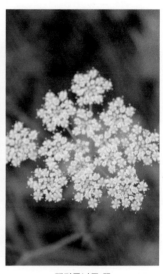
갯기름나물 꽃

기능성물질 효능에 관한 특허자료

갯방풍 추출물을 유효성분으로 포함하는 관절염 예방 또는 치료용 조성물

본 발명에 따른 갯방풍 추출물은 염증성 사이토카인 IL-17, IL-6 또는 TNF-의 활성을 감소 또는 억제시키는 활성이 우수하고, 파골세포 분화를 감소시키는 효과가 우수하여 관절염 또는 골다공증의 예방 또는 치료할 수 있는 조성물로 유용하게 사용할 수 있다. 또한 세포독성이 일어나지 않으며, 약물에 대한 독성 및 부작용도 없어 장기간 복용 시에도 안심하고 사용할 수 있으며, 체내에서도 안정한 효과가 있다.

〈공개번호 : 10-2014-0089315, 출원인 : 가톨릭대학교 산학협력단〉

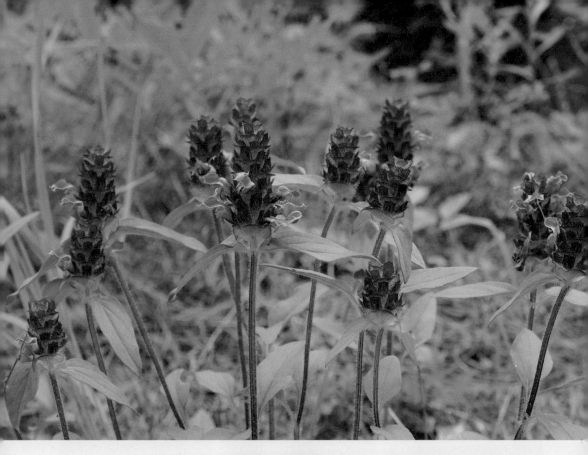

꿀 풀

순환기계 질환

고혈압, 항암, 항균

Prunella vulgaris var. lilacina Nakai

생 약 명 하고초(夏枯草)

이명 : 꿀방망이, 가지골나물, 가지래기꽃, 석구(夕句), 내동(乃東)

과명 : 꿀풀과(Labiatae)

개화기 : 5~7월

채취시기 : 여름철에 이삭이 반쯤 말라서 홍갈색을 띨 때(이런 특성 때문에 하고초라는 이름이 붙여짐)에 이
삭을 채취하여 이물질을 제거하고 잘게 썰어서 말린 다음 사용한다.

사용부위 이삭 또는 전초

성분 : 전초에 트리테르페노이드 사포닌(triterpenoidsaponin)이 함유되어 있고, 그 사포게닌(sapogenin)은 올
레아놀산(oleanolic acid)이다. 화수(花穗)에는 안토시아닌인 델피니딘(delphinidin)과 시아니딘(cyanidin)
그리고 d—캠퍼(d—camphor), d—펜촌(d—fenchone), 우르솔산(ursolic acid)이 함유되어 있다.

성질과 맛 : 성질이 차고, 맛은 맵고 쓰며 독이 없다.

🌱 생태적특성

전국 각지의 산이나 들에 분포하는 여러해살이풀로, 산기슭이나 들의 양지 바른 곳에서 뭉쳐난다. 높이는 20~30cm이며, 잎은 길이 2~5cm의 긴 타원상 피침형으로 마주나며, 줄기는 네모지고 전체에 짧은 털이 있다.

5~7월에 붉은색을 띤 보라색 꽃이 피는데, 길이는 3~8cm이고 줄기 위에 층층이 모여 달리며 앞으로 나온 꽃잎은 입술 모양이다. 열매는 7~8월경에 황갈색으로 익고 꼬투리는 마른 채 가을에도 남아 있다. 유사종으로는 흰꿀풀, 붉은꿀풀, 두메꿀풀이 있다.

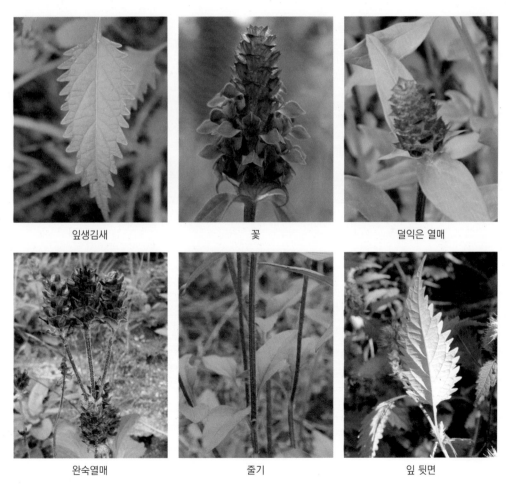

잎생김새　　　　　　　꽃　　　　　　　덜익은 열매

완숙열매　　　　　　　줄기　　　　　　　잎 뒷면

🌿 약효와 효능주치

간을 깨끗하게 하고 맺힌 기를 흩어지게 하는 효능이 있으며, 나력(瘰癧), 영류(癭瘤), 유옹(乳癰), 유방암 등을 치료한다. 그 밖에도 밤에 안구에 통증이 있을 때, 두통과 어지럼증, 구안와사(口眼喎斜), 근골 동통(筋骨疼痛), 폐결핵, 급성 황달형 전염성 간염, 여성의 혈붕(血崩)과 대하 등의 치료에도 이용한다.

🌿 약재사용부위

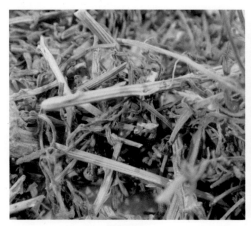 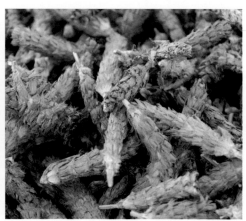

전초 약재   꽃 약재

🌿 처방 및 용법

건조한 약재로 하루 12~20g을 사용하는데, 주로 간열(肝熱)을 풀어 눈을 밝게 하거나 머리를 맑게 하는 데 이용한다. 보통 말린 약재 15g에 700mL 정도의 물을 붓고 끓기 시작하면 약한불로 줄여서 200~300mL로 달인 액을 아침저녁 2회에 나누어 복용한다. 향부자, 국화, 현삼, 박하, 황금, 포공영(蒲公英) 등을 배합하여 방법으로 차로 우려내거나 달여서 마시기도 한다.

> **주의사항 :** 성미가 찬 약재이므로 비위가 허약한 사람은 신중하게 사용해야 한다.

장기에 미치는 작용부위

심장, 비장, 폐 경락에 작용한다.

비슷한 약초

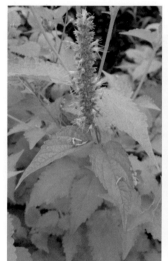

배초향 지상부

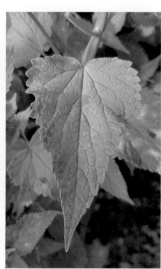

배초향 잎생김새

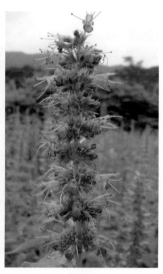

배초향 꽃

기능성물질 효능에 관한 특허자료

꿀풀 추출물을 함유하는 항암제 조성물

본 발명은 꿀풀의 메탄올 추출물을 유효성분으로 함유하는 항암 조성물 및 이를 포함하는 건강식품에 관한 것이다. 본 발명에 따른 꿀풀 추출물은 자궁암, 결장암, 전립선암 및 폐암 세포주에 대한 증식 억제 활성을 나타내면서도, 정상세포에는 낮은 증식 억제 활성을 가지기 때문에 상기 암 질환 치료에 큰 도움이 될 수 있으리라 기대된다.

〈공개번호 : 10-2010-0054599, 출원인 : 한국생명공학연구원〉

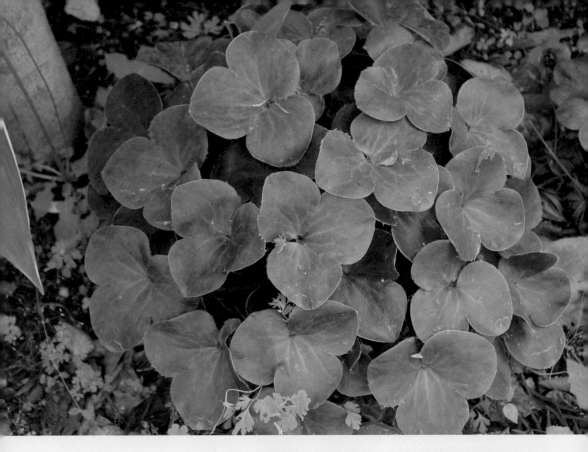

노 루 귀

내분비계 질환
진통, 진해, 소종

Hepatica asiatica Nakai

생 약 명 장이세신(獐耳細辛)

이명 : 뾰족노루귀, 섬노루귀

과명 : 미나리아재비과(Ranunculaceae)

개화기 : 4~5월

채취시기 : 이른 봄에 어린잎을 채취하고, 전초를 여름에 채취하여 햇볕에 말린다.

사용부위 잎, 전초

성분 : 뿌리에는 사포닌, 잎에는 배당체인 헤파트릴로빈(hepatrilobin), 사카로스(saccharose), 인베르틴(invertin) 등이 함유되어 있다.

성질과 맛 : 성질이 평하고, 맛은 달고 쓰다.

🌱 생태적특성

전국 각지의 산지에 분포하는 여러해살이풀로, 양지바르고 토양이 비옥한 나무 밑에서 자란다. 키는 9~14cm이고, 비후한 뿌리줄기가 비스듬히 옆으로 뻗으며 마디에서 많은 뿌리가 난다.

잎은 길이가 5cm에 세 갈래로 갈라져 있으며, 끝이 둔한 난형이고 솜털이 많이 나 있다. 4~5월에 흰색, 분홍색, 청색의 꽃이 피는데, 꽃줄기 위로 한 송이가 달리고 지름은 1.5cm 정도이다.

열매는 6월에 달린다. 꽃이 피고 나면 잎이 나기 시작하는데, 그 모습이 노루의 귀를 닮았다고 하여 이 이름이 붙여졌다.

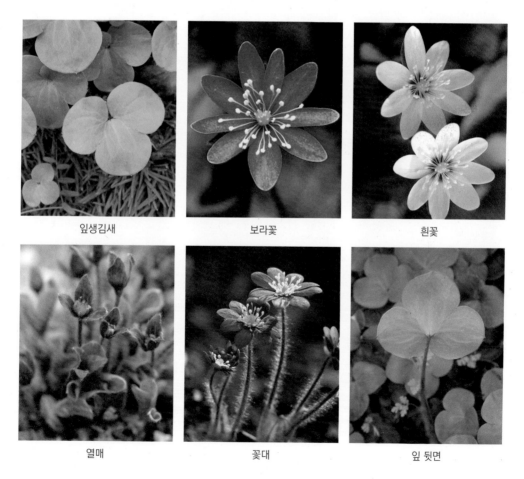

| 잎생김새 | 보라꽃 | 흰꽃 |

| 열매 | 꽃대 | 잎 뒷면 |

🌿 약효와 효능주치

진통, 진해(鎭咳), 소종(消腫)의 효능이 있어 두통, 치통, 복통, 해수, 장염, 설사 등을 치료한다.

🌿 약재사용부위

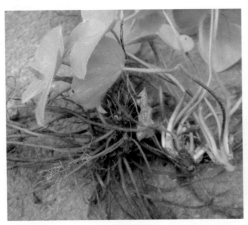

전초 채취품

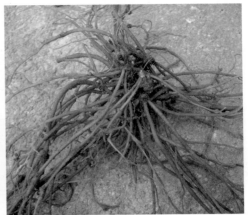

뿌리 채취품

🌿 처방 및 용법

하루에 6~18g을 사용하는데, 물 1L 정도를 붓고 달여서 2~3회에 나누어 복용하거나, 말린 약재일 경우 1회에 2~6g씩 200mL 정도의 물로 달여서 복용한다. 외용할 때는 짓찧어 환부에 붙인다.

> **주의사항**: 발산하는 성질이 있으므로 음허(陰虛), 혈허(血虛), 기허다한(氣虛多汗) 등에는 피한다.

🌿 장기에 미치는 작용부위

간, 폐, 대장 경락에 작용한다.

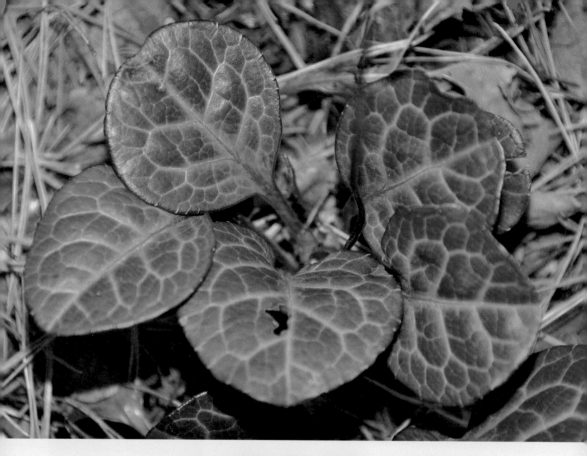

노루발풀

근골격계 질환

관절염, 신경통

Pyrola japonica Klenze ex Alef.

녹제초(鹿蹄草)

이명 : 노루발풀, 녹포초(鹿飽草), 녹수초(鹿壽草), 녹함초(鹿含草)

과명 : 노루발과(Pyrolaceae)

개화기 : 6~7월

채취시기 : 연중 채취가 가능하지만 6~7월 개화기에 채취하는 것이 가장 좋다. 채취한 약물은 햇볕에서 잎이 연하고 부드럽게 꼬들꼬들할 정도로 말려(약 60~80%) 두었다가 잎의 양면이 자홍색이나 자갈색으로 변하면 다시 햇볕에 완전히 말려 보관한다.

뿌리를 포함한 전초

성분 : 피롤라틴(pirolatin), 알부틴(arbutin), 퀘르세틴(quercetin), 키마필린(chimaphilin), 모노트로페인(monotropein), 우르솔산(ursolic acid), 헨트리아콘탄(hentriacontane) 올레아놀산(oleanolic acid) 등이 함유되어 있다.

성질과 맛 : 성질이 평하고, 맛은 달고 쓰다.

생태적특성

전국 각지의 산지에 분포하는 상록 여러해살이풀로, 반그늘의 낙엽수 아래에서 자란다. 높이는 26cm 내외이고, 잎은 밑동에서 뭉쳐나며 길이 4~7cm, 폭 3~5cm이고 넓은 타원형이다. 6~7월에 흰색 꽃이 피는데, 꽃대 윗부분에 2~12개 정도의 꽃이 무리 지어 달린다.

꽃대는 길이 10~25cm, 지름 1.2~1.5cm이며 능선이 있고 1~2개의 비늘잎이 있다. 열매는 9~10월경에 흑갈색으로 익어 이듬해까지 남아 있다. 잎에 광택이 있으며 한겨울에도 잎이 고사하지 않는다.

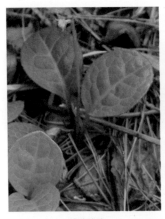
잎생김새

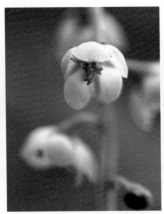
꽃

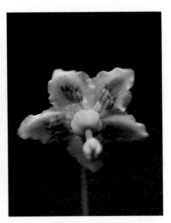
홀꽃노루발 꽃

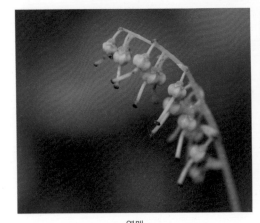
열매

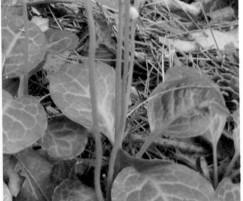
줄기

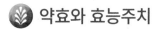 약효와 효능주치

몸을 튼튼하게 하며 신장의 기운을 북돋우고, 이습(利濕), 양혈(涼血), 진통, 해독 등의 효능이 있다. 경계(驚悸: 놀라서 가슴이 두근거리거나 가슴이 두근거리면서 놀라는 증세로서 심계보다는 경한 증상), 고혈압, 요도염, 조루, 발기 부전, 음낭 아랫부분이 축축한 증상, 월경 과다, 타박상, 뱀에 물린 상처 등을 치료하는 데 이용한다. 특히 풍사와 습사를 없애며, 근육을 강화하고 뼈를 튼튼하게 하는 등의 효능이 뛰어나므로 풍습성 관절통을 비롯하여 각종 신경성 동통(疼痛), 근육과 뼈가 위축되고 약해지는 증상, 신장 기능이 허약하여 오는 요통, 발목과 무릎의 무력 증세 등의 병증을 다스리는 데 유용하다.

약재사용부위

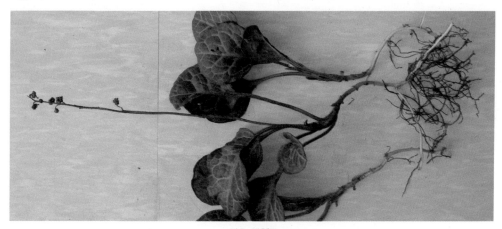

전초 채취품

처방 및 용법

말린 것으로 하루에 12~24g을 사용하는데, 보통 전초 15g에 물 700mL 정도를 붓고 끓기 시작하면 약한 불로 줄여서 200~300mL로 달여 아침저녁 2회에 나누어 복용한다. 술을 담가서 마시기도 하는데, 발효주를 담글 때는 고두밥을 지을 때 함께 넣고, 침출주를 담글 때는 30% 소주 3.6L에 약재 말린 것 20~50g을 넣고 100일 정도 두었다가 걸러서 반주로 한 잔씩 마신다.

🌿 장기에 미치는 작용부위

간, 비장, 신장 경락으로 작용한다.

비슷한 약초

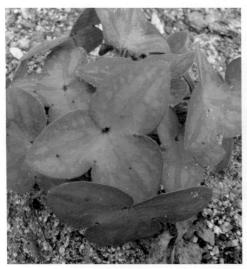

노루귀 지상부

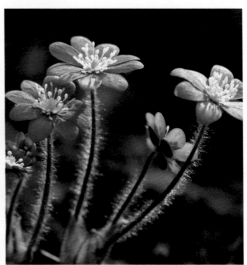

노루귀 꽃

기능성물질 효능에 관한 특허자료

항산화 및 세포 손상 보호 효능을 갖는 노루발풀 추출물 및 이를 함유하는 화장료 조성물
본 발명은 항산화 및 세포 보호 효능을 갖는 노루발풀 추출물 및 이를 함유하는 화장료 조성물에 관한 것으로, 세포에 독성이 없고, 피부에 자극을 유발하지 않을 뿐만 아니라, 산화적 스트레스로부터 세포 손상 보호 효능을 가지며, 자유 라디칼(Free Radical) 소거능을 통한 항산화 효과를 나타내는 피부 노화 방지 화장료 조성물로 사용할 수 있다.

〈공개번호 : 10-2012-0004884, 출원인 : (주)래디안〉

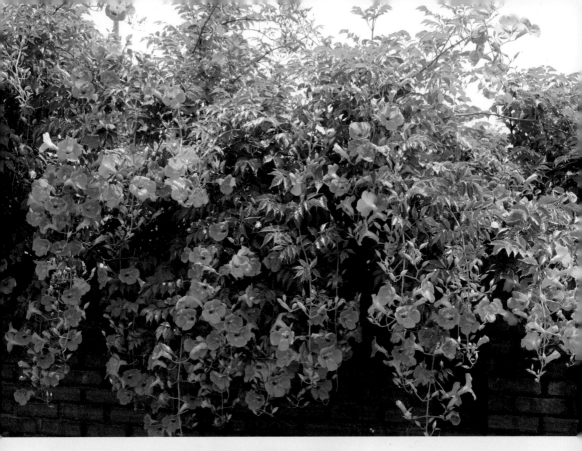

능소화

여성(부인병) 질환

어혈, 월경불순, 통풍

Campsis grandiflora (Thunb.) K.Schum.

능소화 • 107

생약명 능소화(凌霄花), 자위근(紫葳根), 자위경엽(紫葳莖葉)

이명 : 능소화나무, 금등화, 릉소화, 등라화(藤羅花), 타태화(墮胎花), 자위(紫葳), 발화(茇華)

과명 : 능소화과(Bignoniaceae)

개화기 : 8~9월

채취시기 : 꽃은 7~9월, 뿌리는 연중 수시, 잎과 줄기는 봄여름에 채취한다.

사용부위 꽃, 뿌리, 잎

성분 : 이리도이드(iridoid) 배당체, 플라보노이드류, 알칼로이드, β−시토스테롤(β−sitosterol) 등을 함유하고 있다.

성질과 맛 : 꽃은 성질이 약간 차고 독성이 있으며, 맛은 시다. 뿌리는 성질이 차며, 맛은 달고 시다. 잎과 줄기는 성질이 평하고, 맛은 쓰다.

생태적특성

중국 원산으로 우리나라 중부와 남부지방에 분포하는 낙엽덩굴성 목본이다. 덩굴은 길이 10m 내외로 뻗어 나가고 줄기는 황갈색이다.

잎은 홀수깃꼴겹잎으로 잎끝은 뾰족하며 가장자리에는 톱니가 있고 작은 잎자루가 달린 부분에 담황갈색의 털이 있다.

8~9월에 적황색 꽃이 피는데 가지 끝에 원추꽃차례로 5~15개가 달리며, 삭과인 열매는 9~10월에 익는다.

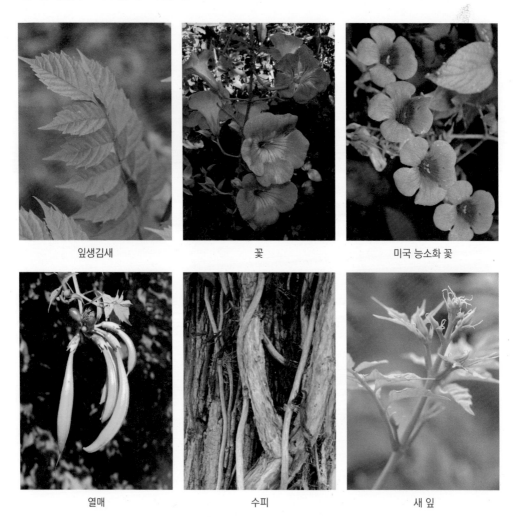

잎생김새

꽃

미국 능소화 꽃

열매

수피

새 잎

약효와 효능주치

꽃은 생약명이 능소화(凌霄花)이며, 어혈을 풀어 주고 월경불순이나 여성의 산후 여러 질환과 한열에 의하여 마르고 쇠약해지는 증상을 치료한다. 뿌리는 생약명이 자위근(紫葳根)이며, 거풍(祛風), 양혈의 효능이 있고 어혈, 혈열생풍(血熱生風), 피부가려움증, 풍진, 인후종통, 손발 저림과 나른하고 아픈 증상을 치료한다. 잎과 줄기는 생약명이 자위경엽(紫葳莖葉)이며, 양혈(凉血)의 효능이 있고 피부가려움증, 어혈, 풍진, 손발 저림, 인후종통, 혈열생풍, 종독(腫毒) 등을 치료한다. 능소화 추출물은 당뇨합병증의 치료 및 예방 또는 개선을 위하여 사용될 수 있다는 연구결과도 나왔다.

약재사용부위

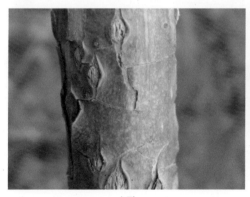

수피

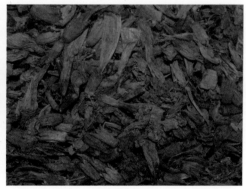

꽃약재(능소자)

처방 및 용법

꽃 1일량 10~20g을 물 900mL에 넣고 반으로 달여 2~3회 매 식후 복용한다. 뿌리 1일량 20~30g을 물 900mL에 넣고 반으로 달여 2~3회 매 식후 복용한다. 잎과 줄기 1일량 30~50g을 물 900mL에 넣고 반으로 달여 2~3회 매 식후 복용한다.

주의사항 : 꽃에는 독성이 약간 있으므로 취급에 주의를 요하며, 임산부는 복용을 금한다.

장기에 미치는 작용부위

간, 심장 경락에 작용한다.

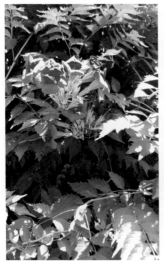

미국능소화 지상부

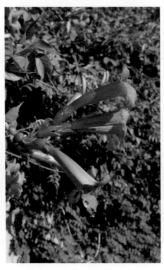

미국능소화 꽃

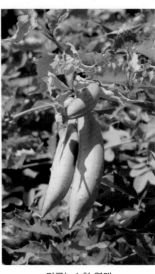

미국능소화 열매

기능성물질 효능에 관한 특허자료

능소화 추출물을 포함하는 당뇨 합병증 치료 또는 예방용 조성물

본 발명은 능소화 추출물을 유효성분으로 포함하는 당뇨합병증 치료 또는 예방용 조성물에 관한 것이다. 상기 능소화 추출물은 항산화 활성과 알도스 환원효소 억제 활성 및 소르비톨 생성 억제능이 우수한 것으로 확인되었을 뿐만 아니라, 천연물 추출물이므로 부작용과 안전성 관련 문제가 거의 없으므로, 이를 유효성분으로 포함하는 상기 약학조성물 또는 건강기능성식품 조성물은 당뇨합병증의 치료, 예방 또는 개선을 위하여 사용될 수 있다.

〈공개번호 : 10-2011-0087435, 출원인 : 한림대학교 산학협력단〉

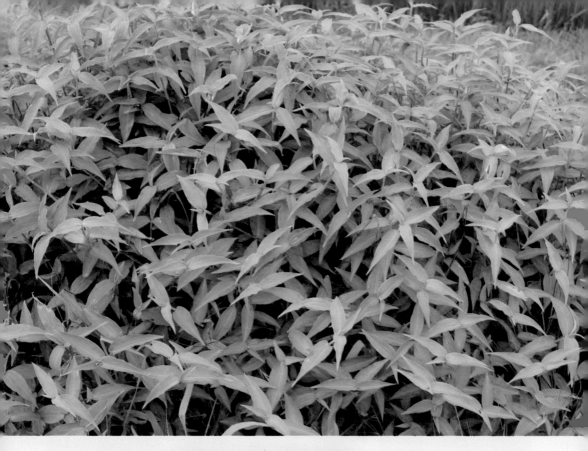

닭의장풀

피부 · 비뇨기계 질환
이뇨, 단독, 학질, 대하, 당뇨

Commelina communis L.

생약명 압척초(鴨跖草), 죽엽채(竹葉菜)

이명 : 닭의밑씻개, 닭개비, 계설초(鷄舌草), 죽근채(竹根菜), 압자초(鴨仔草)

과명 : 닭의장풀과(Commelinaceae)

개화기 : 7~8월

채취시기 : 여름과 가을에 지상부를 채취, 이물질을 제거하고 절단하여 햇볕에 말린다.

사용부위 지상부 전초

성분 : 지상부에 아워바닌(awobanin), 코멜린(commelin), 플라보코멜리틴(flavocommelitin) 등이 함유되어
있다.

성질과 맛 : 성질이 차고, 맛은 달고 쓰며, 독이 없다.

생태적특성

전국 각지의 들이나 길가에서 흔히 볼 수 있는 한해살이풀로, 양지바른 곳이
나 반그늘에서 자란다. 높이는 15~50cm이며, 잎은 어긋나고 길이 5~7cm, 폭
1~2.5cm의 난상 피침형으로 뾰족하다. 7~8월에 하늘색 꽃이 피는데, 잎겨드
랑이에서 나온 꽃대 끝의 포에 싸여 있다. 넓은 심장형의 포는 길이가 2cm로 안
으로 접히고 끝이 뾰족해지며 겉에 털이 없거나 약간 있다. 줄기에는 세로주름이
있고 대부분 분지되어 있으며 수염뿌리가 있다. 9~10월경에 타원형 열매가 달
린다. 유사종으로 큰닭의장풀, 흰꽃좀닭의장풀, 자주닭개비 등이 있다.

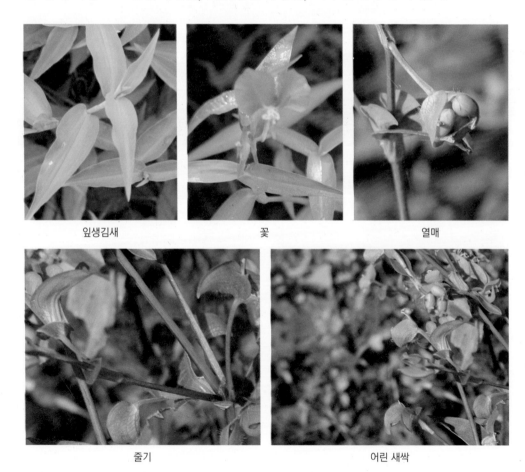

잎생김새

꽃

열매

줄기

어린 새싹

🌾 약효와 효능주치

소변을 잘 통하게 하고 몸의 열을 식히며, 피를 맑게 하고 독을 풀어 주는 등의 효능이 있어 수종(水腫)과 소변불리(小便不利), 풍열로 인한 감기, 단독(丹毒), 황달 간염, 학질, 코피, 혈뇨, 혈붕(血崩), 백대하, 인후종통(咽喉腫痛), 옹저(癰疽), 종창 등을 치료한다.

🌾 약재사용부위

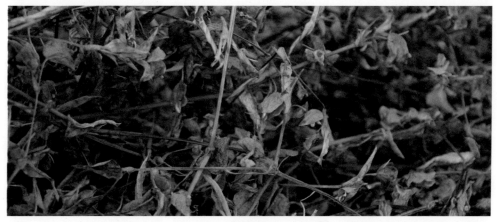

전초약재

🌾 처방 및 용법

하루에 말린 것은 10~15g, 생것은 60~90g을 복용하며, 대제(大劑)에는 150~200g까지도 사용 가능하다. 보통 말린 전초 15g에 물 700mL 정도를 붓고 끓기 시작하면 약한 불로 줄여서 200~300mL가 될 때까지 달인 액을 아침저녁 2회에 나누어 복용한다. 민간에서는 독사에 물렸을 때도 이용하는데, 주로 반변련(半邊蓮) 등을 배합하여 달여 먹거나 외용한다.

> **주의사항** : 열을 식히는 청열작용이 있으므로 비위가 허한(虛寒)한 경우에는 신중하게 사용하여야 한다.

장기에 미치는 작용부위

간, 심장, 비장, 신장 경락에 작용한다.

비슷한 약초

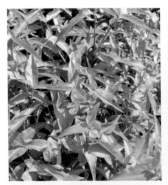

닭의장풀 지상부

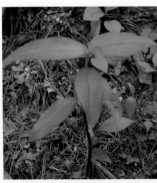

닭의장풀 잎생김새

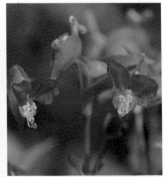

닭의장풀 꽃

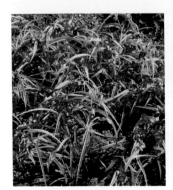

자주달개비 지상부

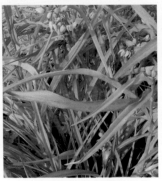

자주달개비 잎생김새

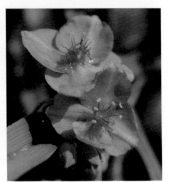

자주달개비 꽃

기능성물질 효능에 관한 특허자료

혈당 강하 작용을 갖는 닭의장풀 추출물

본 발명은 탄수화물 대사에 필수적인 효소군인 α-글루코시다아제 효소들의 가수분해 작용을 억제하여 인체와 동물에서 탄수화물 대사를 조절함으로써 식후 혈중 포도당 농도의 급격한 상승을 조절하여 당뇨병, 비만증 및 고지방증과 같은 질환의 치료 및 합병증 조절에 유효한 닭의장풀 추출물 및 이의 제조방법에 관한 것이다.

〈공개번호 : 10-1997-0061260, 출원인 : 일동홀딩스㈜, 한국과학기술연구원〉

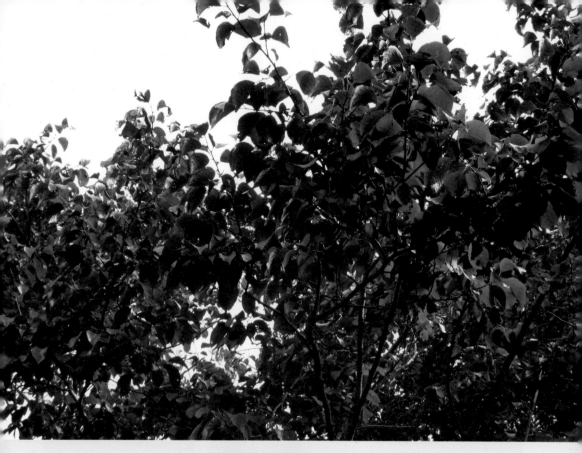

두충

Eucommia ulmoides Oliv.

내분비계 질환

혈압, 근골 강화, 이뇨

생약명 두충(杜沖), 면아(櫺芽)

이명 : 두중나무, 목면수(木綿樹), 석사선(石思仙)

과명 : 두충과(Eucommiaceae)　　　　　　개화기 : 4~5월

채취시기 : 수피는 4~6월, 잎은 처음 나온 어린잎을 채취한다.

사용부위 수피, 잎(어린잎)

성분 : 수피에는 구타페르카(guttapercha)가 함유되어 있고 그 밖에 배당체, 알칼로이드, 펙틴, 지방, 수지, 유기산, 비타민 C, 클로로겐산(chlorogenic acid), 알도스(aldose), 케토스(ketose) 등이 함유되어 있다. 수피의 배당체 중에는 아우쿠빈(aucubin)이 있다. 수지 중에는 사과산, 주석산, 푸마르산(fumaric acid) 등이 들어 있다. 종자에 함유된 지방유를 구성하는 지방산은 리놀렌산(linolenic acid), 리놀산(linolic acid), 올레인산, 스테린(sterin), 팔미트산(palmitic acid)이다. 잎에는 구타페르카, 알칼로이드, 글루코시드(glucoside), 펙틴, 케토스, 알도스, 비타민 C, 카페인산, 클로로겐산, 타닌이 함유되어 있다.

성질과 맛 : 수피는 성질이 따뜻하고, 맛은 달고 약간맵다. 잎은 성질이 따뜻하고, 맛은 달다.

🌾 생태적특성

전국 각지에서 재배하는 낙엽활엽교목으로, 높이가 20m 내외이며 작은 가지는 미끄럽고 광택이 난다. 수피, 가지, 잎 등에는 미끈미끈한 교질(膠質)이 함유되어 있다. 잎은 타원형이거나 난형에 서로 어긋나고, 잎끝은 날카로우며 밑부분은 넓은 설형에 가장자리에는 톱니가 있다. 꽃은 자웅이가로 4~5월에 잎과 같이 또는 잎보다 약간 먼저 피며, 열매는 익과로 난상 타원형에 편평하고 끝이 오목하게 들어가 있으며 9~10월에 익는데, 그 안에 종자가 1개 들어 있다.

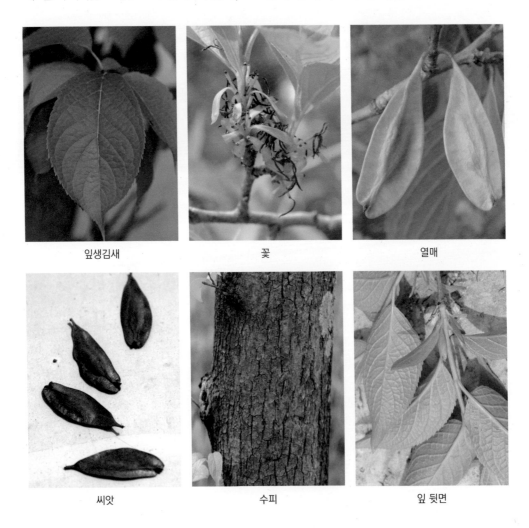

잎생김새	꽃	열매
씨앗	수피	잎 뒷면

🌾 약효와 효능주치

수피는 생약명이 두충(杜冲)이며, 이뇨 보간, 보신, 근골 강화, 안태의 효능이 있어 고혈압, 요통, 관절 마비, 잔뇨, 음부 가려움증 등을 치료한다. 어린잎은 생약명이 면아(檰芽)이며, 풍독각기(風毒脚氣)와 구적풍냉(久積風冷), 장치하혈(腸痔下血) 등을 치료한다. 두충의 추출물은 신경계 질환, 기억력 장애, 치매, 피부 노화, 골다공증, 류머티즘성 관절염 등의 치료 효과가 있는 것으로 연구결과 밝혀졌다.

🌾 약재사용부위

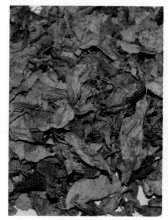 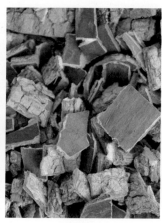 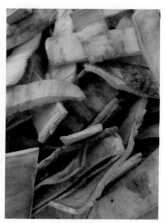

잎 약재   껍질 약재   속껍질 약재

🌾 처방 및 용법

수피 1일량 30~50g을 물 900mL에 넣고 반으로 달여 2~3회 매 식후 복용하거나 술로 담가서 복용하기도 한다. 어린잎 1일량 20~30g을 물 900mL에 넣고 반으로 달여 2~3회 매 식후 복용하거나 건조 후 분말로 만들어 온수에 타서 복용한다.

장기에 미치는 작용부위

간, 신장 경락으로 작용한다.

비슷한 약초

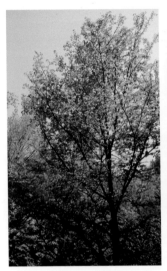
느릅나무 지상부

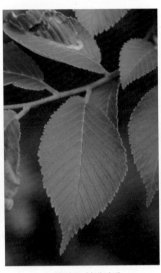
느릅나무 잎생김새

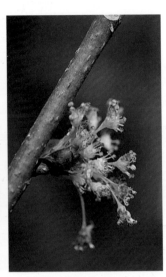
느릅나무 꽃

기능성물질 효능에 관한 특허자료

두충 추출물을 포함하는 경조직 재생 촉진제 조성물

본 발명은 두충 추출물을 포함하는 경조직 재생 촉진제 조성물에 관한 것으로, 두충의 물, 저급 알코올 또는 유기용매추출물을 포함하는 본 발명의 조성물은 알칼리성 포스파타아제의 활성을 유도함으로써 조골세포의 분화와 미네랄화를 촉진하고, 콜라겐의 합성을 증가시킴으로써 경조직의 기질을 견고히 하며, 조골세포의 ERK2(Extracellular signal-Regulated Kinase 2)를 활성화시켜 조골세포의 증식이나 분화작용을 유도할 수 있을 뿐만 아니라, 조골세포의 성장을 농도 의존적으로 증가시키므로 골다공증, 치조골 파손과 같은 경조직 질환 또는 치주 질환과 같은 골 대사 질환의 예방 및 치료제로 유용하다.

〈공개번호 : 10-2002-0086109, 출원인 : 김성진〉

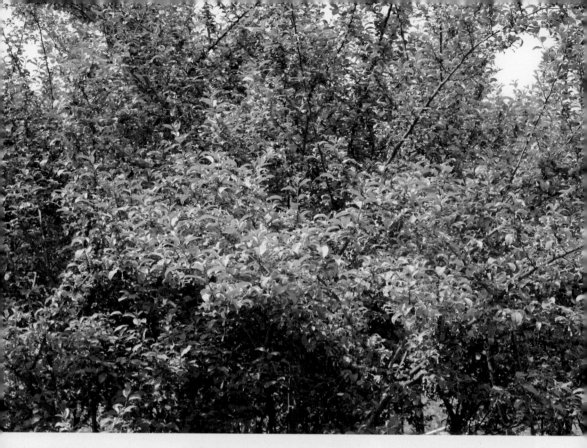

뜰보리수

항문 질환
치질, 타박상, 수렴, 항산화

Elaeagnus multiflora Thunb.

생 약 명 목반하(木半夏)

이명 : 녹비늘보리수나무, 사월자(四月子), 야앵도(野櫻桃)

과명 : 보리수나무과(Elaeagnaceae)

개화기 : 6~7월

채취시기 : 뿌리 · 근피는 9~10월, 열매는 가을에 채취한다.

사용부위 뿌리 및 근피, 열매

성분 : 뿌리와 근피는 약효 및 성분이 아직 밝혀지지 않았지만 민간약으로 사용되고 있다. 익은 열매에는 사과산과 과당, 서당 등 당류가 많이 함유되어 있다.

성질과 맛 : 성질이 따뜻하고, 맛은 담백하고 떫다.

정원이나 뜰에 심어 가꾸는 낙엽활엽관목으로, 높이가 3m 내외이며 가지는 많이 갈라져 있고 가시가 없으며 작은 가지는 홍갈색에 인편이 밀생해 있다. 잎은 타원형의 막질로 서로 어긋나고 잎 가장자리는 밋밋하며 밑부분은 넓은 설형이거나 원형이다.

4~5월에 은백색 꽃이 피는데, 잎겨드랑이에 1~2개가 달리고 수술은 4개, 암술은 1개이다. 6~7월에 긴 타원형 열매가 홍색으로 익는다.

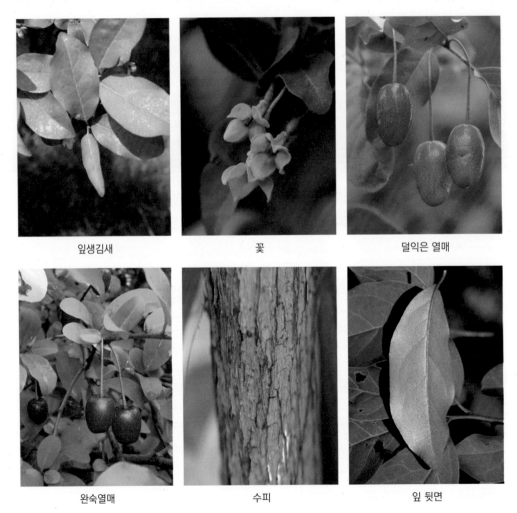

| 잎생김새 | 꽃 | 덜익은 열매 |
| 완숙열매 | 수피 | 잎 뒷면 |

🌿 약효와 효능주치

뿌리 또는 근피는 생약명이 목반하근(木半夏根)이며, 보허, 행기, 활혈의 효능이 있고 타박상 치질, 치창(痔瘡)을 치료한다. 열매는 생약명이 목반하(木半夏)이며, 수렴, 소종, 활혈, 행기의 효능이 있고 타박상, 천식, 이질, 치질, 치창을 치료한다. 열매의 추출물은 항산화, 항염, 피부 질환 치료에 효과가 있는 것으로 밝혀졌다.

🌿 약재사용부위

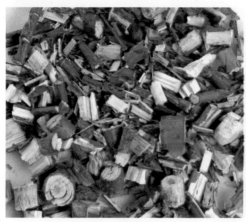

약재

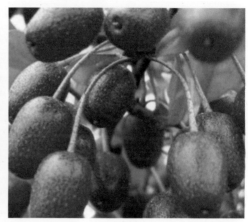

열매

🌿 처방 및 용법

뿌리 또는 근피 1일량 40~70g을 물 900mL에 넣고 반으로 달여 2~3회 매 식후 복용하거나 술로 담가 아침저녁으로 복용한다. 외용할 때는 근피 달인 물로 항문을 씻어 준다. 열매 1일량 30~50g을 물 900mL에 넣고 반으로 달여 2~3회 매 식후 복용한다

🌿 장기에 미치는 작용부위

심장, 비장 경락으로 작용한다.

비슷한 약초

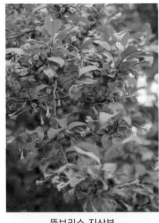
뜰보리수 지상부

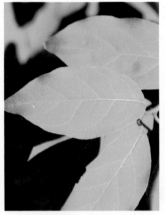
뜰보리수 잎생김새

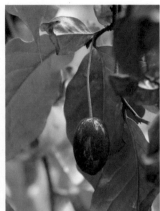
뜰보리수 열매

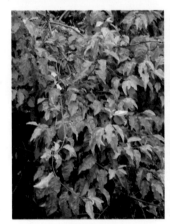
보리수 지상부

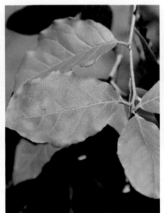
보리수 잎생김새

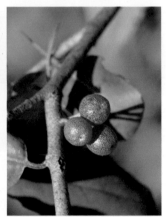
보리수 열매

기능성물질 효능에 관한 특허자료

뜰보리수 과실 추출물을 유효성분으로 함유하는 항산화, 항염 및 미백용 조성물

본 발명은 항산화, 항염 및 미백 활성을 갖는 뜰보리수 과실 추출물을 유효성분으로 함유하는 피부 외용 약학조성물 및 화장료 조성물에 관한 것으로, 본 발명의 뜰보리수 과실 추출물은 탁월한 DPPH 자유 라디칼 억제 활성, 환원력, 크산틴 산화효소 저해력, 혈소판 응집 억제 활성, 아질산염 생성 억제 활성 및 티로시나아제 억제 활성을 나타내므로 산화적 스트레스로 인한 피부 질환 및 염증 질환의 예방 및 치료에 유용하게 사용할 수 있다.

〈출원번호 : 10-2006-0055830, 출원인 : 대구한의대학교 산학협력단〉

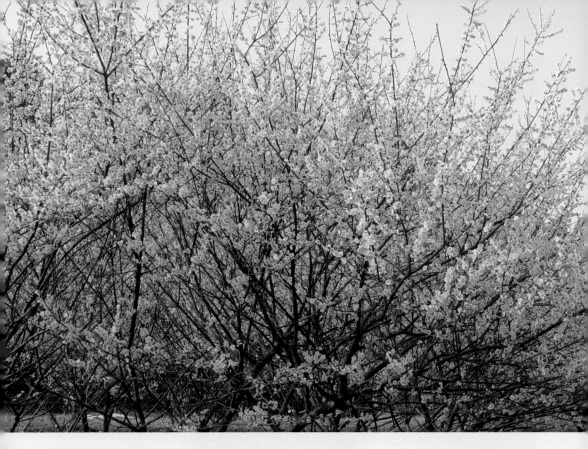

매실나무

소화기계 질환

지사, 정장, 항균, 이질

Prunus mume Siebold & Zucc.

생 약 명 매엽(梅葉), 백매화(白梅花), 오매(烏梅), 매핵인(梅核仁), 매경(梅莖), 매근(梅根)

이명 : 매화나무, 매화수(梅花樹), 육판매(六瓣梅), 천지매(千枝梅)

과명 : 장미과(Rosaceae)　　　　　**개화기** : 2~3월

채취시기 : 꽃봉오리는 꽃 피기 전 2~3월, 열매·종인은 6~7월, 잎·가지는 여름, 뿌리는 연중 수시 채취한다.

사용부위 잎, 꽃봉오리, 덜 익은 열매, 종인, 가지, 뿌리

성분 : 열매에는 구연산, 사과산, 호박산, 탄수화물, 시토스테롤(sitosterol), 납상물질(蠟狀物質), 올레아놀산(oleanolic acid) 등이 함유되어 있다. 꽃봉오리에 정유가 함유되어 있으며, 그중에 중요한 것은 벤즈알데하이드(benzaldehyde), 이소루게놀(isolugenol), 안식향산 등이다. 종자의 종인 속에는 아미그달린(amygdalin)이 함유되어 있다.

성질과 맛 : 꽃봉오리는 성질이 평하고 독이 없으며, 맛은 시고 떫다. 열매는 성질이 따뜻하고, 맛은 시다. 잎·가지는 성질이 평하고 독이 없으며, 맛은 시다. 종인은 성질이 평하고, 독성이 조금 있으며, 맛은 시다. 뿌리는 성질이 평하고, 맛은 시다.

생태적특성

남부·중부지방에서 재배하는 낙엽활엽소교목으로, 높이 5m 정도로 자라고 수피는 담회색 또는 담녹색에 가지가 많이 갈라진다.

잎은 서로 어긋나고 잎자루 밑부분에 선형의 탁엽(턱잎)이 2개 있으며, 잎 바탕은 난형에서 장타원상 난형에 양면으로 잔털이 있거나 뒷면의 잎맥 위에 털이 있고 가장자리에 예리한 긴 톱니가 있다.

꽃은 2~3월에 백색 또는 분홍색으로 잎보다 먼저 피고 방향성 향기가 강하며 꽃잎은 광도란형이다. 열매는 핵과로 둥글고 6~7월에 황색으로 익는다.

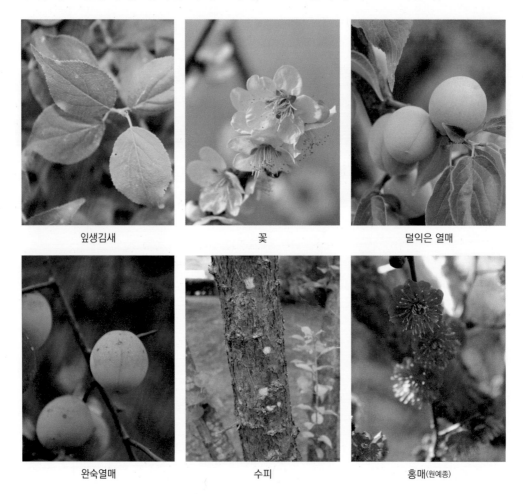

| 잎생김새 | 꽃 | 덜익은 열매 |

| 완숙열매 | 수피 | 홍매(원예종) |

🌾 약효와 효능주치

미성숙한 열매[靑梅]를 볏짚이나 왕겨 연기에 그슬려 검게 된 것을 생약명으로 오매(烏梅)라고 하는데, 맛은 시고 성질이 따뜻하며 수렴, 지사, 구충, 항균, 항진균효능이 있고 이질, 해수, 혈변, 혈뇨, 혈붕(血崩), 복통, 구토, 식중독 등을 치료한다. 뿌리는 생약명이 매근(梅根)이며 담낭염을 치료한다. 잎이 달린 줄기와 가지는 생약명이 매경(梅莖)이며 유산 치료에 도움을 준다. 잎은 생약명이 매엽(梅葉)이며 곽란(霍亂)을 치료한다. 꽃봉오리는 생약명이 백매화(白梅花)이며 식욕 부진, 화담(化痰)을 치료한다. 열매 속 종인은 생약명이 매핵인(梅核仁)이며, 청서(淸暑), 명목(明目), 진해거담의 효능이 있고 번열과 서기곽란(暑氣霍亂)을 치료한다. 매실의 추출물은 항알레르기, 항응고, 혈전용해, 화상 치료 등에 효과가 있다는 것이 연구결과 밝혀졌다.

🌾 약재사용부위

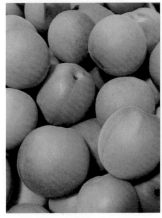

열매

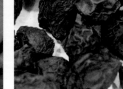

오매약재

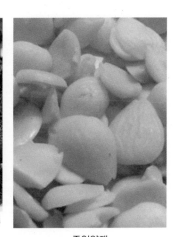

종인약재

🌾 처방 및 용법

덜 익은 열매 1일량 10~20g을 물 900mL에 넣고 반으로 달여 2~3회 매 식후 복용한다. 외용할 때는 강한 불로 태워서 가루를 내어 뿌리거나 연고기제에 배합하여 바른다. 뿌리 1일량 30~50g을 물 900mL에 넣고 반으로 달여 2~3회 매 식후 복용한다. 잎이 달린 줄기와 가지[梅莖] 1일량 20~30g을 물 900mL에 넣고 반으로 달여 2~3회 매 식후 복용한다. 잎은 말려서 가루를 내어 1일량 10~20g을 2~3회 매 식후 복용한다. 꽃봉오리 1일량 10~20g을 물 900mL에 넣고 반으로 달여 2~3회 매 식후 복용한다. 열매 속 종인 1일량 10~20g을 물 900mL에 넣고 반으로 달여 2~3회 매 식후 복용한다. 외용할 때는 짓찧어서 환부에 바른다.

🌱 장기에 미치는 작용부위

폐, 대장, 비장 경락으로 작용한다.

비슷한 약초

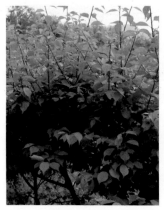 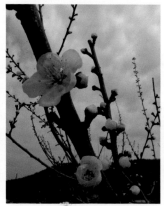 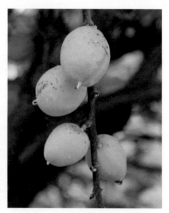

| 살구나무 지상부 | 살구나무 꽃 | 살구나무 열매 |

기능성물질 효능에 관한 특허자료

항응고 및 혈전용해 활성을 갖는 매실 추출물

천연물로부터 유래되어 인체에 안전할 뿐 아니라 항응고 및 혈전 용해효과가 뛰어난 매실 추출물의 유효성분을 함유하는 식품 및 의약 조성물을 제공한다. 〈공개번호 : 10-2011-0036281, 출원인 : (주)정산생명공학〉

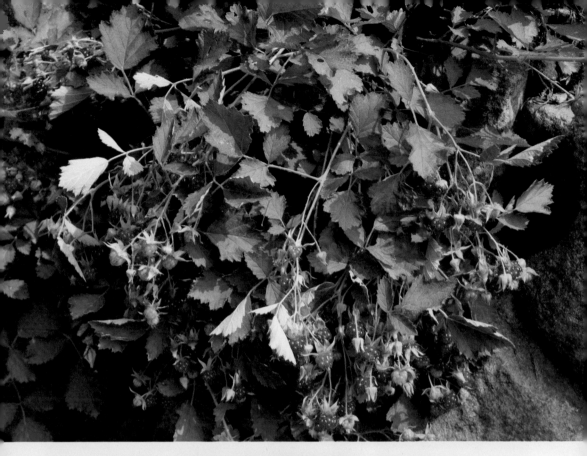

멍석딸기

순환기계 질환

거풍, 활혈, 소종, 류머티즘

Rubus parvifolius L.

생약명 호전표(薅田藨)

이명 : 산멍덕딸기, 두메딸기, 긴잎멍석딸기, 멧딸기, 산매(山莓), 아매(芽莓), 소엽현구자(小葉懸鉤子)

과명 : 장미과(Rosaceae)

개화기 : 5~6월

채취시기 : 전목은 7~8월, 뿌리는 봄가을에 채취한다.

사용부위 전목, 뿌리

성분 : 구연산, 과당, 사과산, 비타민 C, 타닌, 당, 플라보노이드 배당체가 함유되어 있다.

성질과 맛 : 전목은 성질이 평하고 독이 없으며, 맛은 달고 시다. 뿌리는 성질이 평하고, 맛은 달고 쓰다.

🌿 생태적특성

전국 각지의 산과 들에 자생하는 낙엽활엽관목으로, 높이는 1m 내외이며 가지는 덩굴처럼 아치형으로 구부러지고 짧고 부드러운 털과 갈고리 모양의 가시가 나 있다. 잎은 홀수깃꼴겹잎으로 서로 어긋나고 작은 잎은 보통 3개인데 5개씩 달리는 것도 있다. 위쪽의 작은 잎은 능상 난형 또는 넓은 도란형이고, 옆쪽의 작은 잎은 넓은 도란형에 약간 작고 가장자리가 얕게 갈라져 있으며, 잎끝은 둔하고 가장자리에 톱니가 있다. 5~6월에 홍색 또는 자색 꽃이 산방꽃차례 또는 원추꽃차례로 피고, 꽃자루에는 가시와 털이 있다. 열매는 취합과로 구형이며 7~8월에 붉게 익는다.

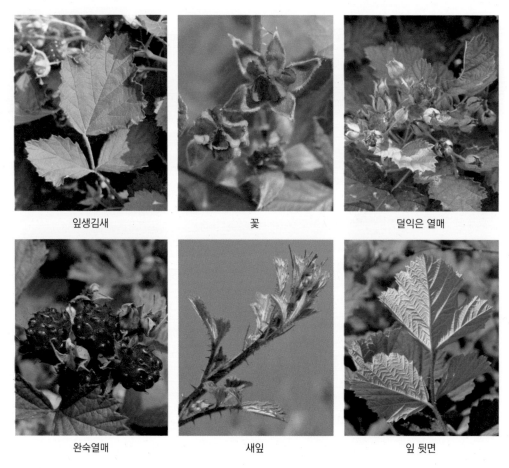

잎생김새   꽃   덜익은 열매

완숙열매   새잎   잎 뒷면

🌿 약효와 효능주치

전목(全木)을 약용하는데 생약명은 호전표(蘿田藨)이며, 진통, 해독, 살충 등의 효능이 있고 어혈, 토혈, 타박도상(打撲刀傷), 산후어체복통(産後瘀滯腹痛), 이질, 치질, 개창(疥瘡) 등을 치료한다. 뿌리는 생약명이 호전표근(蘿田藨根)이며, 청열, 해독, 거풍, 이습(利濕), 활혈(活血), 소종 등의 효능이 있고 감기로 인한 고열, 인후종통, 간염, 류머티즘에 의한 비통(痺痛), 설사, 신염부종, 요로 감염, 결석, 타박상, 정창종상(疔瘡腫傷) 등을 치료한다.

🌱 약재사용부위

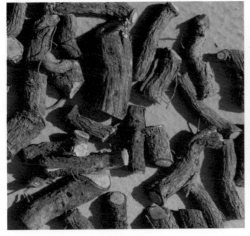

뿌리약재

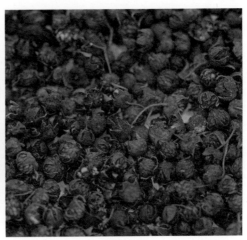

열매약재

🌿 처방 및 용법

전목 1일량 30~60g을 물 900mL에 넣고 반으로 달여 2~3회 매 식후 복용한다. 외용할 때는 짓찧어서 붙이거나 가루를 내어 뿌린다. 뿌리 1일량 20~50g을 물 900mL에 넣고 반으로 달여 2~3회 매 식후 복용한다. 외용할 때는 짓찧어서 환부에 붙이거나 가루를 내어 연고기제에 배합하여 붙인다.

장기에 미치는 작용부위

간, 심장, 비장, 폐 경락으로 작용한다.

비슷한 약초

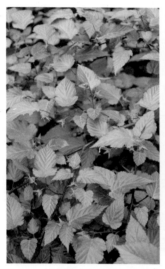

산딸기 지상부

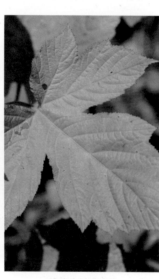

산딸기 잎생김새

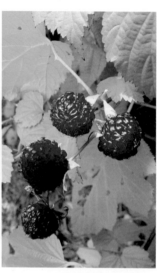

산딸기 열매

기능성물질 효능에 관한 특허자료

멍석딸기 추출물을 유효성분으로 함유하는 피부미백용 화장료 조성물

본 발명은 멍석딸기 추출물을 유효성분으로 함유하는 피부미백용 화장료 조성물에 관한 것으로, 멍석딸기 추출물은 강력한 항산화 활성을 가질 뿐만 아니라 멜라닌 생성을 저해하며 티로시나아제 활성을 억제하고, 특히 세포 독성이 거의 나타나지 않기 때문에 피부미백용 화장료 조성물로 유용하게 사용될 수 있다.

〈공개번호 : 10-2009-0011682, 출원인 : (주)더페이스샵〉

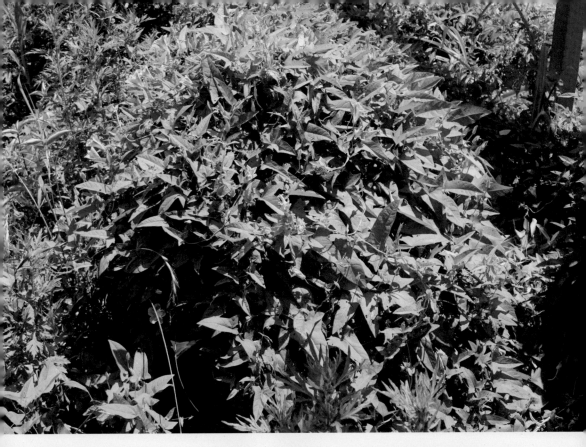

메꽃

순환기계 질환
고혈압, 당뇨, 중풍, 이뇨

Calystegia sepium var. *japonicum* (Choisy) Makino

생 약 명 선화(旋花), 구구앙(狗狗秧)

이명 : 근근화(筋根花), 고자화(鼓子花)

과명 : 메꽃과(Convolvulaceae)

개화기 : 6~8월

채취시기 : 6~8월에 뿌리를 포함한 전초를 채취하여 흙먼지를 제거하고 햇볕에 말리거나 생것으로
　　　　　사용하기도 한다.

사용부위 뿌리를 포함한 전초

성분 : 뿌리와 꽃에 캠페롤(kaempferol), 캠페롤-3-람노글루코시드(kaempferol-3-rhamnoglucoside), 콜
　　　룸빈(columbin), 팔마틴(palmatine) 등이 함유되어 있다.

성질과 맛 : 성질이 따뜻하고, 맛은 달고 쓰다.

생태적특성

전국 각지의 산과 들에서 자생하는 덩굴성 여러해살이풀로, 덩굴줄기는 1~2m 정도 뻗고, 땅속줄기가 사방으로 길게 뻗으면서 새순이 나온다. 잎은 타원상 피침형으로 끝이 둔한 편이고, 6~8월에 엷은 홍색 꽃이 피는데 열매는 잘 맺지 않는다. 어린순은 나물로 식용한다.

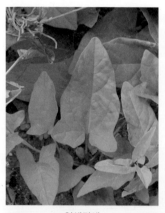

잎생김새

꽃봉우리

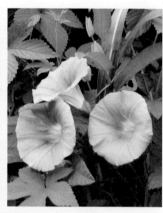

꽃

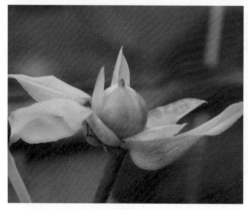

열매

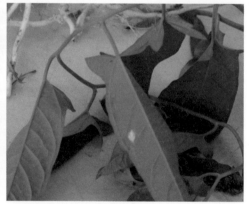

잎 뒷면

 약효와 효능주치

기를 더해 주고 소변을 잘 통하게 하며, 혈당을 조절하는 등의 효능이 있어, 신체가 허약하고 기가 손상되었을 때나 소변불리(小便不利), 고혈압, 당뇨병 등의 치료에 이용할 수 있다. 뿌리와 싹을 짓찧어서 그 즙을 복용하면 단독과 소아열독을 치료한다. 뿌리는 근골을 접합시키고 칼 등의 금속에 베인 상처를 아물게 한다.

🌿 약재사용부위

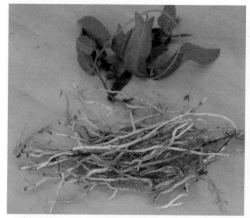
전초 채취품

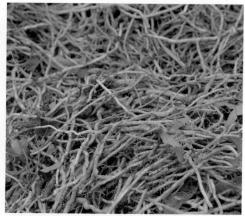
뿌리 채취품

🌿 처방 및 용법

말린 것으로 하루에 20~40g을 사용하는데, 보통 전초 말린 것 20g에 물 700mL 정도를 붓고 끓기 시작하면 불을 약하게 줄여서 200~300mL로 달여 아침저녁 2회에 나누어 복용한다. 신선한 식물체를 채취하여 생즙을 내어 복용하기도 한다.

> **주의사항** : 사용상 특별한 주의 사항은 없다.

🌿 장기에 미치는 작용부위

비장, 신장 경락으로 작용한다.

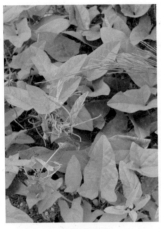

메꽃 지상부

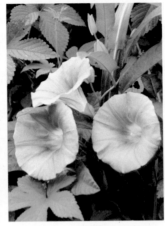

메꽃 꽃

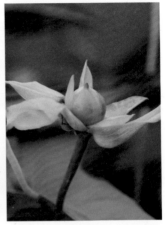

메꽃 열매

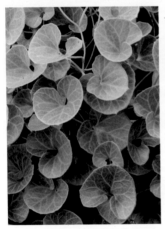

갯메꽃 지상부

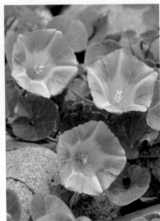

갯메꽃 꽃

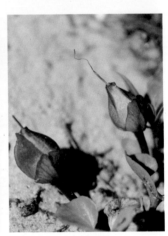

갯메꽃 열매

기능성물질 효능에 관한 특허자료

메꽃 추출물을 유효성분으로 함유하는 당뇨병 예방 및 치료용 약학적 조성물

본 발명은 메꽃 추출물을 유효성분으로 함유하는 당뇨병 예방 및 치료용 약학적 조성물에 관한 것으로, 보다 상세하게는, 메꽃 추출물이 유의하게 α-글루코시다아제 활성저해효과를 나타내므로, 당뇨병 예방 및 치료용 약학적 조성물 또는 상기 목적의 건강식품 조성물로 유용하게 사용될 수 있다.

〈공개번호 : 10-2014-0125594, 출원인 : (주)화평디엔에프〉

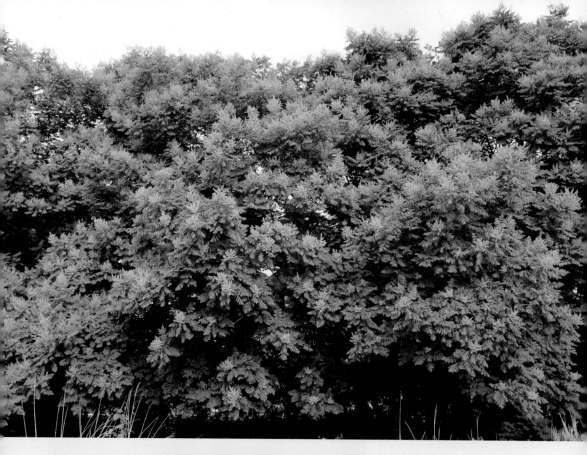

모감주나무

소화기계 질환
소화, 항염, 간염, 장염, 이질

Koelreuteria paniculata Laxmann

생 약 명 난화(欒花)

이명 : 염주나무, 흑엽수(黑葉樹), 산황률두(山黃栗頭)
과명 : 무환자나무과(Sapindaceae)
개화기 : 6~7월
채취시기 : 꽃은 6~7월에 피었을 때, 열매는 9~10월에 채취한다.

사용부위 꽃, 열매

성분 : 열매에는 스테롤, 사포닌, 플라보노이드 배당체, 안토시아닌, 타닌, 폴리우론산(polyuronic acid)
이 함유되어 있다. 사포닌 중에는 난수 사포닌 A, B가 분리되어 있다. 건조된 종자에는 수분, 조
단백, 레시틴, 인산, 전분, 무기 성분, 지방유가 함유되어 있다. 종인에는 지방유가 함유되어 있는
데, 스테롤과 팔미트산(palmitic acid)으로 분해된다. 잎에는 몰식자산 메틸에스테르가 함유되어 있
어 여러 종류의 세균이나 진균에 대해서 억제작용을 한다.

성질과 맛 : 꽃은 성질이 차고, 맛은 쓰다. 열매는 성질이 차고, 맛은 약간 달고 쓰다.

🌿 생태적특성

전국의 절이나 마을 부근에 많이 자라는 낙엽활엽소교목 또는 관목으로, 높이는 10m 내외이다. 잎은 홀수깃꼴겹잎으로 서로 어긋나고 작은 잎은 7~15개이며 난형 또는 긴 난형에 불규칙한 둔한 톱니가 나 있다.

6~7월에 담황색 꽃이 원추꽃차례로 피는데, 중심부는 자색이며 꽃받침은 거의 5개, 꽃잎은 4개로 긴 털이 드문드문나 있고, 수술은 8개, 암술은 1개이다. 삭과 인 열매는 9~10월에 익는다.

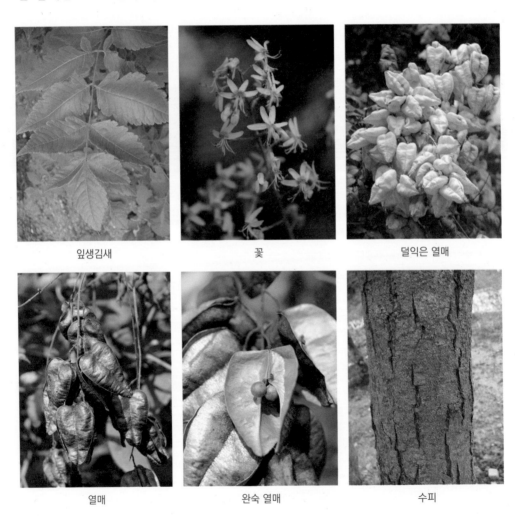

| 잎생김새 | 꽃 | 덜익은 열매 |
| 열매 | 완숙 열매 | 수피 |

🌿 약효와 효능주치

꽃은 생약명이 난화(欒花)이며, 눈이 아파 눈물이 나거나 붉게 충혈이 되었을 때 효과가 있고, 소화불량, 간염, 장염, 종통(腫痛), 요도염, 이질을 치료한다. 꽃의 추출물은 부종과 항염의 치료에도 효과적이다. 열매는 생약명이 난수자(欒樹子)이며, 청열, 소종, 활혈(活血), 해독, 진통, 이뇨의 효능이 있고 황달, 창독, 신경통, 단독, 하리 등을 치료한다. 잎에는 여러 종류의 세균이나 진균에 대해서 억제작용이 있는 것이 확인된 바 있다.

🌿 약재사용부위

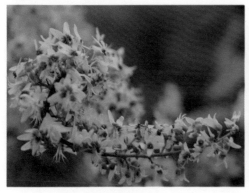

꽃

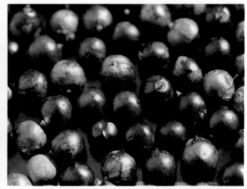

열매

🌿 처방 및 용법

하루에 꽃 10~20g을 물 900mL에 넣고 반으로 달여 2~3회 매 식후 복용한다.

주의사항 : 결명자는 상사(相使)이니 배합을 금한다.

🌿 장기에 미치는 작용부위

간, 신장 경락으로 작용한다.

비슷한 약초

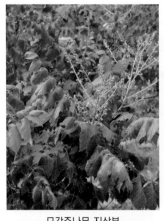
모감주나무 지상부

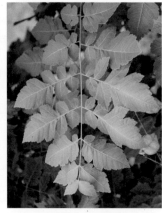
모감주나무 잎생김새

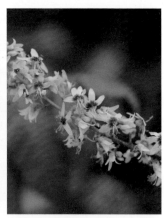
모감주나무 꽃

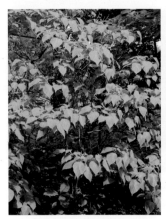
누리장나무 지상부

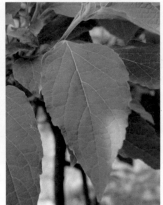
누리장나무 잎생김새

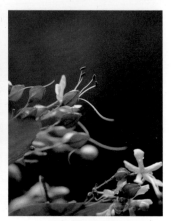
누리장나무 꽃

기능성물질 효능에 관한 특허자료

모감주나무의 꽃(난화) 추출물 또는 이의 분획물을 유효성분으로 함유하는 부종 또는 다양한 염증의 예방 또는 치료용 항염증 조성물

본 발명은 모감주나무의 꽃(난화) 추출물 또는 이의 분획물을 유효성분으로 함유하는 부종 또는 다양한 염증의 예방 또는 치료용 항염증 조성물에 관한 것으로서, 본 발명의 모감주나무의 꽃(난화) 추출물 또는 이의 분획물은 염증성 매개체인 사이토카인 및 케모카인의 생산 또는 분비를 억제하며, 염증성 부종을 억제하므로, 이를 유효성분으로 함유하는 조성물은 부종 또는 다양한 염증의 예방, 치료 또는 개선을 위한 의약품, 건강기능식품 또는 화장품에 유용하게 사용될 수 있다.

〈공개번호 : 10-2010-0066076, 특허권자 : 한국한의학연구원〉

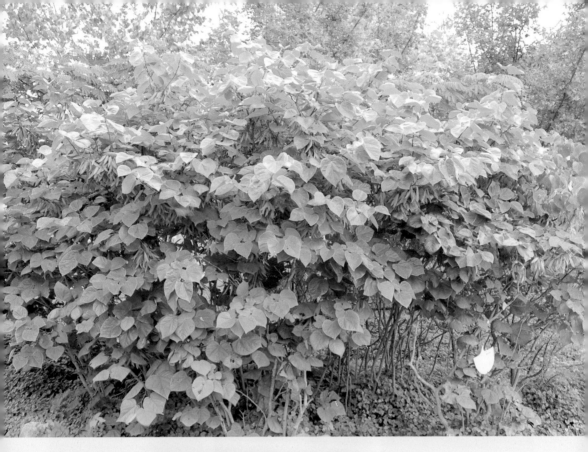

박태기나무

내분비계 질환
종기, 해독, 활혈, 타박상, 청열

Cercis chinensis Bunge

생약명 자형피(紫荊皮), 자형근피(紫荊根皮), 자형목(紫荊木), 자형화(紫荊花), 자형과(紫荊果)

이명 : 소방목, 밥태기꽃나무, 구슬꽃나무, 나지수(裸枝樹), 자형목(紫荊木), 소방목(蘇方木)

과명 : 콩과(Leguminosae)

개화기 : 4~5월

채취시기 : 꽃은 4~5월, 열매는 8~9월, 수피는 7~8월, 근피는 가을·겨울, 목부는 연중 수시 채취한다.

사용부위 수피, 근피, 목부, 꽃, 열매

성분 : 박태기나무에는 타닌이 함유되어 있고, 종자에는 미량의 유리 리신(lysine)과 아스파라긴산이 함유되어 있다.

성질과 맛 : 꽃·열매는 성질이 평하고, 맛은 약간 쓰다. 수피는 성질이 평하고, 맛은 쓰다. 근피·목부는 성질이 평하고 독이 없으며, 맛은 쓰다.

🌿 생태적특성

전국의 정원이나 인가에 자라는 낙엽활엽관목으로, 높이는 3~5m이며 작은 가지에는 피목(皮目, 껍질눈)이 많고 속은 사각형 비슷하다. 잎은 서로 어긋나고 홑잎에 심장형 가죽질이며 표면에 윤기와 광택이 있다. 4~5월에 자홍색 꽃이 잎보다 먼저 피는데, 4~10개가 묵은 가지에 모여 나며, 꽃받침은 종 모양이고 가장자리에 5개의 둔한 톱니가 있다. 열매의 꼬투리는 편평하고 8~9월에 익으며 종자는 타원형에 황록색이다.

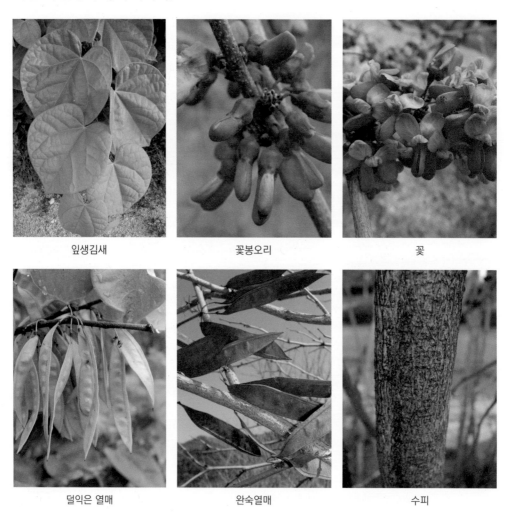

잎생김새   꽃봉오리   꽃

덜익은 열매   완숙열매   수피

🌿 약효와 효능주치

수피는 생약명이 자형피(紫荊皮)이며, 해독, 활혈의 효능이 있고 월경통, 월경 폐지, 임질, 종기, 옹종(癰腫), 개선(疥癬), 타박상, 사충교상(蛇蟲咬傷)을 치료한다. 근피는 생약명이 자형근피(紫荊根皮)이며, 해독, 활혈의 효능이 있고 어혈, 종기, 광견교상(狂犬咬傷)을 치료한다. 목질은 생약명이 자형목(紫荊木)이며, 활혈, 통림(通淋)의 효능이 있고 어혈, 복통, 임병을 치료한다. 꽃은 생약명이 자형화(紫荊花)이며, 청열과 거풍, 해독, 양혈(涼血)의 효능이 있고 류머티즘에 의한 근골통 등을 치료한다. 열매는 생약명이 자형과(紫荊果)이며, 해수와 임산부의 심통을 치료한다. 박태기나무의 추출물은 항산화, 노화억제작용을 한다는 것이 확인된 바 있다.

🌿 약재사용부위

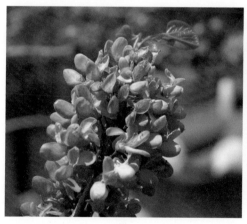

꽃

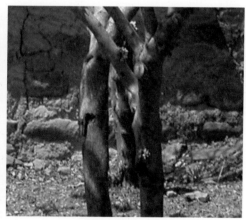

수피

🌿 처방 및 용법

수피 1일량 20~40g을 물 900mL에 넣고 반으로 달여 2~3회 매 식후 복용한다.
근피 1일량 20~40g을 물 900mL에 넣고 반으로 달여 2~3회 매 식후 복용한다.

외용할 때는 짓찧어서 환부에 붙인다. 목부 1일량 50~100g을 물 900mL에 넣고 반으로 달여 2~3회 매 식후 복용한다. 꽃 1일량 10~20g을 물 900mL에 넣고 반으로 달여 2~3회 매 식후 복용한다. 열매 1일량 20~40g을 물 900mL에 넣고 반으로 달여 2~3회 매 식후 복용한다.

> **주의사항 :** 임산부는 복용을 금지한다.

 ## 장기에 미치는 작용부위

심장, 간 경락에 작용한다.

기능성물질 효능에 관한 특허자료

항산화 및 노화 억제 활성을 가지는 박태기나무 추출물 및 이를 함유하는 항산화, 피부노화 억제 및 주름 개선용 화장료 조성물

본 발명은 항산화, 피부노화 억제, 피부탄력 유지 또는 주름억제용 박태기나무 추출물 및 이를 유효성분으로 함유하는 피부노화 억제 및 주름개선용 화장료 조성물에 관한 것으로서, 보다 상세하게는 자원 확보가 용이하고 기존에 항산화 활성 및 피부세포 노화 억제 활성에 관한 보고가 없었던 박태기나무의 알코올 조추출물을 용매 분획한 후, 항산화 활성을 보이는 에틸아세테이트 분획과 부탄올 분획으로부터 분리한 항산화 활성, 노화 억제 활성을 갖는 화학식 1 내지 화학식 20으로 표시되는 화합물을 포함하는 박태기나무 추출물 및 이를 포함하는 피부노화 억제용 화장료 조성물에 관한 것이다. 본 발명의 박태기나무 추출물은 피부의 노화를 유발하는 산화적 스트레스를 억제하는 기능이 우수할 뿐만 아니라 노화와 관련된 텔로미어 길이의 단축 속도를 늦춤으로써 피부세포의 수명을 연장시킬 수 있으므로, 박태기나무 추출물을 포함하는 화장료 조성물은 피부노화 방지, 피부탄력 유지 또는 주름 완화를 위한 피부 외용 제형의 화장료로서 유용하게 이용될 수 있다. 〈공개번호 : 10-2004-0060729, 특허권자 : (주)한국신약〉

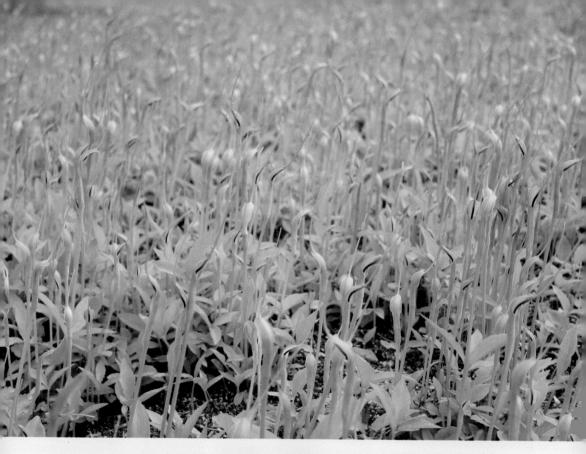

반 하

소화기계 질환

반위, 위염, 오심, 구토

Pinellia ternate (Thunb.) Breit.

생약명 반하(半夏)

이명 : 끼무릇

과명 : 천남성과(Araceae)

개화기 : 5~7월

채취시기 : 가을에 알뿌리(구근)를 채취하여 껍질을 벗기고 햇볕에 말린다.

사용부위 알뿌리

성분 : 정유, 소량의 지방, 전분, 점액질, 아스파라긴산, 글루타민(glutamine), 캄페스테롤(campesterol), 콜린(choline), 니코틴, 다우코스테롤(daucosterol), 피넬리아렉틴(pinellia lectin), β−시토스테롤(β −sitosterol) 등이 함유되어 있다.

성질과 맛 : 성질이 따뜻하고 맛은 맵다. 독성이 있다.

🌱 생태적특성

전국 각지에 분포하는 여러해살이풀로, 풀이 많고 물 빠짐이 좋은 반음지나 양지에서 자란다. 높이는 20~40cm이고, 지름 1cm의 구근에서 1~2개의 잎이 나온다. 잎은 3개의 작은 잎으로 된 겹잎이고, 길이 3~12cm, 너비 1~5cm에 가장자리가 밋밋한 긴 타원형이다. 잎몸은 길이가 10~20cm이고 밑부분 안쪽이나 끝에 1개의 눈이 달린다. 5~7월에 녹색 꽃이 피는데, 길이가 6~7cm이며 통부의 길이는 1.5~2cm이다. 꽃줄기 밑부분에 암꽃이 달리고 윗부분에는 1cm 정도의 수꽃이 달리며, 수꽃은 대가 없이 꽃밥만으로 이루어져 있고 연한 황백색이다. 열매는 녹색의 장과이며 8~10월경에 익는다.

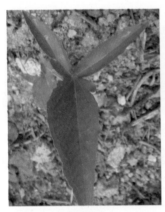
잎생김새

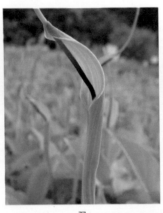
꽃

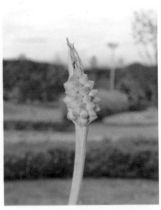
열매

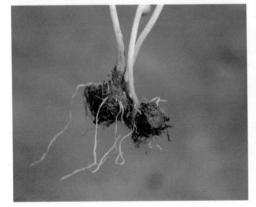
알뿌리

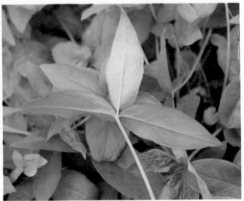
잎 뒷면

144

🌾 약효와 효능주치

구토를 가라앉히고 기침을 멎게 하며 담을 없애는 효능이 있다. 또한 습사(濕邪)를 제거하고, 결린 데를 낫게 하고 뭉친 것을 풀어 주며, 종기를 가라앉히는 등의 효능이 있어서 오심(惡心), 구토, 반위(反胃: 음식물을 소화시켜 아래로 내리지 못하고 위로 올리는 증상으로 위암 등의 병증이 있을 때 나타남), 여러 가지 기침병, 담다불리(痰多不利: 가래가 많고 이를 뱉어 내지 못하는 증세), 가슴이 두근거리면서 불안해하는 증상, 급성 위염, 어지럼증, 구안와사, 반신불수, 간질, 경련, 부스럼이나 종기 등을 치료한다.

🌾 약재사용부위

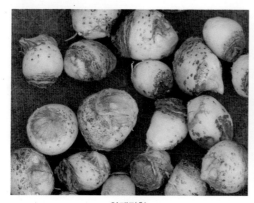

약재전형

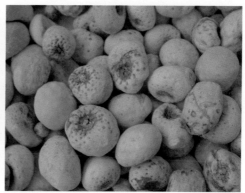

약재

🌾 처방 및 용법

하루에 4~10g을 사용하는데, 물 1L 정도를 붓고 달여서 2~3회에 나누어 복용한다. 보통 처방에 따라서 조제 약제로 이용한다.

> **주의사항** : 독성이 있으므로 반드시 정해진 방법에 따라 포제를 하여야 하는데, 쪼개서 혀끝에 댔을 때 톡 쏘는 마설감(麻舌感)이 없을 때까지 물에 담가서 독성을 제거하여 사용한다. 또는 생강 달인 물이나 백반을 녹인 물에 담가서 끓인 후 혀끝에 대어 마설감이 없도록 포제한 다음 사용하며, 사용할 때는 전문가의 지도를 받아야 한다.

장기에 미치는 작용부위

폐, 비장, 위장 경락에 작용한다.

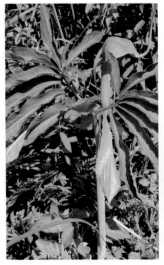

천남성 지상부

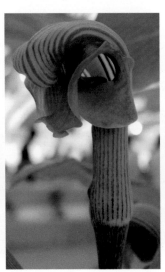

천남성 꽃

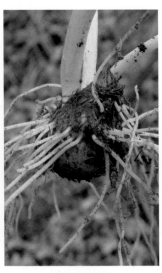

천남성 알뿌리

기능성물질 효능에 관한 특허자료

반하, 백출, 천마, 진피, 복령, 산사, 희렴 및 황련을 포함하는 한약제제 혼합물의 동맥경화 및 관련 질환의 예방 및 치료용 추출물과, 이를 유효성분으로 함유하는 동맥경화 및 관련 질환의 예방 및 치료용 약학 조성물

본 발명은 반하, 백출, 천마, 진피, 복령, 산사, 희렴 및 황련을 포함하는 한약제제 혼합물의 동맥경화 및 관련 질환의 예방 및 치료용 추출물과, 이를 유효성분으로 포함하는 약학 조성물에 관한 것으로, 본 발명에 따른 추출물은 동맥경화 및 관련 질환의 예방 및 치료용 제재로 유용하게 사용될 수 있다.

〈공개번호 : 10-0787174-0000, 출원인 : 동국대학교 산학협력단〉

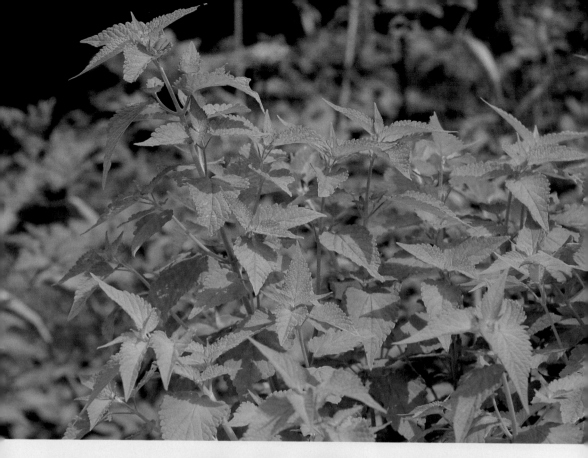

배 초 향

내분비계 질환

열사, 한사, 풍사

Agastache rugosa (Fisch. & Mey.) Kuntze

생 약 명   곽향(藿香)

이명 : 방앳잎, 토곽향(土藿香), 두루자향(兜婁姿香)

과명 : 꿀풀과(Labiatae)

개화기 : 7~9월

채취시기 : 꽃이 피기 직전부터 막 피었을 때까지인 6~7월에 꽃을 포함한 지상부 전초를 채취하여 햇볕에 말리거나 그늘에서 말려 보관한다. 약재로 쓸 때는 이물질을 제거하고 윤투(潤透: 습기를 약간 주어 부스러지지 않도록 하는 과정)시킨 다음 잘게 썰어 사용한다.

사용부위   꽃을 포함한 지상부 전초

성분 : 지상부 전초에 정유 성분이 함유되어 있는데, 주성분은 메틸카비콜(methyl chavicol)이고, 그 밖에도 아네톨(anethole), 아니스알데하이드(anisaldehyde), δ−리모넨(δ−limonene), ρ−메톡시신남알데하이드(ρ−methoxycinnamaldehyde), δ−피넨(δ−pinene) 등이 함유되어 있다.

성질과 맛 : 성질이 약간 따뜻하고, 맛은 맵다. 독은 없다.

🌺 생태적특성

전국 각지의 산과 들에 분포하는 여러해살이풀로, 토양에 부엽질이 풍부한 양지나 반그늘에서 자란다. 높이는 40~100cm 정도이고, 줄기 윗부분에서 가지가 갈라지며 네모져 있다. 줄기 표면은 황록색 또는 회황색으로 잔털이 없거나 약간 있고, 단면의 중앙에는 흰색의 부드러운 속심이 있다. 잎은 길이 5~10cm, 너비 3~7cm로 끝이 뾰족하고 심장형이다.

7~9월에 가지 끝의 원통형 꽃대에 자주색 입술 모양의 꽃이 이삭 모양으로 촘촘하게 모여서 달린다. 열매는 10~11월에 익으며, 짙은 갈색으로 변한 씨방에 종자가 미세한 형태로 많이 들어 있다.

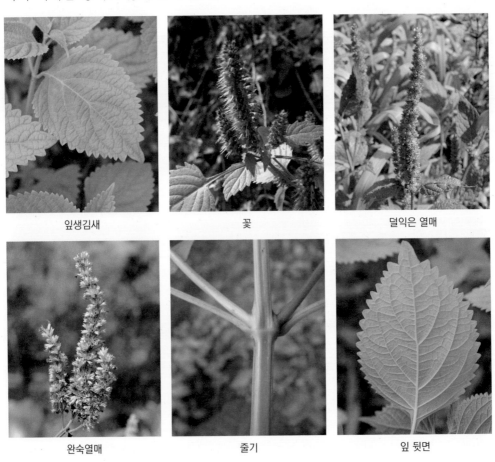

잎생김새 꽃 덜익은 열매

완숙열매 줄기 잎 뒷면

약효와 효능주치

방향화습(芳香化濕)의 효능이 있어 중초를 조화롭게 하며 구토를 멎게 한다. 표사 (表邪: 허약해진 체표를 통하여 들어온 열사, 한사, 풍사 등이 몸 안에서 없어지지도 않고, 밖으로 배출되지도 못하면서 체표 아래 머물러 오한을 느끼게 하는 증상)를 흩어지게 하고 더위 먹은 것을 풀어 준다.

 약재사용부위

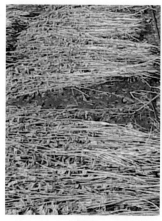 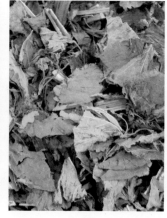 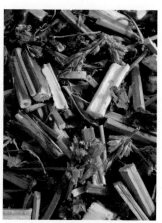

전초   잎   줄기

 처방 및 용법

말린 것으로 하루에 6~12g을 사용하는데, 보통 말린 약재 10g에 물 700mL 정도를 붓고 끓기 시작하면 불을 약하게 줄여서 200~300mL로 달여 아침저녁 2회에 나누어 복용한다.

환 또는 가루를 만들어 복용하기도 한다. 민간요법으로 옴이나 버짐 치료에는 곽향 달인 물에 환부를 30분간 담근다. 또 입안에서 구취가 날 때는 곽향 달인 물로 양치를 하고, 그 밖에도 복부팽만, 식욕 부진, 구토, 설사, 설태가 두껍게 끼는 증상 등에 이용한다.

주의사항 : 진한 향과 따뜻하고 매운 성질 때문에 자칫 음기를 손상하고 기를 소모할 우려가 있기 때문에 혈허(血虛) 또는 무습(無濕)이나 음허(陰虛)인 경우에는 피한다. 비슷한 이름으로 꿀풀과의 여러해살이풀 광곽향[廣藿香, Pogostemon cablin (Blanco.) Benth.]이 있으나 식물 기원이 전혀 다르고, 정유 성분 또한 다르므로 혼용 또는 오용하면 안 된다.

 ## 장기에 미치는 작용부위

폐, 비장, 위장 경락에 작용한다.

비슷한 약초

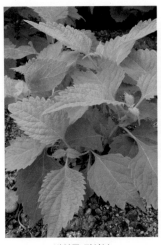

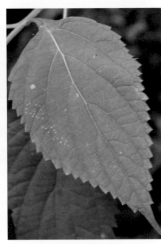

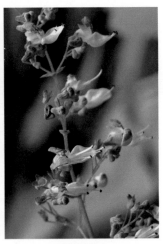

방아풀 지상부   방아풀 잎생김새   방아풀 꽃

기능성물질 효능에 관한 특허자료

당뇨 질환의 예방, 치료용 배초향 추출물 및 이를 포함하는 치료용 제제
본 발명은 당뇨 질환의 예방, 치료용 배초향(방아, 곽향) 추출물 및 이를 포함하는 치료용 제제에 관한 것으로, 더욱 상세하게는 페르옥시솜 증식인자 활성자 수용체 감마(PPARγ)의 활성화와 지방세포의 분화 조절, 인슐린 민감도의 증가를 일으키는 배초향 추출물에 관한 것이다.

〈공개번호 : 공개번호 : 10-2011-0099369, 출원인 : 연세대학교 산학협력단〉

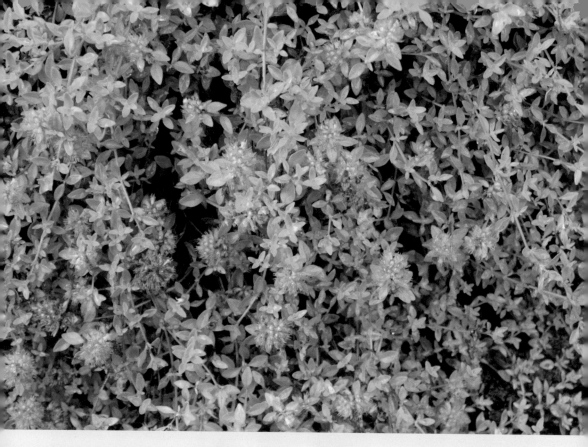

백 리 향

내분비계 질환

진통, 감기, 항산화, 구풍

Thymus quinquecostatus Celak. = [*Thymus serpyllum* var. *ibukiensis* Kudo]

생약명 백리향(百里香), 사향초(麝香草)

이명 : 산백리향, 지초(地椒)

과명 : 꿀풀과(Labiatae)

개화기 : 6~8월

채취시기 : 6~8월경 개화 시에 전목을 채취하여 그늘에서 말린다.

사용부위 전목

성분 : 전목에는 플라본류의 아피게닌(apigenin), 루테올린-7-글루코시드(luteolin-7-glucoside), 스쿠텔라레인-헤테로시드(scutellarein-heteroside), 정유 중 카바크롤(carbacrol), p-시멘(p-cymene), γ-테르피넨(γ-terpinene), α-터피네올(α-terpineol), 진지베렌(zingiberene), 보르네올(borneol), 우르솔산(ursolic acid), 타닌, 티몰(thymol), 지방유, 수지, 고무질 등이 함유되어 있다.

성질과 맛 : 성질이 따뜻하고 독성이 조금 있으며, 맛은 맵다.

🌿 생태적특성

전국 각지의 높은 산꼭대기나 바닷가 바위 곁에서 자라는 낙엽활엽반관목으로, 높이는 20~40cm이고 가지가 많이 갈라지며 옆으로 퍼진다. 잎은 타원형으로 길이는 5~12mm, 너비는 3~8mm이고, 잎 양면에 오목하게 들어간 샘과 잔털이 있으며 잎 가장자리에는 톱니가 거의 없거나 간혹 파상 톱니가 있다. 6~8월에 분홍색 꽃이 가지 끝부분에 촘촘히 모여 피는데, 길이는 7~9mm이며 향이 매우 진하여 향료 식물로 많이 이용한다. 9~10월경에 지름 1mm 정도의 아주 작은 열매들이 암갈색으로 익는다.

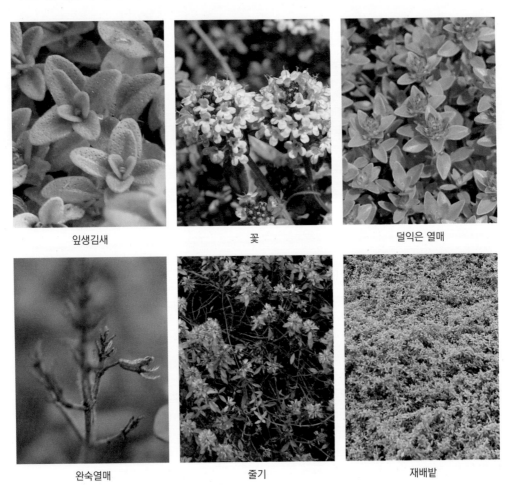

잎생김새　　　　　　　　　꽃　　　　　　　　　덜익은 열매

완숙열매　　　　　　　　　줄기　　　　　　　　　재배밭

🌾 약효와 효능주치

진통, 온중(溫中), 산한(散寒), 구풍(驅風) 등의 효능이 있어 감기 몸살, 구토, 복통, 천식으로 인한 해수, 치통, 가려움증 등을 치료한다. 백리향의 추출물은 항산화, 항진균 효과도 있어 피부 질환 치료에도 이용한다.

🌾 약재사용부위

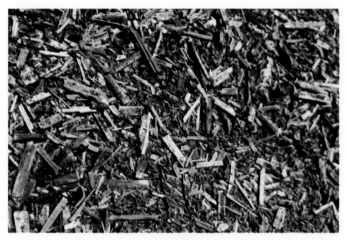

전목약재

🌾 처방 및 용법

하루에 전목 30~50g을 물 900mL에 넣고 반으로 달여 2~3회 매 식후 복용한다. 또 술을 담가 마시거나 가루를 내어 복용한다. 외용할 때는 가루를 내어 뿌리거나 달인 액으로 씻는다.

🌾 장기에 미치는 작용부위

간, 폐 경락에 작용한다.

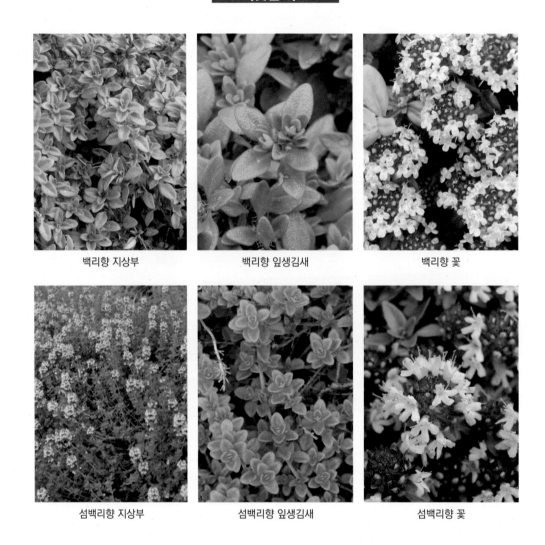

백리향 지상부

백리향 잎생김새

백리향 꽃

섬백리향 지상부

섬백리향 잎생김새

섬백리향 꽃

기능성물질 효능에 관한 특허자료

백리향 추출물을 함유하는 항산화 조성물

본 발명은 항산화효과를 갖는 백리향 추출물의 추출 방법과 그 추출물을 유효성분으로 함유하는 조성물에 관한 것이다. 본 발명에 따른 백리향 추출물은 천연물 유래물질로서 독성 및 부작용이 없으며 탁월한 항산화효과를 나타내므로, 활성산소에 의해 생성되는 산화물들에 기인하는 노화 및 질환의 억제 또는 치료에 안전하고 효과적으로 이용될 수 있다.

〈공개번호 : 10-2012-0106398, 출원인 : 건국대학교 산학협력단〉

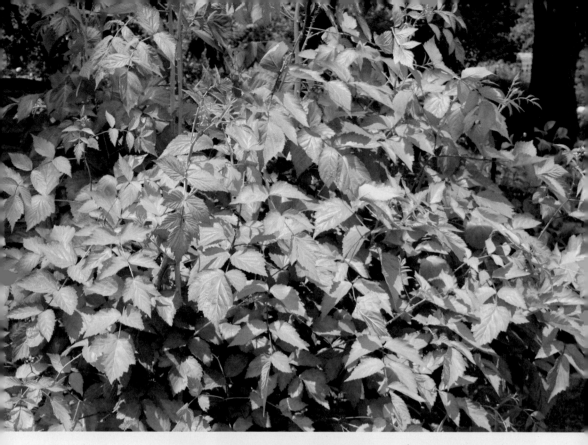

복분자딸기

내분비계 질환
보신, 보간, 보정, 명목

Rubus coreanus Miq. = [*Rubus tokkura* Sieb.]

생약명 복분자(覆盆子)

이명 : 곰딸, 곰의딸, 복분자딸, 복분자, 교맥포자(蕎麥拋子), 조선현구자(朝鮮懸鉤子), 호수묘(胡須苗), 삽전포(揷田泡)

과명 : 장미과(Rosaceae)

개화기 : 5~6월

채취시기 : 열매는 익기 전인 7~8월, 뿌리는 연중 수시, 줄기와 잎은 봄부터 가을까지 채취한다.

사용부위 열매, 뿌리, 줄기와 잎

성분 : 열매에는 필수 아미노산과 비타민 B2, 비타민 E, 주석산, 구연산, 트리테르페노이드글리코시드(triterpenoid glycoside), 카본산(carbonic acid) 및 소량의 비타민 C, 당류가 함유되어 있다. 뿌리 및 줄기와 잎에는 플라보노이드 배당체가 함유되어 있다.

성질과 맛 : 열매는 성질이 평하고, 맛은 달고 시다. 뿌리 · 줄기 · 잎은 성질이 평하고, 독이 없으며, 맛은 짜고 시다.

남부·중부지방의 산기슭 계곡 양지에 자생 또는 재배하는 낙엽활엽관목으로, 높이 3m 내외로 자라고 줄기는 곧게 서지만 덩굴처럼 휘어져 땅에 닿으면 뿌리를 내린다. 줄기는 적갈색에 백분(白粉)으로 덮여 있고 갈고리 모양의 가시가 있다. 잎은 홀수깃꼴겹잎이 어긋나고 잎자루가 있으며, 작은 잎은 3~7개인데 5개인 것이 많다. 가지 끝 쪽에 붙어 있는 잎이 비교적 크고 난형으로, 잎끝은 날카롭고 가장자리에는 크고 날카로운 톱니가 불규칙하게 나 있다. 5~6월에 담홍색 꽃이 가지 끝이나 잎 겨드랑이에 산방 또는 복산방꽃차례로 핀다. 작은 난형 열매가 취합과로 달려 7~8월에 붉은색으로 익지만 나중에 검은색이 된다.

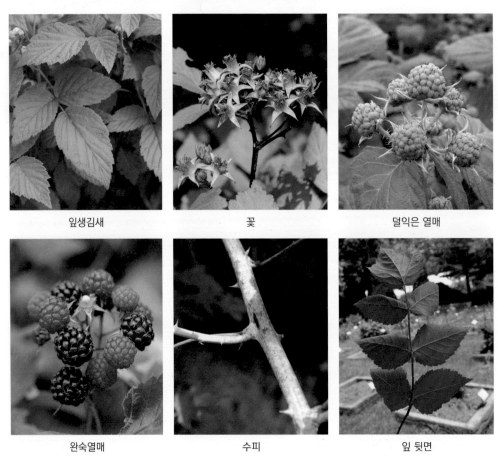

잎생김새   꽃   덜익은 열매

완숙열매   수피   잎 뒷면

🌾 약효와 효능주치

미성숙 열매는 생약명이 복분자(覆盆子)이며, 보간(補肝), 보신(補腎), 명목(明目)의 효능이 있어 정력 감퇴, 양위(陽痿), 유정(遺精) 등을 치료한다. 뿌리는 생약명이 복분자근(覆盆子根)이며, 지혈, 활혈(活血)의 효능이 있어 토혈, 월경불순, 타박상 등을 치료한다. 줄기와 잎은 생약명이 복분자경엽(覆盆子莖葉)이며, 명목(明目), 지누(止淚), 습기수렴(濕氣收斂)의 효능이 있어 다누(多淚), 치통, 염창(臁瘡) 등을 치료한다. 복분자 추출물은 골다공증과 우울증 치료, 기억력 개선, 비뇨기 기능 개선, 치매의 예방 및 치료 효과도 인정되고 있다.

🌾 약재사용부위

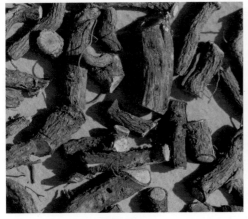
뿌리약재

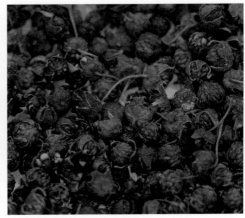
열매약재

🌾 처방 및 용법

열매 1일량 30~50g을 물 900mL에 넣고 반으로 달여 2~3회 매 식후 복용한다. 술을 담그거나 산제(散劑), 환제(丸劑), 고제(膏劑)로 사용하기도 한다. 뿌리 1일량 20~30g을 물 900mL에 넣고 반으로 달여 2~3회 매 식후 복용한다. 또 술을 담가 마시기도 한다. 외용할 때는 뿌리를 짓찧어서 환부에 붙인다. 줄기와 잎은 짓

찧어서 즙을 내어 살균한 후 점안하거나 달인 액을 점안한다. 또는 가루를 내어
환부에 뿌린다.

 장기에 미치는 작용부위

간, 신장, 비장 경락에 작용한다.

비슷한 약초

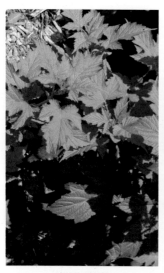

산딸기 지상부

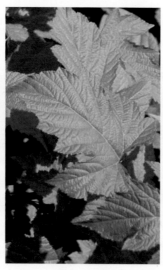

산딸기 잎생김새

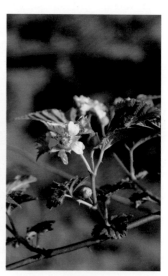

산딸기 꽃

기능성물질 효능에 관한 특허자료

복분자 추출물을 함유하는 골다공증 예방 또는 치료용 조성물
본 발명의 조성물은 조골세포 활성 유도뿐만 아니라 파골세포 활성 억제효과를 동시에 나타내므로, 다양한 원인으로
인해 유발되는 골다공증의 예방 또는 치료에 유용하게 사용될 수 있다.

〈등록번호 : 10-0971039-0000, 출원인 : 한재진〉

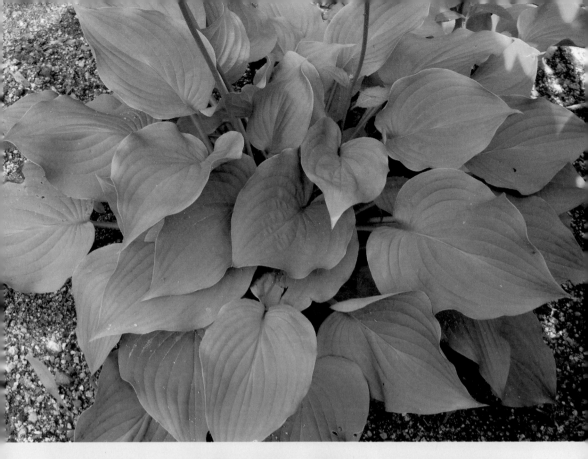

비비추

여성(부인병) 질환
자궁출혈, 위통, 치통, 궤양

Hosta longipes (Franch. & Sav.) Matsum.

생약명 자옥잠(紫玉簪), 장경옥잠(長梗玉簪)

이명 : 지부, 자부

과명 : 백합과(Liliaceae)

개화기 : 7~8월

채취시기 : 7~8월 개화기에 꽃과 뿌리를 포함한 전초를 채취하여 햇볕에 말린다.

사용부위 전초

성분 : 사포닌을 함유한다.

성질과 맛 : 성질이 평하고, 맛은 달고 약간 쓰다.

🌿 생태적특성

중부 이남의 산지에 분포하는 여러해살이풀로, 반그늘이나 햇볕이 잘 드는 약간 습한 지역에서 자란다. 키는 35cm 내외이며, 심장형 또는 넓은 타원형의 잎이 뿌리에서 돋아 비스듬히 벌어진다.

잎은 암녹색을 띠며, 암자색의 가는 점이 많이 있고 길이는 5~15cm이다. 7~8월에 연한 보라색 꽃이 얇은 막질의 포에 싸여 줄기를 따라 종 모양으로 핀다. 9~10월경에 긴 타원형 열매가 달리고 안에는 얇은 검은색 막에 싸인 종자가 들어 있다.

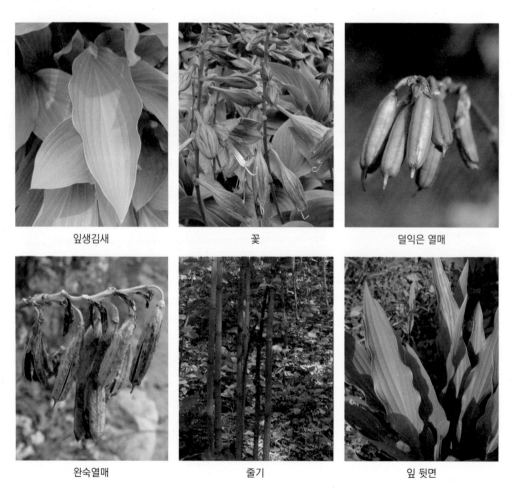

잎생김새	꽃	덜익은 열매
완숙열매	줄기	잎 뒷면

🌿 약효와 효능주치

꽃은 기의 운행이 순조롭게 되도록 조절하고 혈을 고르게 하며, 허한 것을 보하는 효능이 있어서 부녀허약(婦女虛弱), 자궁출혈과 대하(帶下), 유정(遺精), 토혈, 목안이 벌겋게 붓는 증상을 치료한다. 뿌리는 기를 잘 통하게 하고 보허(補虛)와 화혈(和血), 진통의 효능이 있어서 목 안이 붓고 아픈 증세, 치통, 위통, 자궁출혈, 대하, 피부화농증, 연주창을 치료한다. 잎은 자궁출혈과 대하, 궤양을 치료한다.

🌿 약재사용부위

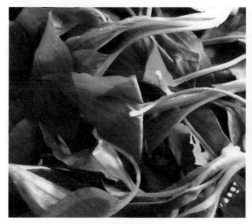
어린잎

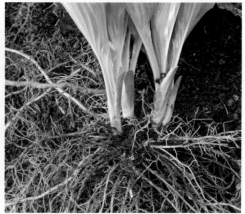
전초

🌿 처방 및 용법

뿌리의 경우 하루 12~24g을 사용하는데, 물 1L 정도를 붓고 달여서 2~3회에 나누어 복용한다.

짓찧어서 환부에 바르기도 한다.

> **주의사항** : 어린순을 나물로 식용하는데, 독성이 있으므로 식용할 때는 순을 따서 손으로 비벼 거품이 일면 물에 2~3일 정도 불려 독성을 제거한 후 먹는다.

장기에 미치는 작용부위

간, 심장 경락에 작용한다.

비슷한 약초

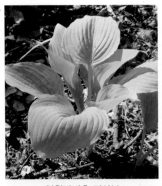
일월비비추 지상부

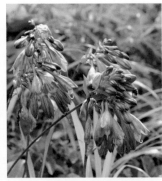
일월비비추 꽃

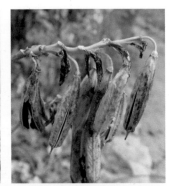
일월비비추 열매

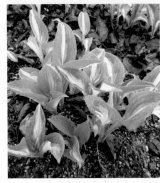
무늬비비추 지상부

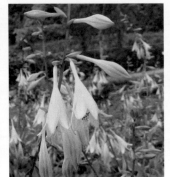
무늬비비추 꽃

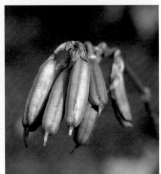
무늬비비추 열매

기능성물질 효능에 관한 특허자료

항산화 또는 항염 또는 자극 완화 또는 보습 효과가 있는 비비추 추출물을 함유하는 화장료 조성물

본 발명은 비비추의 추출물을 유효성분으로 함유하는 것을 특징으로 하는 화장료 조성물에 관한 것으로, 항산화, 피부자극 완화, 항염, 외부 스트레스 방어 및 보습 효과가 우수한 비비추의 추출물을 유효성분으로 함유함으로써 노화 방지 및 피부개선 효과를 발휘한다.

〈공개번호 : 10-0949390-0000, 출원인 : (주)마임, (주)코씨드바이오팜〉

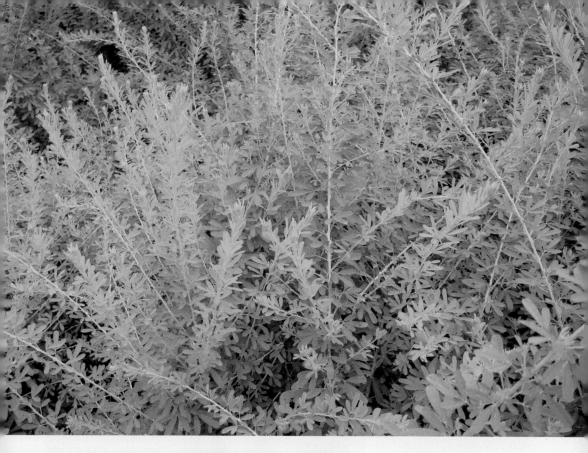

비수리

Lespedeza cuneata G. Don

내분비계 질환

보정, 항산화, 시력

생 약 명 야관문(夜關門)

이명 : 철소파(鐵掃把), 철선팔초(鐵線八草), 야계초(野鷄草)

과명 : 콩과(Leguminosae)

개화기 : 8~9월

채취시기 : 8~9월에 꽃을 채취한다.

사용부위 뿌리를 포함한 전목

성분 : 피니톨(pinitol), 플라보노이드, 페놀(phenol), 타닌 및 β−시토스테롤(β−sitosterol)이 함유되어 있고,
플라보노이드에서는 퀘르세틴(quercetin), 캠페롤(kaempferol), 비텍신(vitexin), 오리엔틴(orientin) 등
이 분리된다.

성질과 맛 : 성질이 시원하고, 맛은 쓰고 맵다.

🌸 생태적특성

전국의 산야, 산기슭, 도로변 등에 자생하거나 재배하는 여러해살이풀 또는 낙엽활엽반관목으로, 전체에 섬모가 있다. 높이가 1m 전후이며, 줄기는 곧게 자라고 위쪽은 가지가 많이 갈라진다. 잎은 3출엽이며 서로 어긋나고, 작은 잎은 선상 도피침형으로 표면에는 털이 없고 뒷면에 잔털이있다. 8~9월에 백색 꽃이 피는데 자색반점줄이 있고, 꽃받침잎은 선상 피침형으로 밑부분까지 갈라져 있으며, 각 열편은 1개의 맥과 견모(絹毛)가 있다. 열매는 협과로 넓은 난형이며 10~11월에 익는다.

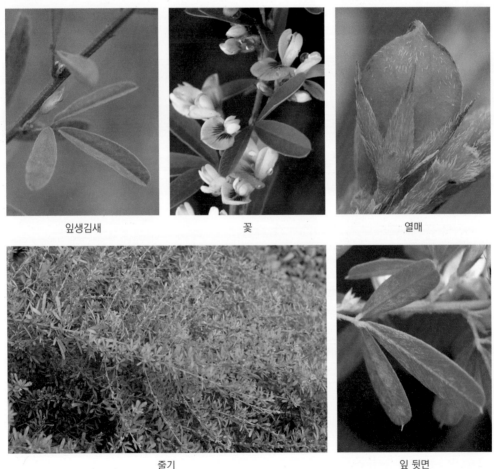

잎생김새　　　　　　　꽃　　　　　　　열매

줄기　　　　　　　　　　잎 뒷면

🌾 약효와 효능주치

뿌리를 포함한 전목은 생약명을 야관문(夜關門)이라 하는데, 이는 '밤에 문이 열린다'는 뜻으로 강정작용에 좋다는 것을 강조한 이름이다. 강정 효과 외에도 간장과 신장을 보하고 폐음(肺陰)을 보익(補益)하며 종기, 유정(遺精), 유뇨(遺尿), 백대(白帶), 위통, 하리, 타박상, 시력 감퇴, 목적(目赤), 결막염, 급성 유선염 등을 치료한다. 비수리의 추출물은 항산화작용, 세포 손상 보호, 피부 노화 방지 등의 효과가 있다.

🌾 약재사용부위

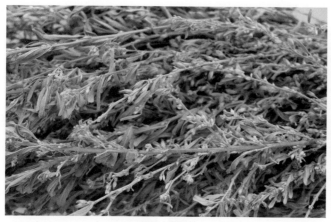
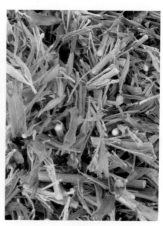

전초 채취품   약재

🌾 처방 및 용법

하루에 전목 50~100g을 물 900mL에 넣고 반으로 달여 2~3회 매 식후 복용한다.

🌾 장기에 미치는 작용부위

간, 신장, 폐 경락에 작용한다

비슷한 약초

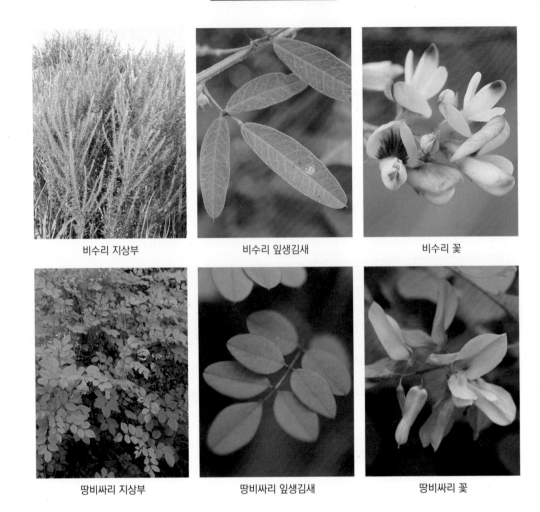

비수리 지상부

비수리 잎생김새

비수리 꽃

땅비싸리 지상부

땅비싸리 잎생김새

땅비싸리 꽃

기능성물질 효능에 관한 특허자료

항산화작용을 갖는 비수리의 추출물을 포함하는 조성물

본 발명은 비수리 추출물을 유효성분으로 포함하는 항산화 조성물에 관한 것이다. 비수리 추출물은 1,1-디페닐-2-피크릴 하이드라질 라디칼 소거 활성 및 수산기 라디칼 소거 활성이 우수하고 강한 항산화 활성을 가져, 화장료 조성물, 약학조성물, 건강기능식품 등에 다양하게 이용할 수 있다.

〈공개번호 : 10-2012-0055476, 출원인 : 대한민국(산림청 국립수목원장)〉

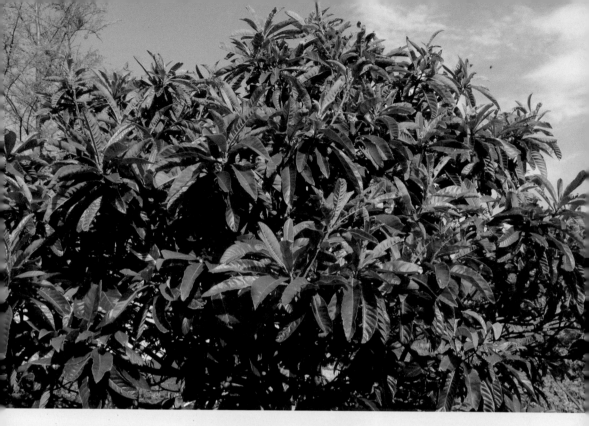

비파나무

호흡기계 질환

기관지염, 천식

Eriobotrya japonica (Thunb.) Lindl. = [*Mespilus japonica* Thunb.]

생 약 명 비파(枇杷), 비파엽(枇杷葉), 비파화(枇杷花)

이명 : 비파   **과명** : 장미과(Rosaceae)   **개화기** : 10~11월

채취시기 : 열매는 6~7월, 잎은 연중 수시, 꽃은 10~11월에 채취한다.

사용부위 잎, 열매, 꽃

성분 : 열매에는 수분, 질소, 탄수화물이 함유되어 있는데, 그 중에서 환원당이 70% 이상을 차지하고 그 밖에 펜토산 (pentosan)과 조섬유가 들어 있다. 과육에는 지방, 당류, 단백질, 셀룰로오스, 펙틴, 타닌이 들어 있고, 회분 중에는 나트륨, 칼륨, 철분, 인 등이 함유되어 있으며 비타민 B, C도 들어 있다. 또 크립토크산틴(cryptoxanthin), β-카로틴(β-carotene) 등의 색소가 함유되어 있으며, 열매의 즙에는 포도당, 과당, 서당, 사과산이 함유되어 있다. 잎에는 정유가 들어 있으며, 그 주성분은 네롤리돌(nerolidol)과 파르네솔(farnesol)이다. 그 밖에 α-피넨(α-pinene), β-피넨, 캄펜, 미르센(myrcene), p-시멘(p-cymene), 리날로올(linalool), α-일란겐(α-ylangene), α-파르네센(α-farnesene), β-파르네센, 캄퍼(camphor), 네롤(nerol), 게라니올(geraniol), α-카디놀(α-cadinol), 에레몰(elemol), 산화 리날룰이 있다. 또 아미그달린(amygdalin), 우르솔산(ursolic acid), 올레아놀산(oleanolic acid), 주석산, 사과산, 타닌, 비타민 B, C, 소르비톨(sorbitol) 등이 함유되어 있다. 꽃에는 정유와 올리고당이 함유되어 있다.

성질과 맛 : 열매는 성질이 시원하고, 맛은 달고 시다. 잎은 성질이 시원하고, 맛은 쓰다. 꽃은 성질이 조금 따뜻하고, 맛은 담백하다.

🌱 생태적특성

제주도 및 남부지방에서 과수 또는 관상용으로 재배하는 상록활엽소교목으로, 높이 10m 내외로 자란다. 작은 가지는 굵고 튼튼하며 가지가 많이 갈라지고 연한 갈색의 섬모로 덮여 있다. 잎은 서로 어긋나고 가죽질의 긴 타원형 또는 도란상 피침형에 잎끝이 짧고 뾰족하다. 잎의 윗면은 심녹색에 광택이 있고 밑면은 연한 갈색의 섬모가 밀생해 있으며, 잎 가장자리에는 톱니가 있다. 10~11월에 황백색 꽃이 피는데, 작은 꽃 수십 개가 한데 모여 원추꽃차례를 이룬다. 열매는 액상의 이과로 구형 또는 타원형에 가깝고 다음 해 6~7월에 황색 또는 등황색으로 익는다.

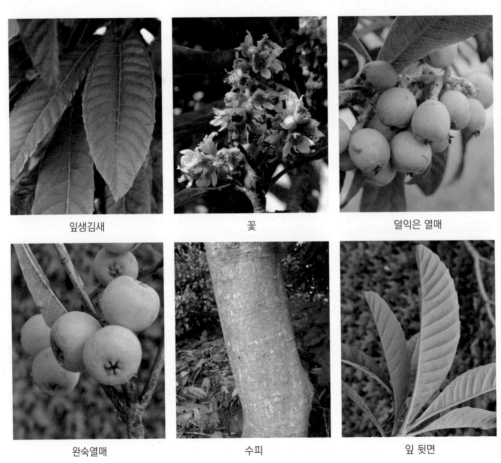

잎생김새	꽃	덜익은 열매
완숙열매	수피	잎 뒷면

🌿 약효와 효능주치

열매는 생약명이 비파(枇杷)이며, 자양강장작용을 비롯하여 지갈(止渴), 윤폐(潤肺), 하기(下氣)의 효능이 있어, 해수, 토혈, 비혈, 조갈(燥渴), 구토를 치료한다. 잎은 생약명이 비파엽(枇杷葉)이며, 건위, 청폐(淸肺), 강기(降氣), 화담(化痰), 진해, 거담의 효능이 있고 비출혈, 구토 등을 치료한다. 꽃은 생약명이 비파화(枇杷花)이며, 감기, 해수, 혈담(血痰)을 치료한다.

🌿 약재사용부위

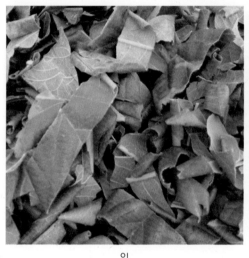

잎

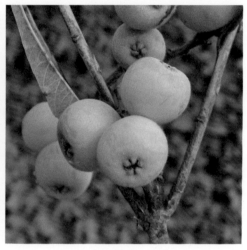

열매

🌿 처방 및 용법

열매 1일량 10~15개를 생것으로 2~3회 매 식후 복용한다. 또는 열매 10~15개를 물 900mL에 넣고 반으로 달여 2~3회 매 식후 복용한다. 잎 1일량 20~30g을 물 900mL에 넣고 반으로 달여 2~3회 매 식후 복용한다. 꽃 1일량 20~30g을 물 900mL에 넣고 반으로 달여 2~3회 매 식후 복용한다.

장기에 미치는 작용부위

폐, 위장, 방광 경락에 작용한다.

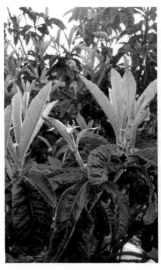

새잎

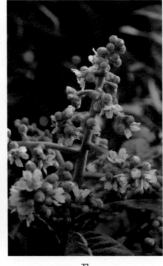

꽃

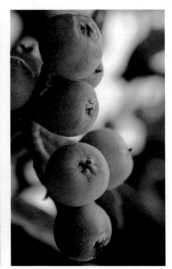

덜익은 열매

기능성물질 효능에 관한 특허자료

비파잎차(불로장수 복복차)의 제조방법

본 발명은 비파잎차의 제조방법에 관한 것으로, 더욱 상세하게는 바다 부근 야산에서 서식하는 비파나무에서 산출되는 잎을 이용하여 맛과 향이 우수한 비파잎차를 제조하는 것으로, 비파잎을 채취하는 단계(A)와, 채취한 비파잎을 깨끗이 세척하는 단계(B)와, 세척된 비파잎을 2~3cm의 크기로 절단하는 단계(C)와, 절단된 비파잎을 소금물에 투입하는 단계(D)와, 소금물에 투입된 비파잎을 건져 물기를 제거하는 단계(E)와, 물기가 제거된 비파잎을 쪄내는 단계(F)와, 쪄낸 비파잎을 냉각시켜 털어서 엉킨 잎을 풀어주는 단계(G)와, 냉각된 비파잎을 높은 온도에서 낮은 온도로 덖는 단계(H)와, 덖어진 비파잎을 건조시키는 단계(I) 및 건조시킨 비파잎을 미세하게 마쇄하는 단계(J)를 포함하여 이루어지는 것을 특징으로 한다. 또한 본 발명은 분말화된 비파잎 분말 2~5중량%에 우유 90~96중량% 및 인삼 분말 2~5중량%을 혼합하여 비파잎차 함유 음료를 제조함을 특징으로 한다.

〈공개번호 : 10-0554449-0000, 출원인 : 오경자 · 신혜원 · 신희림〉

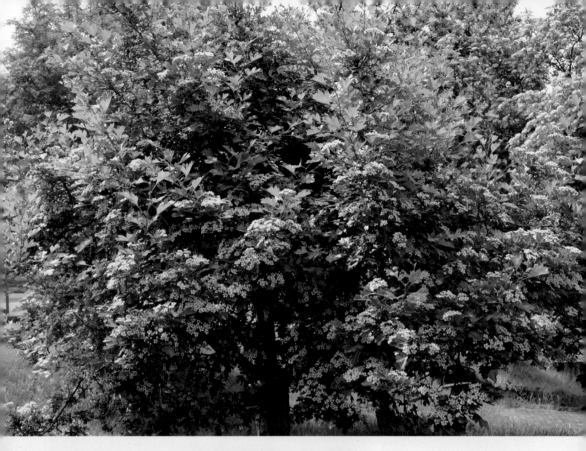

산사나무

소화기계 질환

건위, 소화불량, 식중독

Crataegus pinnatifida Bunge.

생 약 명 산사(山査), 산사자(山査子)

이명 : 아아가위나무, 아그배나무, 찔구배나무, 질배나무, 동배, 애광나무, 산사, 양구자(羊仇子)
과명 : 장미과(Rosaceae)
개화기 : 4~5월
채취시기 : 열매는 가을에 익었을 때, 뿌리는 봄·겨울, 목재는 연중 수시 채취한다.

사용부위 열매, 뿌리, 목질부

성분 : 열매에는 히페로시드(hyperoside), 퀘르세틴(quercetin), 안토시아니딘(anthocyanidin), 올레아놀산
(oleanolicacid), 당류, 산류 등이 함유되어 있고 비타민 C가 많이 들어 있다. 그 밖에 타닌, 히페린
(hyperin), 클로로겐산(chlorogenic acid), 아세틸콜린, 지방유, 시토스테롤(sitosterol), 주석산, 사과산
등도 함유되어 있다. 종자에는 아미그달린(amygdalin), 히페린, 지방유가 함유되어 있고, 수피 및
뿌리, 목부에는 에스쿨린(aesculin)이 함유되어 있다.

성질과 맛 : 열매는 성질이 조금 따뜻하고, 맛은 시고 달다. 뿌리는 성질이 평하고, 맛은 달다. 목부는
성질이 차고 독이 없으며, 맛은 쓰다.

🌾 생태적특성

전국 각지의 산과 들, 촌락 부근에 자생하거나 심어 가꾸는 낙엽활엽교목으로, 높이는 6m 정도이며 가지에 털이 없고 가시가 나 있다. 잎은 서로 어긋나고 넓은 난형 또는 삼각상 난형에 새 날개깃처럼 깊게 갈라지며 가장자리에는 불규칙한 톱니가 있다.

4~5월에 백색 꽃이 피는데, 10~12개가 모여서 산방꽃차례를 이룬다. 열매는 이과(梨果)로 둥글며 백색 반점이 있고 9~10월에 붉게 익는다.

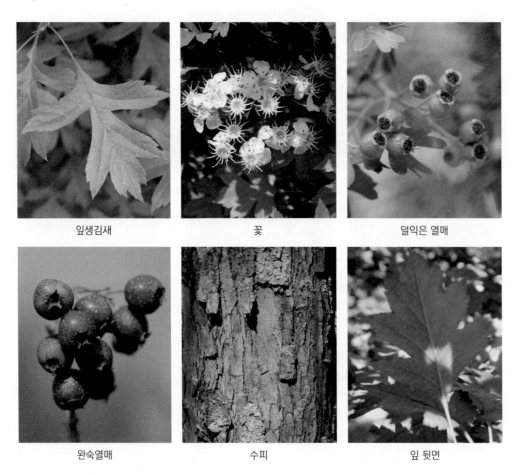

잎생김새	꽃	덜익은 열매
완숙열매	수피	잎 뒷면

🌿 약효와 효능주치

열매는 생약명이 산사자(山査子)이며, 혈압강하작용과 항균작용이 있고 식적(食積)을 가라앉히고 어혈을 풀어 주며 조충을 구제해 주고 위를 튼튼하게 하는 효능이 있어, 육적(肉積), 소화불량, 식욕부진, 담음(痰飮), 하리, 장풍(腸風), 요통, 선기(仙氣) 등을 치료한다.

뿌리는 생약명이 산사근(山査根)이며, 소적(消積), 거풍(祛風), 지혈의 효능이 있어 식적, 이질, 관절염, 객혈을 치료한다. 목부는 생약명이 산사목(山査木)이며, 심한 설사, 두풍(頭風), 가려움증을 치료한다. 최근에 산사 추출물이 지질 관련 대사성 질환과 건망증 및 뇌질환 치료에 유용한 약학 조성물이라는 연구결과가 발표되었다.

🌿 약재사용부위

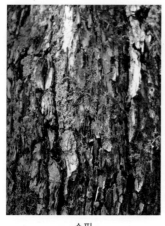 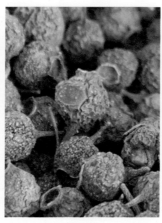 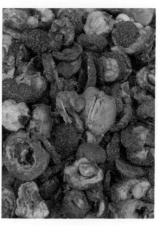

수피　　　　　　　　　약재전형　　　　　　　　　약재

🌿 처방 및 용법

열매 1일량 20~30g을 물 900mL에 넣고 반으로 달여 2~3회 매 식후 복용한다. 외용할 때는 열매 달인 액으로 씻거나 짓찧어서 붙인다. 뿌리 1일량 30~50g을 물 900mL에 넣고 반으로 달여 2~3회 매 식후 복용한다. 목부 1일량 50~60g을 물 900mL에 넣고 반으로 달여 2~3회 매 식후 복용한다.

주의사항 : 비위 허약자는 복용에 주의한다. 많이 오래 복용하면 치아가 손상될 수 있으니 주의한다.

🌿 장기에 미치는 작용부위

간, 비장, 위장 경락에 작용한다.

비슷한 약초

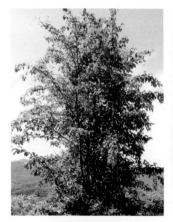

팥배나무 지상부

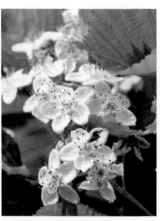

팥배나무 꽃

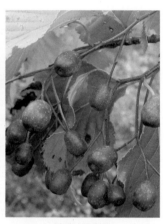

팥배나무 열매

기능성물질 효능에 관한 특허자료

산사 추출물을 유효성분으로 함유하는 퇴행성 뇌질환 치료 및 예방용 조성물

본 발명은 장미과에 속하는 산리홍의 성숙한 과실인 산사자의 추출물을 유효성분으로 함유하는 건망증 개선 및 퇴행성 뇌 질환 치료용 약학조성물 또는 건강기능식품에 관한 것으로서, 상세하게는 본 발명의 산사자 추출물은 스코폴라민에 의해 유도된 기억력 감퇴 동물군에서 수동 회피 실험, 모리스 수중 미로 실험 및 Y 미로 실험에서 학습 증진 및 공간 지각능력을 높은 수준으로 향상시키는 탁월한 효능을 나타내므로 건망증 개선 및 퇴행성 뇌질환 치료에 유용한 약학조성물 또는 건강기능식품을 제공한다.

〈공개번호 : 10-2011-0065151, 출원인 : 대구한의대학교 산학협력단〉

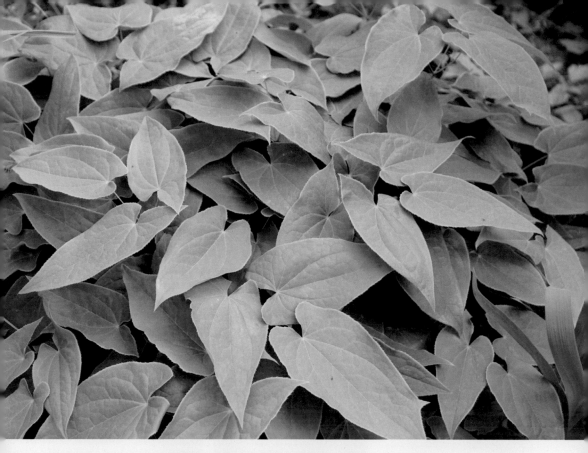

삼지구엽초

피부 · 비뇨기계 질환

정력 감퇴, 강장

Epimedium koreanum Nakai

생 약 명 음양곽(淫羊藿)

이명 : 음양각, 선령비(仙靈脾), 천량금(千兩金)

과명 : 매자나무과(Berberidaceae)   　　　　　　　개화기 : 4~5월

채취시기 : 여름과 가을에 줄기와 잎이 무성할 때 채취하여 햇볕에 또는 그늘에서 말린다. 그대로 사용하거나 특별한 가공을 하여 사용하는데, 가공을 하면 약효를 높일 수 있다.

　① 양지유(羊脂油) 가공 : 양지유를 녹이고 가늘게 절단한 음양곽을 넣어 약한 불로 볶다가 양지유가 충분히 흡수되어 겉면에 고르게 광택이 날 때 꺼내어 건조한 후 사용한다.

　② 수유(酥乳) 가공 : 음양곽 무게 약 15%의 연유를 약한 불로 가열하여 완전히 녹인 뒤에 음양곽을 넣고 고르게 저어 주면서 볶아 낸다.

　③ 술 가공 : 음양곽에 황주(막걸리)를 분사하여 충분히 스며들게 한 뒤에 볶아 준다(황주 20~25%).

사용부위 지상부 전초

성분 : 지상부(잎과 줄기)는 이카리인(icariin), 세릴알코올(cerylalcohol), 헤니트리아콘탄(henitriacontane), 피토스테롤(phytosterol), 팔미트산(palmitic acid), 올레산(oleic acid) 등을 함유하며, 뿌리는 데스-O-메틸이카리인(des-O-methylicariin)을 함유한다.

성질과 맛 : 성질이 따뜻하고, 독이 없으며, 맛은 맵고 달다.

생태적특성

강원도 등 경기도 이북의 산속이나 숲에서 자생하는 여러해살이풀로, 높이는 30cm 정도이며, 줄기는 속이 비었고 약간 섬유성이다. 3갈래로 갈라진 가지에 각각 3개의 작은 잎이 달리는데, 끝이 뾰족하고 긴 난형에 밑부분은 심장형이며 조금 긴 작은 잎자루를 가진다. 작은 잎은 길이 5~13cm, 너비 2~7cm이고, 앞면은 녹갈색이며 뒷면은 엷은 녹갈색이다. 잎의 가장자리에 잔톱니가 있다. 옆으로 난 작은 잎은 좌우가 고르지 않고 질은 빳빳하며 부스러지기 쉽다. 4~5월에 황백색 꽃이 아래를 향하여 달리고, 삭과인 열매는 방추형이며 2개로 갈라진다. 중국에서는 음양곽(E. brevicornum Maxim.), 유모음양곽(柔毛淫羊藿, E. pubescens Maxim.) 등을 사용한다.

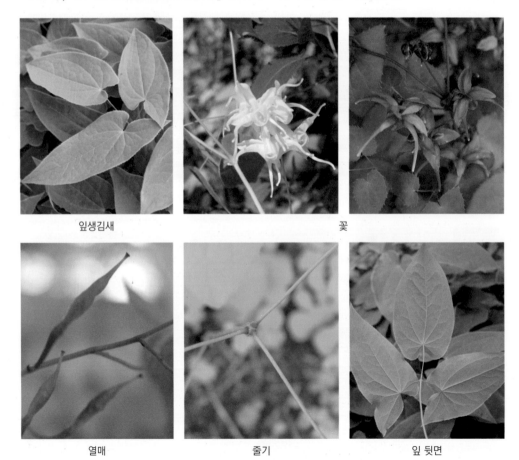

잎생김새	꽃
열매	줄기	잎 뒷면

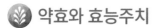 약효와 효능주치

신장을 보하고 양기를 튼튼하게 하며 풍사(風邪)와 습사(濕邪)를 제거하는 등의 효능이 있어서, 양도가 위축되어 일어서지 않는 증상을 치료한다. 또한 소변임력(小便淋瀝), 반신불수, 허리와 무릎의 무력증, 풍사와 습사로 인해 결리고 아픈 통증, 팔다리에 감각이 없는 증상, 갱년기 고혈압증 등을 치료하는 데 이용한다.

약재사용부위

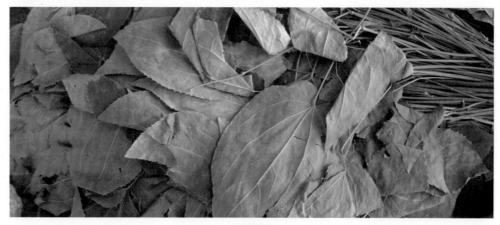

전초약재

처방 및 용법

말린 것으로 하루에 4~12g 정도를 사용하는데, 풍습을 제거하는 데는 말린 약재를 그대로 생용(生用)하고, 신장의 양기를 보하고자 할 때, 몸을 따뜻하게 하여 한사(寒邪)를 흩어지게 하고자 할 때에는 양지유로 가공하여 사용한다. 전통적으로 민간에서는 남성 불임에 음양곽 20g을 달여서 하루 동안 여러 차례 나누어 마신다. 또한 빈혈 치료, 여성의 냉병 치료 등에도 널리 이용하였다. 보통 약재 15g에 물 700mL 정도를 붓고 끓기 시작하면 불을 약하게 줄여서 200~300mL로 달여 아침저녁 2회에 나누어 복용한다.

주의사항 : 성미가 맵고 따뜻하면서 양기를 튼튼하게 하는 작용이 있으므로 음허(陰虛)로 상화(相火: 스트레스)가 쉽게 발동하는 경우에는 사용을 피한다. 일부 민간에서 꿩의다리 종류를 삼지구엽초라고 잘못 알고 이용하는 사람이 있으나 기원이 다르므로 주의해야 한다.

장기에 미치는 작용부위

간, 신장 경락에 작용한다.

비슷한 약초

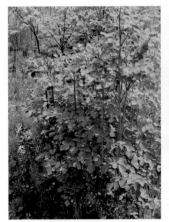
금꿩다리 지상부

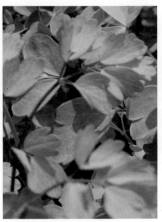
금꿩다리 잎생김새

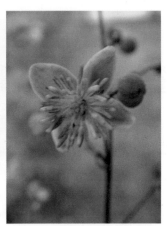
금꿩다리 꽃

기능성물질 효능에 관한 특허자료

삼지구엽초 추출물을 포함하는 허혈성 뇌혈관 질환 예방 또는 개선용 조성물

본 발명은 삼지구엽초 추출물을 포함하는 허혈성 뇌혈관 질환 예방 또는 개선용 조성물에 관한 것으로, 보다 상세하게는 뇌허혈에 민감하다고 알려져 있는 해마조직 CA1 영역의 신경세포 손상을 효과적으로 예방할 뿐만 아니라, 인체에 부작용을 발생시키지 않는 무해한 삼지구엽초 추출물을 포함하는 허혈성 뇌혈관 질환 예방 또는 개선용 조성물을 제공할 수 있다. 〈공개번호 : 10-2007-0092497, 출원인 : (주)네추럴에프앤피〉

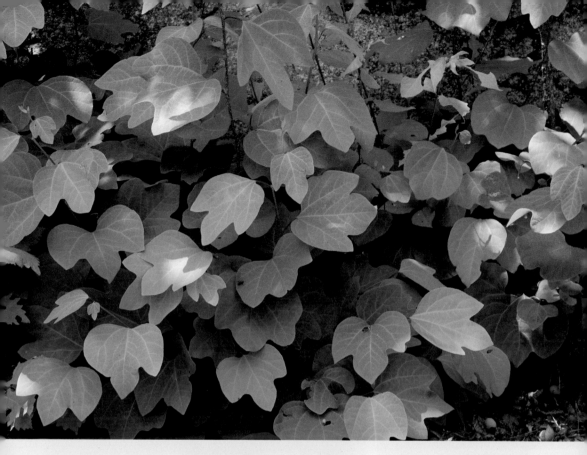

생강나무

피부 · 비뇨기계 질환

피부염, 신경통, 어혈

Lindera obtusiloba Blume = [*Benzoin obtusiloboum* (Bl.) O. Kuntze.]

생 약 명 삼찬풍(三鑽風), 황매목(黃梅木)

이명 : 아귀나무, 동백나무, 아구사리, 개동백나무, 삼각풍(三角楓), 향려목(香麗木), 단향매(檀香梅)
과명 : 녹나무과(Lauraceae)
개화기 : 3월
채취시기 : 수피를 연중 수시 채취한다.

사용부위 가는 가지 또는 수피

성분 : 수피에는 시토스테롤(sitosterol), 스티그마스테롤(stigmasterol) 및 캄페스테롤(campesterol)이 함유
되어 있다. 가지와 잎에는 방향유가 함유되어 있으며 주성분은 린데롤(linderol)이다. 종자유에는
카프르산(capric acid), 라우르산(lauricacid), 미리스트산(myristic acid), 린데르산(linderic acid), 동백
산(decan-4-oic acid), 추주산(tsuzuic acid), 올레산(oleic acid), 리놀레산(linoleic acid) 등이 함유되
어 있다.
성질과 맛 : 성질이 따뜻하고, 맛은 맵다.

🌱 생태적특성

전국의 산기슭 계곡에 잘 자라는 낙엽활엽관목으로, 높이는 3m 정도이고 가지가 많이 갈라지며 꺾으면 생강 냄새가 난다. 잎은 서로 어긋나고 난형 또는 광난형에 윗부분은 3개로 갈라지며 가장자리는 톱니가 없이 밋밋하다. 잎의 윗면은 녹색이고 처음에는 단모(短毛)가 있으나 나중에 털이 없어지며 아랫면은 견모(絹毛)가 밀생하였거나 털이 없다. 3월에 황색 꽃이 잎보다 먼저 피는데, 자웅이주이며 꽃줄기가 없이 산형꽃차례를 이룬다. 열매는 핵과로 둥글고 9~10월에 검은색으로 익는다.

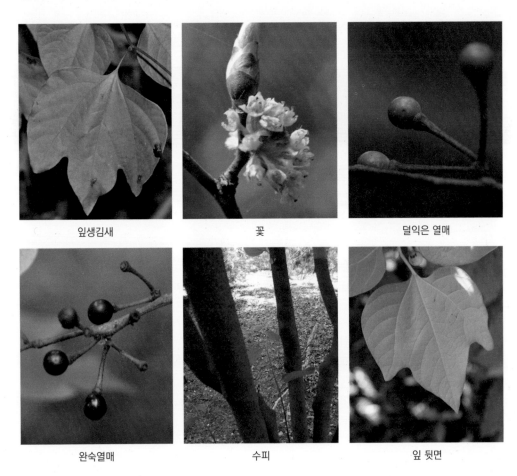

| 잎생김새 | 꽃 | 덜익은 열매 |
| 완숙열매 | 수피 | 잎 뒷면 |

🌱 약효와 효능주치

수피는 생약명이 삼찬풍(三鑽風)이며, 종기를 가라앉히고 통증을 멎게 하며 혈액순환을 원활하게 하는 효능이 있어 타박상, 어혈종통(瘀血腫痛), 신경통, 염좌를 치료한다. 생강나무의 추출물은 아토피, 염증, 알레르기, 심혈관 질환의 치료와 피부미백 등에도 효과도 있다.

🌱 약재사용부위

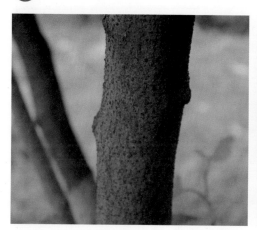

수피

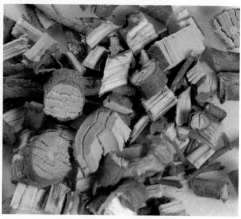

약재

🌱 처방 및 용법

하루에 수피 20~30g을 물 900mL에 넣고 반으로 달여 2~3회 매 식후에 복용한다. 외용할 때는 생것을 짓찧어 환부에 붙인다.

🌱 장기에 미치는 작용부위

심장, 비장, 폐 경락에 작용한다.

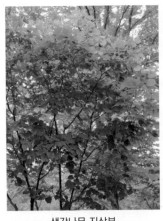

생강나무 지상부

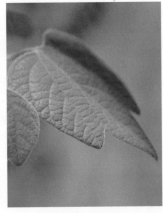

생강나무 잎생김새

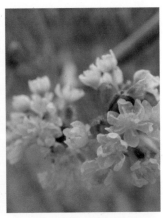

생강나무 꽃

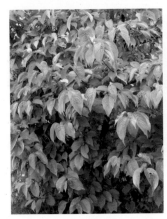

산수유 지상부

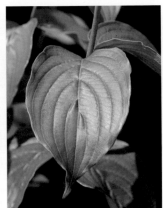

산수유 잎생김새

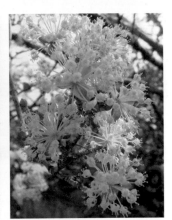

산수유 꽃

기능성물질 효능에 관한 특허자료

생강나무 가지의 추출물을 포함하는 심혈관계 질환의 예방 및 치료용 조성물

본 발명은 생강나무 가지의 추출물을 포함하는 심혈관계 질환의 치료 및 예방을 위한 조성물에 관한 것으로서, 구체적으로 생강나무 추출물은 혈관 질환의 주요 원인인 NAD(P)H 옥시다제(oxidase)를 강력하게 저해하는 동시에, 혈관평활근의 수축과 이완을 조절하여 강력한 혈관 이완효과를 나타내어 혈압 조절 및 혈관 내피세포 기능장애를 개선시키므로, 이를 유효성분으로 함유하는 조성물은 심혈관계 질환의 예방 및 치료를 위한 의약품 또는 건강기능식품으로 유용하게 이용될 수 있다.

〈공개번호 : 10-2009-0079584, 출원인 : (주)한화제약〉

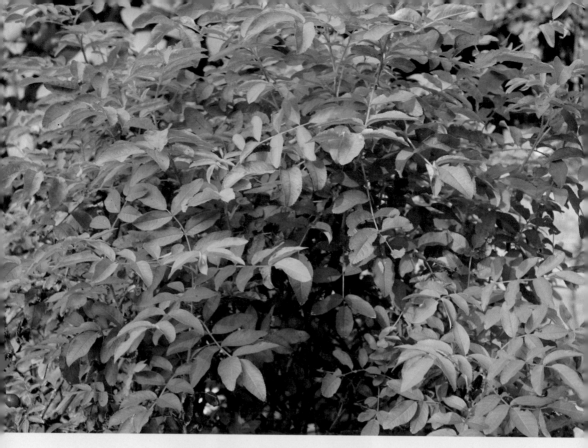

생열귀나무

소화기계 질환

소화, 월경, 항산화

Rosa davurica Pall. = [*Rosa willdenowii* Spreng.]

생 약 명 자매과(刺莓果), 자매과근(刺莓果根), 자매화(刺莓花)

이명 : 범의찔레, 가마귀밥나무, 붉은인가목, 뱀찔레, 생열귀장미, 산자민(山刺玫), 산자매(山刺玫), 산자
민화(山刺玫花)

과명 : 장미과(Rosaceae)

개화기 : 5월

채취시기 : 열매는 9월, 뿌리는 연중 수시, 꽃은 5월에 채취한다.

사용부위 열매, 뿌리, 꽃

성분 : 열매에 β−카로틴과 비타민 C 등이 함유되어 있다.

성질과 맛 : 열매는 성질이 따뜻하고, 맛은 시다. 뿌리는 성질이 따뜻하고, 맛은 쓰다. 꽃은 성질이 평
하고, 맛은 달다.

🌿 생태적특성

중국, 극동 러시아와 우리나라 평안도와 함경도에서 강원도 백두 대간까지 분포하는 낙엽활엽관목으로, 높이는 1~1.5m이고, 뿌리는 굵고 길며 짙은 갈색이다. 가지는 암자색이며 털이 없고, 작은 가지와 잎자루 기부에 한 쌍의 가시가 있다. 잎은 어긋나며 긴 원형이거나 깃 모양으로 길이 10~35mm, 너비 5~15mm이다. 잎 윗면은 짙은 녹색이고 털이 없으며, 밑면은 회백색이고 짧고 부드러운 털이 있다. 5월에 홍자색 꽃이 피는데, 꽃은 새 가지 끝에 단생 또는 2~3개 달리며 지름이 약 4cm이다. 열매는 구형 또는 둥근 난형이며 9월에 붉은색으로 익는다. 열매 속에 종자가 24~30개 들어 있다.

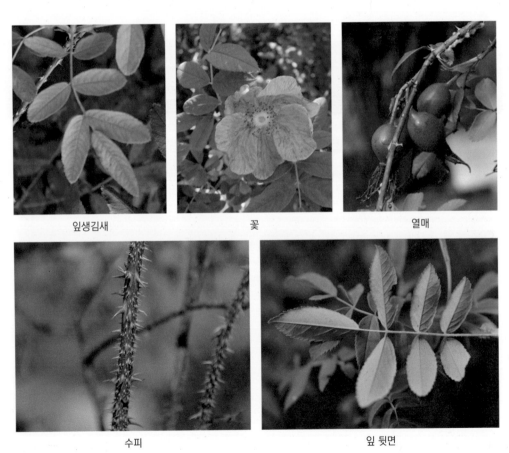

잎생김새   꽃   열매

수피   잎 뒷면

🌿 약효와 효능주치

열매는 생약명이 자매과(刺莓果)이며, 양혈(養血), 건비(健脾)의 효능이 있어, 소화불량, 위통, 기체복사(氣滯腹瀉), 월경불순 등을 치료한다. 뿌리는 생약명이 자매과근(刺莓果根)이며, 월경부지(月經不止)를 치료하고 세균성 이질의 치료에도 효과가 있다.

꽃은 생약명이 자매화(刺莓花)이며, 월경 과다를 치료한다.

생열귀나무 추출물은 항산화, 항노화용 피부 화장료 및 건강 보조 식품에 이용할 수 있다.

🌿 약재사용부위

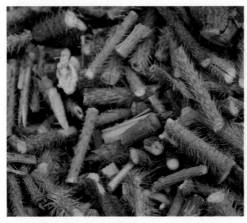
줄기

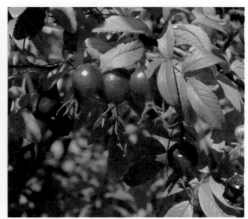
열매

🌿 처방 및 용법

열매 1일량 20~30g을 물 900mL에 넣고 반으로 달여 2~3회 매 식후 복용한다. 뿌리 1일량 20~30g을 물 900mL에 넣고 반으로 달여 달걀을 1개 넣어서 2~3회 매 식후 복용한다. 꽃 1일량 10~20개를 물 900mL에 넣고 반으로 달여 2~3회 매 식후 복용한다.

장기에 미치는 작용부위

간, 신장, 비장, 위장 경락에 작용한다.

비슷한 약초

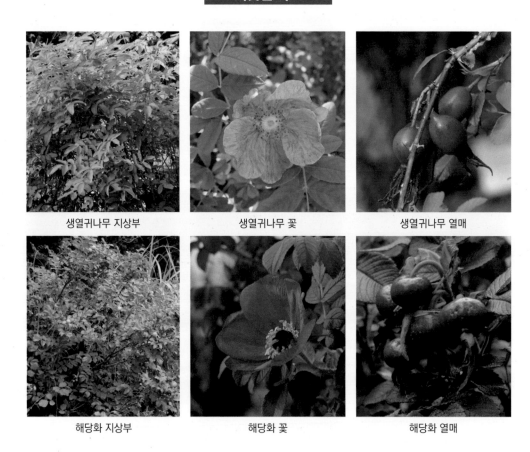

생열귀나무 지상부 · 생열귀나무 꽃 · 생열귀나무 열매

해당화 지상부 · 해당화 꽃 · 해당화 열매

기능성물질 효능에 관한 특허자료

생열귀나무로부터 비타민 성분의 추출방법

생열귀나무 열매에 아스코르브산 및 β-카로틴 등의 비타민을 다량 함유하고 있는데 아스코르브산은 레몬보다 10배 이상 함유하고, β-카로틴은 당근보다 8~10배 많이 함유하고 있어 이들 열매로부터 고수율로 비타민을 추출 분리하여 건강보조식품인 음료, 분말 및 주류 등의 제품에 사용할 수 있다.

〈공개번호 : 10-1996-0040363, 출원인 : 신국현 외〉

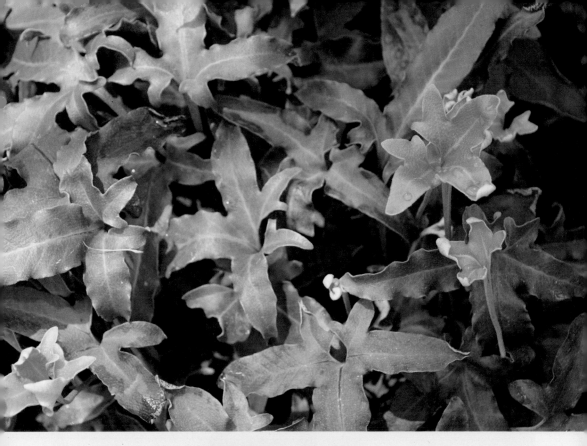

세뿔석위

피부·비뇨기계 질환

요로 결석, 신장염, 기침

Pyrrosia hastata (Thunb. ex Houtt.) Ching

생약명 석위(石韋)

이명 : 석피(石皮), 석위(石葦), 석란(石蘭), 석자(石韀), 석검(石劍), 금탕시(金湯匙)

과명 : 고란초과(Polypodiaceae)

개화기 : 포자 번식

채취시기 : 연중 전초를 채취하여 뿌리줄기를 제거하고 햇볕에 잘 말린다. 사용 전에 잎 뒷면의 비늘을 깨끗이 닦아내고 잘게 썬다.

사용부위 잎

성분 : 전초에 안트라퀴논(anthraquinone), 플라보노이드, 사포닌, 타닌, 카페인산, 푸마르산(fumaric acid), 이소망기페린(isomangiferin) 등이 함유되어 있다.

성질과 맛 : 성질이 시원하고, 맛은 달고 쓰다.

생태적특성

제주, 전남, 전북, 경남 지역에 분포하는 상록 여러해살이풀로, 반그늘 또는 양지의 습도가 높은 바위틈에서 자란다.

잎은 길이가 7~10cm, 폭은 2~3cm이며, 표면은 녹색이고 뒷면에는 붉은빛이 도는 갈색 털이 빽빽하게 있다. 토양이 마르거나 주변 습도가 높지 않으면 잎 가장자리가 뒤로 말린다.

잎몸은 두꺼우며 쌍날칼을 꽂은 창과 비슷한 모양으로 3~5개로 갈라진다. 포자는 잎 뒷면 전체에 붙는다.

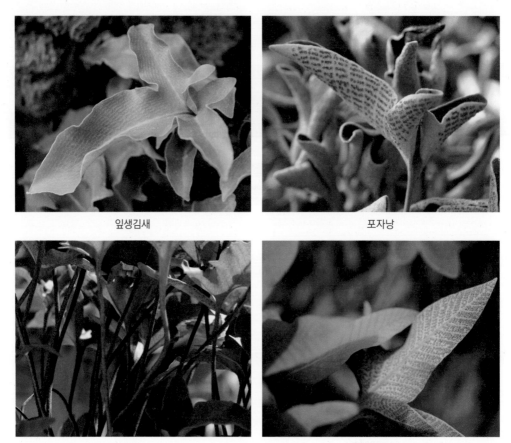

잎생김새

포자낭

줄기

잎 뒷면

🌿 약효와 효능주치

소변을 잘 통하게 하고 폐의 기운을 맑게 하며 종기를 가라앉히는 등의 효능이
있어서 임질, 요로 결석, 신장염, 요혈(尿血), 자궁 출혈, 폐열로 인한 여러 가지
기 침병, 기관지염, 화농성 피부 종양 등을 치료하는 데 이용한다.

🌿 약재사용부위

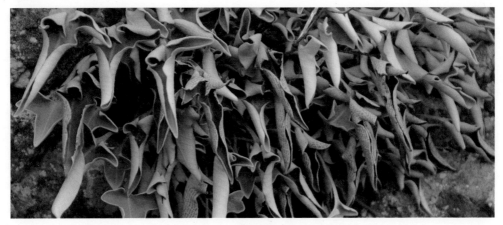

전초약재

🌿 처방 및 용법

하루에 5~10g을 사용하는데 물 1L 정도를 붓고 달여서 2~3회에 나누어 복용하
거나 가루를 내어 복용하기도 한다.

> **주의사항 :** 음허(陰虛)와 습열(濕熱)이 없는 경우에는 사용을 피한다.

🌿 장기에 미치는 작용부위

폐, 방광 경락에 작용한다.

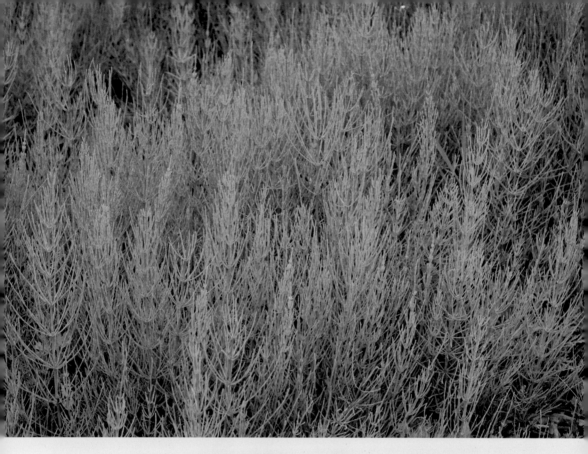

쇠뜨기

Equisetum arvense L.

순환기계 질환
지혈, 천식, 고혈압, 장염

생약명 문형(問荊)

이명 : 뱀밥, 쇠띠기, 즌솔, 토필(土筆), 필두채(筆頭菜), 마봉초(馬蜂草)

과명 : 속새과(Equisetaceae)

개화기 : 포자 번식

채취시기 : 여름철에 전초를 채취하여 그늘에서 말린다. 더러 생식하기도 한다.

사용부위 전초

성분 : 전초에 에퀴세토닌(equisetonin), 에퀴세트린(equisetrin), 아르티쿨라틴(articulatin), 이소퀘르시트린(isoquercitrin), 갈루테올린(galuteolin), 포풀닌(populnin), 캠페롤-3-7-디글루코시드(kaempferol-3,7-diglucoside), 아스트라갈린(astragalin), 팔루스트린(palustrine), 고시피트린(gossypitrin), 3-메톡시피리딘(3-methoxypyridine), 헤르바세트린(herbacetrin) 등이 함유되어 있다.

성질과 맛 : 성질이 시원하고, 맛은 쓰다.

🌿 생태적특성

전국 각지에 분포하는 여러해살이풀로, 높이는 30~40cm이고, 땅속줄기가 옆으로 뻗으며 번식한다. 생식줄기는 이른 봄에 나와서 포자낭수(胞子囊穗: 이삭 모양의 홀씨주머니)를 형성하고, 마디에는 비늘 같은 잎이 돌려나며 가시는 없다. 포자낭수는 5~6월에 줄기의 맨 끝에 나며, 영양줄기는 생식줄기가 나온 뒤에 나오는데, 높이 30~40cm로 속이 비어 있고, 마디에는 비늘 같은 잎이 돌려난다. 쇠뜨기는 '소가 뜯는 풀'이라는 뜻이며, 연한 생식줄기는 나물로 식용하거나 약용하고 영양줄기는 이뇨제 등의 약재로 쓰인다.

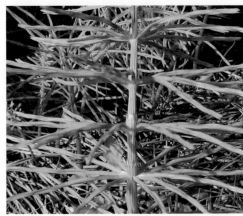

잎생김새

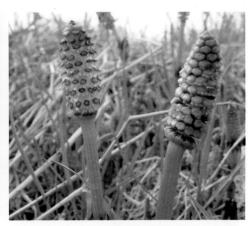

포자낭

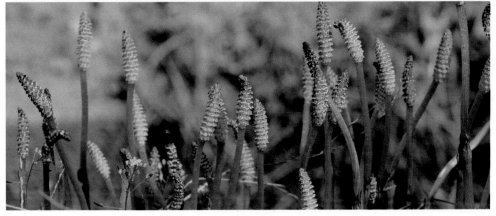

쇠뜨기 집단

약효와 효능주치

양혈(涼血), 진해(鎭咳), 이뇨 등의 효능이 있고 토혈(吐血), 장 출혈, 코피, 해수, 기천(氣喘), 소변불리, 임질(淋疾) 등의 치료에 응용할 수 있다.

약재사용부위

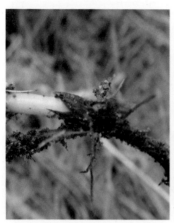

뿌리

약재

처방 및 용법

말린 것으로 하루에 6~12g을 사용하는데, 약재 10g에 물 700mL 정도를 붓고 끓기 시작하면 불을 약하게 줄여서 200~300mL로 달여 아침저녁 2회에 나누어 복용한다. 생식줄기를 생즙을 내어 복용하기도 하며 짓찧어 환부에 붙이기도 한다.

주의사항 : 맛이 쓰고 성질이 서늘하기 때문에 비위가 차서 설사를 하는 사람은 신중하게 사용하여야 한다.

장기에 미치는 작용부위

심장, 폐, 방광 경락에 작용한다.

비슷한 약초

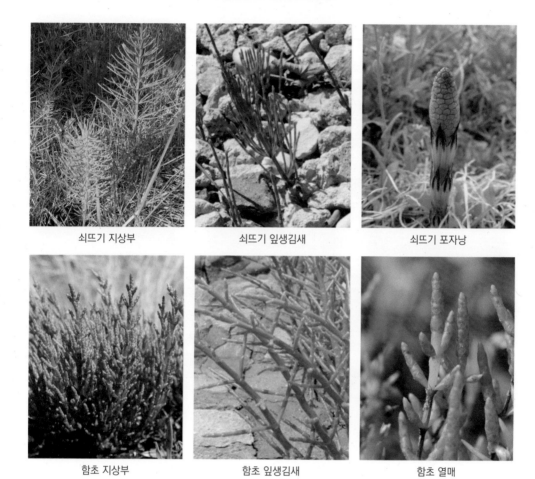

쇠뜨기 지상부

쇠뜨기 잎생김새

쇠뜨기 포자낭

함초 지상부

함초 잎생김새

함초 열매

기능성물질 효능에 관한 특허자료

이뇨작용을 갖는 천연식물의 음료 조성물

본 발명은 탁월한 이뇨작용을 갖고 있는 것으로 알려진 여러 천연식물의 추출물에 비타민 C, 감미료, 유기산 등을 첨가하여 맛의 신선함과 동시에 이러한 천연식물의 생리적 효능(이뇨작용)을 기대하는 새로운 음료 조성물 및 이에 함유되는 천연식물 추출액의 제조방법에 관한 것이다. 본 발명에 사용되는 천연식물들을 살펴보면 쇠뜨기, 등칡, 으름덩굴, 향오동, 동과, 호박, 택사, 갈 등으로서 우리나라 전역에서 쉽게 채취가 가능한 식물들이다.

〈공개번호 : 10-0177548-0000, 출원인 : 씨제이(주)〉

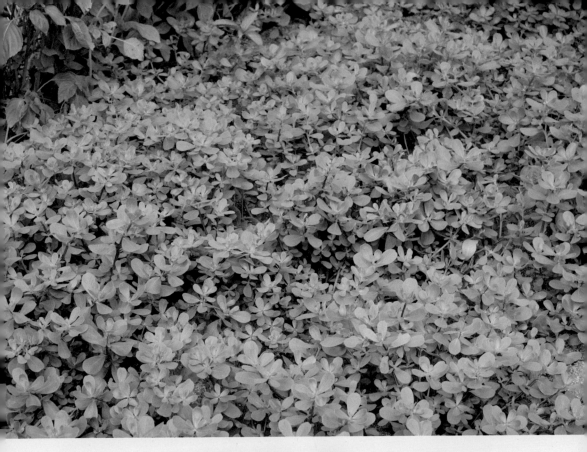

쇠비름

내분비계 질환

해열, 산혈, 소염, 소종

Portulaca oleracea L.

생약명 미치현(馬齒莧)

이명 : 돼지풀, 마현(馬莧), 오행초(五行草), 마치채(馬齒菜), 오방초(五方草)

과명 : 쇠비름과(Portulacaceae)

개화기 : 6~9월

채취시기 : 여름과 가을에 전초를 채취하여 물로 씻은 다음 약간 찌거나 끓는 물에 담갔다가 햇볕에 말린다. 이물질을 제거하고 절단하여 사용한다. 잘 마르지 않으므로 절단하여 열풍식 건조기에 건조하는 것이 효과적이다.

사용부위 전초

성분 : 전초에 칼륨염, 카테콜아민(catecholamines), 노르에피네프린(norepinephrine), 도파민, 비타민 A와 B, 마그네슘 등이 함유되어 있다.

성질과 맛 : 성질이 차고, 맛은 시며, 독은 없다.

🌿 생태적특성

전국 각지의 산과 들에 분포하는 한해살이풀로, 밭이나 밭둑, 나대지 등에 잡초로 많이 나며, 높이는 약 30cm이다. 줄기는 원주형으로 갈적색의 육질이며, 가지가 많이 갈라져 옆으로 비스듬히 퍼진다. 뿌리는 흰색이지만 손으로 훑으면 원줄기처럼 붉은색으로 변한다. 잎은 마주나거나 어긋나지만 밑부분의 잎은 돌려난 것처럼 보인다. 잎은 길이 1.5~2.5cm, 지름 0.5~1.5cm인 긴 타원형이며, 끝이 둥글고 밑부분은 좁아진다. 양성화인 꽃은 노란색으로 6월부터 가을까지 줄기나 가지 끝에 3~5개씩 모여서 핀다. 열매는 타원형이고 가운데가 옆으로 갈라져 많은 종자가 퍼진다.

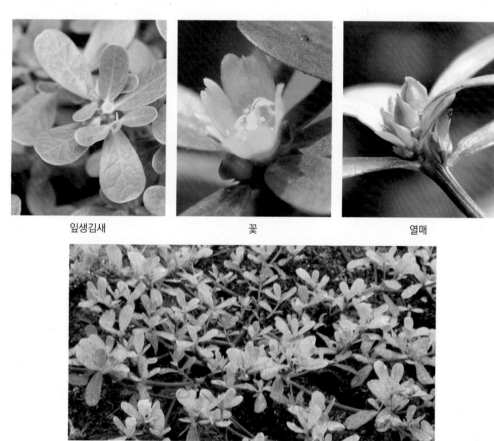

잎생김새   꽃   열매

줄기

🌰 약효와 효능주치

열을 식히고 독을 풀어 주며, 혈액의 열을 내리고 출혈을 멎게 하는 등의 효능이
있어서, 열독과 피가 섞인 설사(대부분 세균성 설사를 말함)를 치료한다. 또한 옹종
(癰腫), 습진, 단독(丹毒), 뱀이나 벌레에 물린 상처를 치료한다. 또한 변혈(便血),
치출혈(痔出血), 붕루하혈(崩漏下血) 등을 낫게 하며, 눈을 밝게 하고 청맹(靑盲)과
시력 감퇴 등을 치료한다.

🌰 약재사용부위

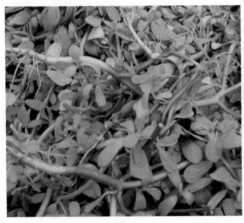

채취품

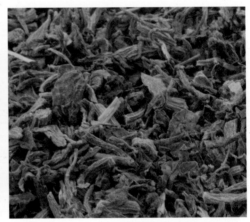

약재

🌰 처방 및 용법

말린 것으로 하루에 4~8g를 사용하는데, 말린 약재 4~8g에 물을 1L 정도 붓고
끓기 시작하면 불을 약하게 줄여서 200~300mL로 달여 아침 저녁 2회에 나누
어 복용한다. 생즙을 내어 복용하기도 한다. 외용할 때는 짓찧어서 붙이거나, 태
워서 재로 만들어 개어 붙이거나 물에 끓여서 세척한다. 민간에서는 무좀 치료에
이용하는데, 말린 쇠비름을 태운 재에 물을 부어 가라앉혔다가 위에 맑은 물이
생기면 이 물에 10~15분씩 발을 담근다.

🌿 장기에 미치는 작용부위

간, 비장, 대장 경락에 작용한다.

비슷한 약초

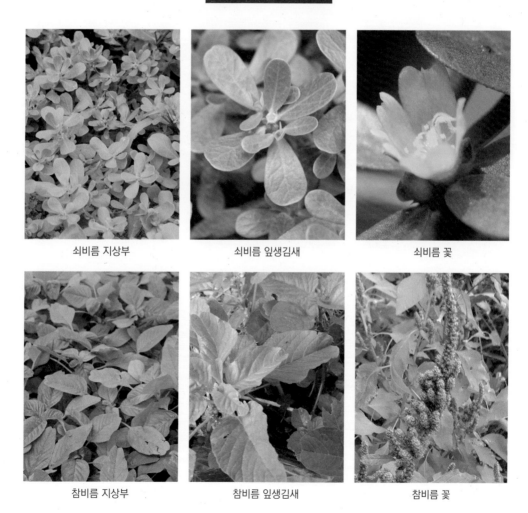

쇠비름 지상부

쇠비름 잎생김새

쇠비름 꽃

참비름 지상부

참비름 잎생김새

참비름 꽃

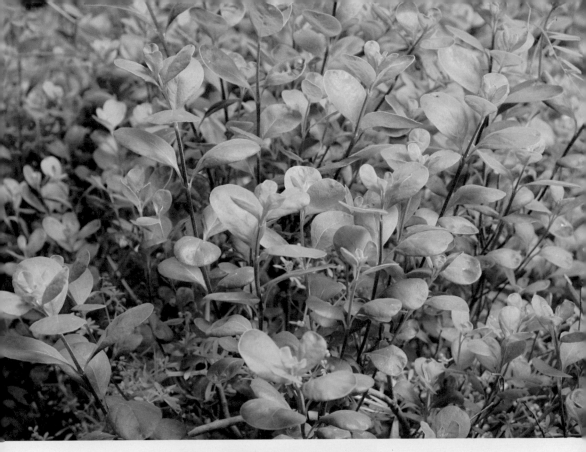

순비기나무

순환기계 질환

편두통, 항암, 항산화

Vitex rotundifolia L. f. = [*Vitex ovata* Thunb.]

생약명 만형자(蔓荊子), 만형지엽(蔓荊子葉)

이명 : 풍나무, 만형자나무, 만형, 단엽만형(單葉蔓荊), 대형자(大荊子), 백포강(白蒲姜)

과명 : 마편초과(Verbenaceae)

개화기 : 7~8월

채취시기 : 열매는 7~8월, 잎·가지는 6~9월에 채취한다.

사용부위 열매, 잎 또는 잎가지

성분 : 열매에 정유가 함유되어 있고 주성분은 캄펜(camphene)과 피넨(pinene)이며 미량의 알칼로이드와 비타민 A도 함유되어 있다. 그 외 비텍시카르핀(vitexicarpin), 카스티신(casticin), 아르테메틴(artemetin)도 함유되어 있다. 잎 또는 잎가지에는 정유가 함유되어 있으며, 기름에는 α-피넨, 캄펜, 테르피닐아세테이트(terpinylacetate), 디테르펜알코올(diterpene alcohol)이 함유되어 있고 잎 속에 카스티신, 루테올린-7-글루코시드(luteolin-7-glucoside)가 함유되어 있다.

성질과 맛 : 열매는 성질이 시원하고, 맛은 쓰고 맵다. 잎·가지는 성질이 약간 차고, 맛은 맵고 쓰다.

생태적특성

제주도, 중부·남부지역에 분포하는 낙엽활엽관목으로, 높이가 약 3m 내외이며 그윽한 향기가 있다. 어린 가지는 네모지고 잔털이 밀생하지만 묵은 가지는 차차 둥글게 되면서 털이 없어진다. 잎은 서로 마주나며 홑잎으로 난형 또는 도란형에 잎끝은 뾰족하고 잎 가장자리는 밋밋하다.

잎 앞면은 녹색으로 잔털과 선점(腺點)이 있고, 뒷면은 백색에 잔털과 선점이 밀생하며 약 8쌍의 측맥이 있다. 7~8월에 연보라색 꽃이 피는데, 가지 끝에 달리며 꽃자루가 짧은 꽃이 많이 달려 수상원추꽃차례를 이룬다. 액과인 열매는 구형으로 9~10월에 익는다.

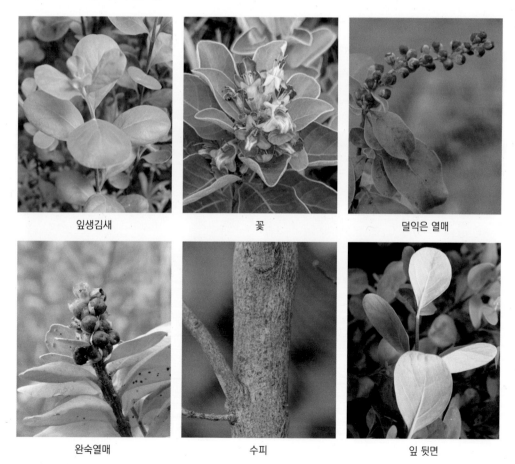

잎생김새	꽃	덜익은 열매
완숙열매	수피	잎 뒷면

🌿 약효와 효능주치

열매는 생약명이 만형자(蔓荊子)이며, 풍열을 없애 주며 머리를 맑게 하고 눈을 좋게 해 주는 효능이 있어, 풍열감기, 편두통, 두통, 치통, 눈의 충혈, 눈이 침침하고 눈물이 나는 증상, 관절염, 신경통으로 인하여 수족이 저린 증상 등을 치료한다.

잎은 생약명이 만형자엽(蔓荊子葉)이며, 타박상, 신경성 두통 등을 치료한다. 가지와 잎은 진통, 소종(消腫) 등의 효능이 있어 도상(刀傷)의 출혈, 타박상, 류머티즘 등을 치료한다. 순비기나무 추출물은 항암, 항산화 효과와 아토피 피부염 등을 예방·치료하는 효과가 있다.

🌿 약재사용부위

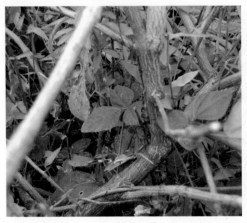

수피

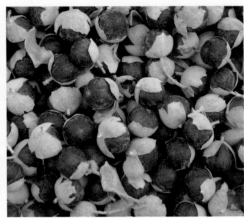

열매

🌿 처방 및 용법

열매 1일량 20~30g을 물 900mL에 넣고 반으로 달여 2~3회 매 식후 복용한다. 외용할 때는 짓찧어서 환부에 도포한다. 가지와 잎 1일량 20~30g을 물 900mL에 넣고 반으로 달여 2~3회 매 식후 복용한다. 또는 같은 양을 짓찧어서 즙을 내어 소주와 조금 혼합하여 1일 2~3회 매 식후 복용한다. 외용할 때는 짓찧어서 환부에 도포한다.

주의사항 : 초오, 부자는 금기 생약이다.

장기에 미치는 작용부위

간, 신장, 폐 경락에 작용한다.

비슷한 약초

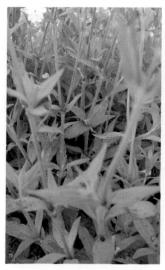

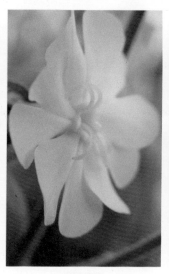

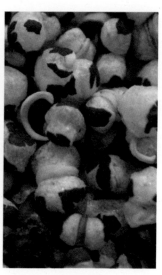

| 장구채 지상부 | 장구채 꽃 | 장구채 열매 |

기능성물질 효능에 관한 특허자료

순비기나무 유래 플라보노이드계 화합물을 함유하는 항암용 조성물

본 발명은 순비기나무 추출물 또는 그로부터 유래한 플라보노이드계 화합물 또는 이의 약제학적으로 허용 가능한 염 및 이를 유효성분으로 함유하는 암의 예방, 치료 또는 억제용 약학조성물을 제공한다.

〈공개번호 : 10-1125778-0000, 출원인 : 부경대학교 산학협력단〉

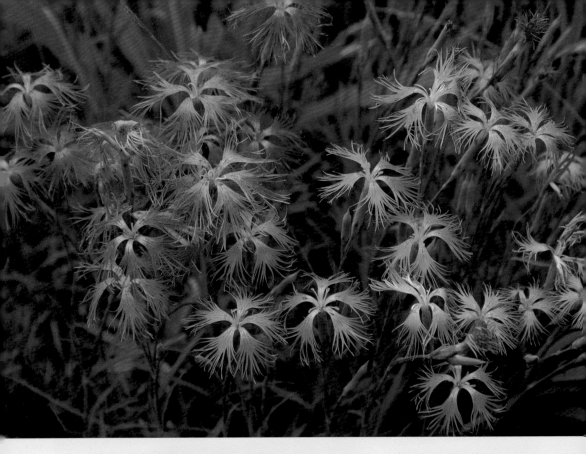

술패랭이꽃

피부 · 비뇨기계 질환

임질, 혈림, 이뇨, 월경

Dianthus longicalyx Miq.

생약명 구맥(瞿麥)

이명 : 수패랭이꽃, 거구맥(巨句麥), 대란(大蘭), 산구맥(山瞿麥), 남천축초(南天竺草)

과명 : 석죽과(Caryophyllaceae)

개화기 : 7~8월

채취시기 : 여름에서 가을 사이, 꽃이 피어 있을 때에 지상부 전초를 채취하여 햇볕에 말린다. 이물
질을 제거하고 가늘게 잘라 그대로 생용한다.

사용부위 지상부 전초

성분 : 신선한 전초에 수분 77.3%, 조단백 2.62%, 무질소 추출물 13.13%, 조섬유 4.95%, 조회분 11.09%,
인산 0.13%가 함유되어 있다. 그 밖에 비타민 A 및 알칼로이드도 함유되어 있다.

성질과 맛 : 성질이 차고, 맛은 쓰며, 독은 없다.

생태적특성

전국 각지에 분포하는 여러해살이풀로, 높이는 30~100cm이다. 줄기는 한 포기에서 모여나 곧게 자라며, 원주형으로 전체에 분백색이 돌고 상부는 갈라졌다. 표면은 담녹색 또는 황록색으로 넓고 털이 없으며, 마디는 뚜렷하고 약간 부풀어져 있으며, 단면은 속이 비어 있다. 잎은 마주나고 밑부분이 합쳐져 마디를 둘러싸는데, 잎몸은 선형 또는 선상의 피침형이다. 꽃은 7~8월에 연한 홍색으로 피며 원줄기 끝과 가지 끝에 취산꽃차례로 달린다. 꽃대를 감싼 꽃턱잎은 4~6조각이고, 꽃잎은 자갈색 또는 황갈색으로 말려서 구부려져 있으며, 끝은 깊이 쪼개져 가는 실 모양이다. 삭과의 열매는 원주형으로 작고, 안에 많은 종자가 들어 있다. 패랭이꽃(D. chinensisL.)은 꽃잎의 가장자리가 얕게 갈라진다는 데서 차이가 있다.

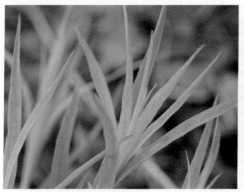

잎생김새

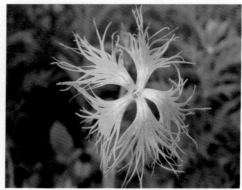

꽃

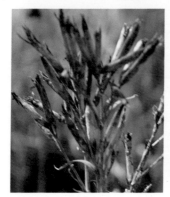

열매

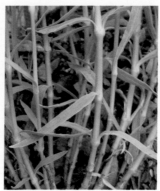

줄기

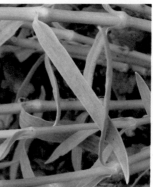

잎 뒷면

🌾 약효와 효능주치

소변을 원활하게 하고, 어혈을 풀어 주며 경락을 통하게 하는 등의 효능이 있어, 열림(熱痳), 혈림(血淋), 석림(石淋), 소변불통(小便不通), 임력삽통(淋瀝澁痛), 월경폐지(月經閉止) 등의 치료에 응용한다.

🌾 약재사용부위

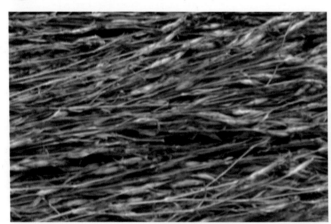

채취품

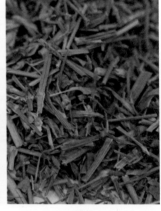

약재

🌾 처방 및 용법

날린 것으로 하루에 12~20g를 사용하는데, 말린 약재 10~15g에 물 1L 정도를 붓고 끓기 시작하면 불을 약하게 줄여서 200~300mL로 달여 아침저녁 2회에 나누어 복용한다. 가루 또는 환(丸)으로도 복용한다. 외용할 때는 부드럽게 가루 내어 반죽해서 환부에 붙인다. 민간에서는 소변을 잘 나가게 하기 위해 이용하며, 보통 1회에 2~4g의 약재를 물에 달이거나 곱게 가루 내어 내복한다. 백일해, 홍역 등으로 오래된 기침을 치료할 때도 이용한다.

주의사항 : 비장이나 신장의 기운이 허한 사람(보통 소변이 잘 나가지 않음)이나 임신부는 사용을 금한다.

장기에 미치는 작용부위

간, 심장, 방광 경락에 작용한다.

비슷한 약초

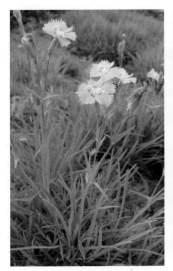

섬패랭이 지상부

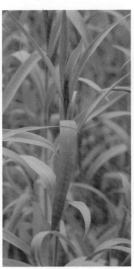

섬패랭이 잎생김새

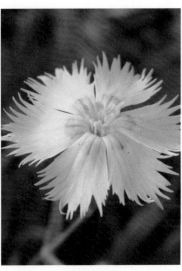

섬패랭이 꽃

기능성물질 효능에 관한 특허자료

술패랭이꽃의 향취를 재현한 조성물 및 이를 함유하는 피부 외용제 조성물

본 발명은 SPME법에 의해 분석된 술패랭이꽃의 향취 성분인 트랜스-오시멘(trans-ocimene), 리날로올(linalool) 및 메틸안트라닐레이트(methyl anthranilate)를 주요 향취 성분으로 함유하고, 여기에 인공합성물질인 메틸살리실레이트(methyl salicylate)를 첨가하여 제조함으로써 술패랭이꽃 고유의 향취를 재현하면서 뛰어난 기호성을 갖는 향료 조성물 및 이를 함유하는 피부 외용제 조성물에 관한 것이다.

〈공개번호 : 10-2012-0056481, 출원인 : (주)아모레퍼시픽〉

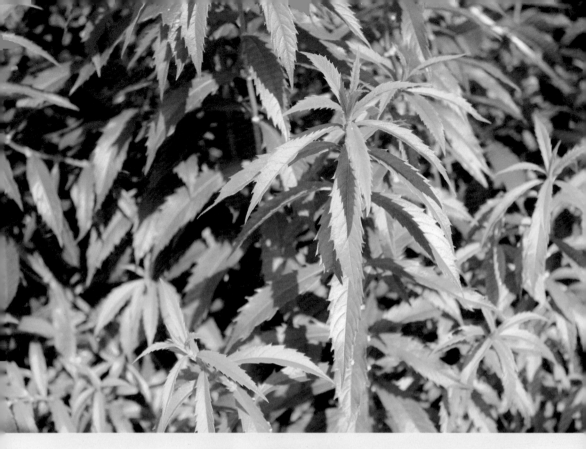

쉽싸리

피부 · 비뇨기계 질환

월경, 산후 어혈 복통, 부종

Lycopus lucidus Turcz. ex Benth.

생 약 명 택란(澤蘭), 지순(地筍)

이명 : 택란, 개조박이, 쉽사리, 털쉽사리
과명 : 꿀풀과(Labiatae)
개화기 : 7~8월
채취시기 : 4~5월에 새순을 채취하여 식용하고, 7~8월에 잎과 줄기가 무성해졌을 때 뿌리를 포함한 전초를 채취하여 햇볕에 말린다.

사용부위 어린순, 뿌리를 포함한 전초

성분 : 3-에피마슬리닉(3-epimaslinic), 아카시인(acaciin), β-파르네센(β-farnesene), 베툴린산(betulinic acid), 카르바크롤(carvacrol), 티몰(thymol), 토르멘트산(tormentic acid), β-피넨(β-pinene), 1,8-시네올(1,8-cineole), 카리오필렌 α-옥사이드(caryophyllene α-oxide), 코로솔산(corosolic acid), 다우코스테롤(daucosterol), 올레아놀산(oleanolicacid), 스파툴레놀(spathulenol) 등을 함유한다.

성질과 맛 : 성질이 약간 따뜻하고 맛은 쓰고 맵다.

🌸 생태적특성

전국 각지의 산지에 분포하는 여러해살이풀로, 낙엽수가 있는 반그늘이나 양지 쪽에서 자란다. 키는 1m 정도로 비교적 크고, 잎은 마주나며 길이가 2~4cm, 폭이 1~2cm이고, 잎자루가 없이 옆으로 퍼진다. 7~8월에 흰색 꽃이 잎겨드랑이에서 윤산꽃차례로 피는데, 자웅이주의 단성화이다. 9~10월경에 사면형 열매가 달린다.

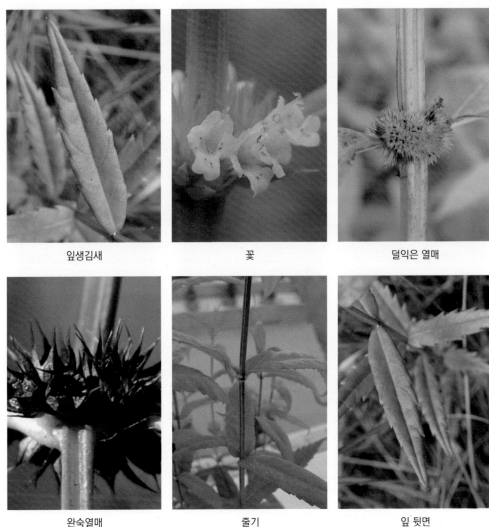

잎생김새	꽃	덜익은 열매
완숙열매	줄기	잎 뒷면

🌿 약효와 효능주치

활혈(活血), 이수(利水), 소종(消腫)의 효능이 있어서 월경불순, 폐경, 산후 어혈 복통, 수종(水腫), 타박상, 종기와 부스럼 등을 치료하는 데 이용한다.

🌿 약재사용부위

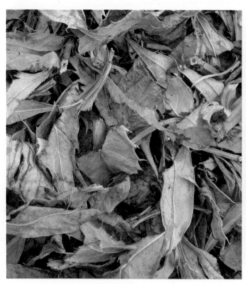

약재   뿌리

🌿 처방 및 용법

활혈(活血), 이수(利水), 소종(消腫)의 효능이 있어서 월경불순, 폐경, 산후 어혈 복통, 수종(水腫), 타박상, 종기와 부스럼 등을 치료하는 데 이용한다.

🌿 장기에 미치는 작용부위

간, 신장 경락에 작용한다.

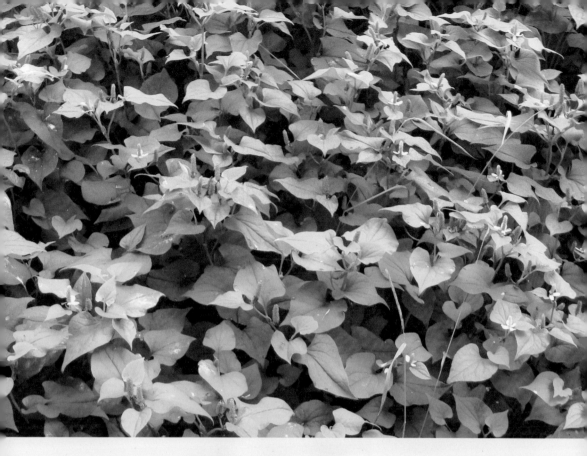

약 모 밀

피부·비뇨기계 질환

임질, 대하, 부스럼

Houttuynia cordata Thunb.

생 약 명 어성초(魚腥草), 중약(重藥)

이명 : 즙채, 십약, 집약초, 십자풀, 자배어성초(紫背魚腥草)

과명 : 삼백초과(Saururaceae)

개화기 : 5~6월

채취시기 : 주로 여름철에 줄기와 잎이 무성하고 꽃이 많이 필 때, 때로는 가을까지 뿌리를 포함한 전초를 채취하여 볕에 말린다. 이물질을 제거하고 절단하여 사용한다.

사용부위 뿌리를 포함한 전초

성분 : 지상부에 정유, 후투이니움(houttuynium), 데칸오일아세트알데히드(decanoyl acetaldehyde), 퀘르시트린(quercitrin), 이소퀘르시트린(isoquercitrin) 등이 함유되어 있다.

성질과 맛 : 성질이 약간 차고(약간 따뜻하다고 함), 맛은 맵다.

생태적특성

흔히 생약명인 어성초로 여러해살이풀로, 제주도, 남부 지방의 습지에서 잘자라
며 중부 지방에도 분포하고 농가에서 재배도 하고 있다. 높이는 20~50cm이고,
줄기는 납작한 원주형으로 비틀려 구부러져 있다. 줄기 표면은 갈황색으로 세로
줄이 여러 개 있고, 마디는 뚜렷하여 하부의 마디 위에는 수염뿌리가 남아 있으
며, 질은 부스러지기 쉽다. 잎은 어긋나고 잎몸은 말려 있으며, 펴 보면 심장형
으로 길이 3~8cm, 너비 3~6cm이다. 잎끝은 뾰족하고 가장자리는 톱니가 없이
매끈하며, 잎자루는 가늘고 길다. 5~6월에 흰색 꽃이 이삭 모양의 수상꽃차례로
줄기 끝에 달리는데, 삼백초와는 달리 꽃차례가 짧다. 잎을 비비면 생선 비린내
가 난다고 하여 어성초(魚腥草)라는 이름이 붙여졌다.

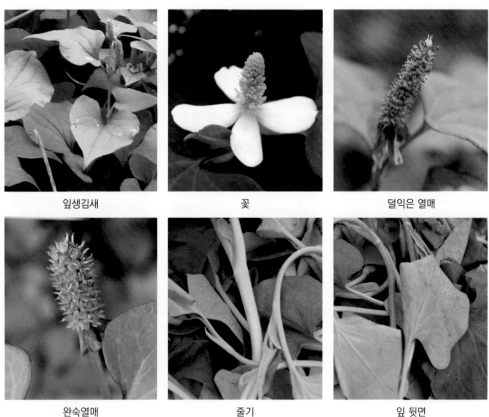

잎생김새　　　　　　꽃　　　　　　덜익은 열매

완숙열매　　　　　　줄기　　　　　　잎 뒷면

🌿 약효와 효능주치

열을 식히고 독을 풀어 주며, 염증을 없애고 종기를 가라앉히는 등의 효능이 있어 폐농양, 폐렴, 기관지염, 인후염, 수종(水腫), 자궁염, 대하, 탈항, 치루, 일체의 옹종(癰腫), 악창(惡瘡), 습진, 이질, 암종(癌腫) 등의 치료에 다양하게 이용되고 있다.

🌿 약재사용부위

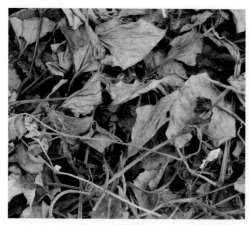
전초

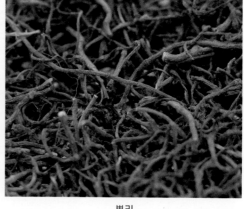
뿌리

🌿 처방 및 용법

말린 것으로 하루에 12~20g을 사용하는데, 그냥 사용하면 생선 비린내 때문에 복용하기 힘들다. 따라서 채취한 후 약간 말려서 시들시들할 때 술을 뿌려 시루에 넣고 쪄서 햇볕에 널어 말리고, 다시 술을 뿌려 찌고 말리는 과정을 비린내가 완전히 가시고 고소한 냄새가 날 때까지 반복하면 복용하기도 좋고 약효도 좋아진다. 민간에서는 길경, 황금, 노근 등을 배합하여 폐옹(肺癰)과 기침, 혈담을 치료하는 데 사용하고, 폐렴이나 급만성 기관지염, 장염, 요로 감염증 등의 치료에도 사용한다. 물을 부어 달여서 복용하기도 하고, 환(丸)이나 가루로 만들어 복용하기도 한다. 외용할 때는 짓찧어 환부에 바른다. 가정에서는 건조된 약재 15g에 물 700mL 정도를 붓고 끓기 시작하면 불을 약하게 줄여서 200~300mL로 달여 아침저녁 2회에 나누어 복용한다.

주의사항 : 이뇨작용이 있으므로 허약한 사람은 피한다.

장기에 미치는 작용부위

심장, 비장, 폐 경락에 작용한다.

비슷한 약초

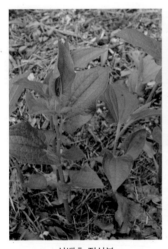

삼백초 지상부

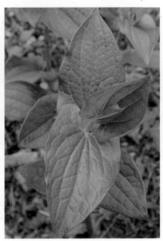

삼백초 잎생김새

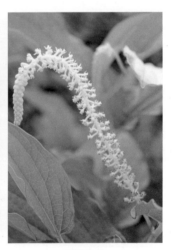

삼백초 꽃

기능성물질 효능에 관한 특허자료

항당뇨 활성을 갖는 어성초 혼합 추출액

본 발명에 따른 어성초(약모밀 전초) 혼합 추출액은 당뇨 흰쥐의 체중 감소를 억제시키고 식이효율 저하를 방지하며, 간과 신장의 비대를 억제시킬 뿐만 아니라 혈당을 감소시키고 체내 지질 대사를 개선하는 효과가 있으며, 췌장 β-세포로부터의 인슐린 분비를 증진시킬 뿐만 아니라 췌장조직을 보호하는 효과가 있어 항당뇨 활성이 우수하다.

〈공개번호 : 10-2010-0004328, 출원인 : 성숙경 외〉

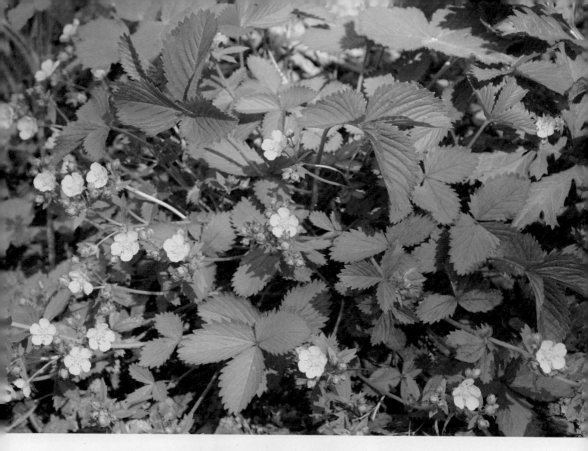

양지꽃

여성(부인병) 질환
자궁 출혈, 자궁 근종, 신체 허약

Potentilla fragarioides var. major Maxim.

생 약 명 　치자연, 연위릉

이명 : 소시랑개비, 큰소시랑개비, 좀양지꽃, 애기양지꽃, 왕양지꽃

과명 : 장미과(Rosaceae)

개화기 : 4~6월

채취시기 : 이른 봄에 어린순을 채취하고, 여름에 뿌리를 포함한 전초를 채취하여 햇볕에 말린다.

사 용 부 위 　어린순, 전초

성분 : d-카테콜(d-catechol)을 함유한다.

성질과 맛 : 성질이 따뜻하고, 맛은 달다.

생태적특성

전국 각지의 산과 들에 분포하는 여러해살이풀로, 토질에 관계없이 햇볕이 잘 드는 곳에서 자란다.

키는 30~50cm이고, 잎은 길이 1.5~5cm, 폭 1~3cm인 타원형으로 뿌리에서 여러 개가 나와 사방으로 퍼지며, 양 끝이 좁고 양면에 털이 있다. 4~6월에 노란 색 꽃이 피며, 꽃의 지름은 1.5~2cm로 꽃받침보다 1.5~2배 정도 길다. 수과인 열매는 6~7월경에 달리고 길이 2mm의 난형에 털이 없다.

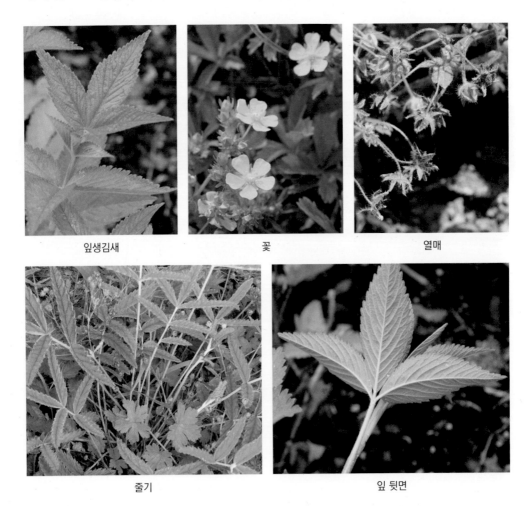

잎생김새　　　　　　꽃　　　　　　열매

줄기　　　　　　잎 뒷면

🌿 약효와 효능주치

기를 더해 주고 출혈을 멎게하는 효능이 있으며 신체 허약, 토혈, 코피, 기능성 자궁 출혈, 자궁 근종 출혈, 월경 과다 등을 치료한다.

🌿 약재사용부위

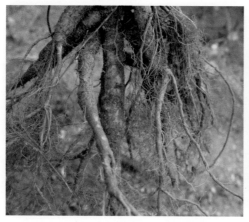

뿌리

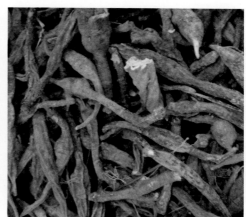

약재

🌿 처방 및 용법

하루에 12~24g을 사용하는데 물 1L 정도를 붓고 달여서 2~3회에 나누어 복용한다.

주의사항 : 월경 중에는 사용에 주의한다.

🌿 장기에 미치는 작용부위

심장, 비장 경락에 작용한다.

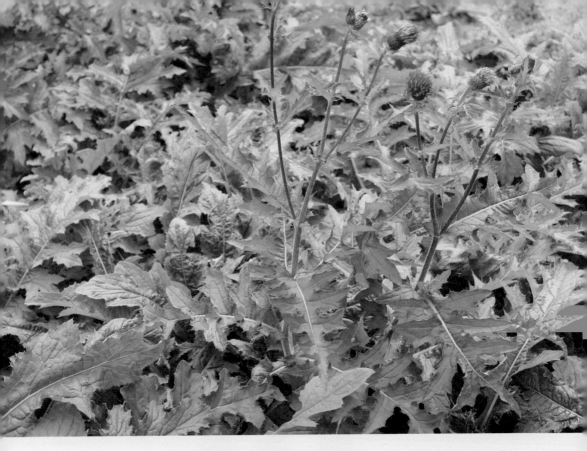

엉 겅 퀴

순환기계 질환

지혈, 고혈압, 항균, 항암

Cirsium japonicum var. *maackii* (Maxim.) Matsum.

생 약 명 대계(大薊)

이명 : 가시엉겅퀴, 가시나물, 항가새

과명 : 국화과(Compositae)

개화기 : 6~8월

채취시기 : 이른 봄이나 가을에 잎을 채취하고 가을에는 뿌리를 채취하여 햇볕에 말린다.

사용부위 어린순, 잎, 뿌리

성분 : 리나린(linarin), 타락스아스테릴(taraxasteryl), 아세테이트, 스티그마스테롤(stigmasterol), α-아미린
　　　 (α-amyrin) 등을 함유한다.

성질과 맛 : 성질이 시원하고 맛은 쓰고 달다.

🌱 생태적특성

전국 각지의 산과 들에 분포하는 여러해살이풀로, 물 빠짐이 좋은 양지에서 자란다. 키는 50~100cm이고, 줄기는 곧게 서며 전체에 흰색 털이 있다. 잎은 길이가 15~30cm, 폭이 6~15cm 정도로 타원형 또는 뾰족한 타원형이며, 밑부분이 좁고 새의 깃털과 같은 모양으로 6~7쌍이 갈라진다.

잎 가장자리에는 결각상의 톱니와 가시가 있다. 꽃은 6~8월에 지름 3~5cm로 가지 끝과 원줄기 끝에 1개씩 피고 꽃부리는 자주색 또는 붉은색이며 길이는 1.9~2.4cm이다. 열매는 9~10월경에 달리고 흰색 갓털은 길이가 1.6~1.9cm이다.

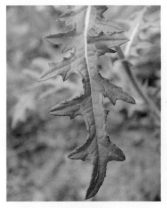

잎생김새

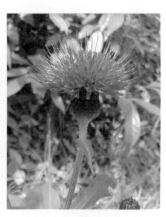

꽃봉우리

꽃

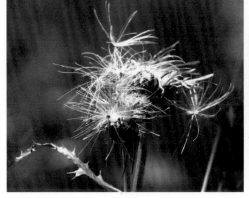

열매

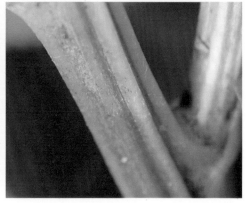

줄기

🌿 약효와 효능주치

혈액의 열을 내려 주고 출혈을 멎게 하며, 열을 내리고 종기를 가라앉히는 효능이 있어서 감기, 백일해, 고혈압, 장염, 신장염, 토혈, 혈뇨, 혈변, 산후 출혈 등 자궁 출혈이 지속되는 병증, 대하증, 종기를 치료하는 데 이용한다.

🌿 약재사용부위

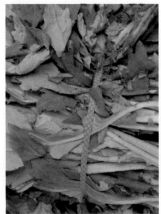
잎 채취품

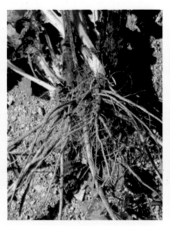
뿌리

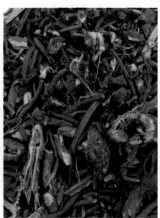
뿌리약재

🌿 처방 및 용법

하루에 6~12g을 이용하는데, 물 1L 정도를 붓고 달여서 2~3회에 나누어 복용하거나 가루 또는 즙을 내서 복용하기도 한다. 외용할 때는 짓찧어서 환부에 붙인다.

> **주의사항 :** 비위가 차고 허하면서 어혈과 적체가 없는 경우에는 사용을 피한다.

🌿 장기에 미치는 작용부위

간, 심장, 비장 경락에 작용한다.

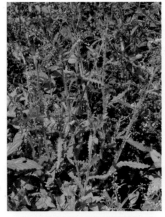

지느러미엉겅퀴 지상부

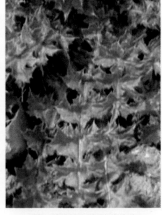

지느러미엉겅퀴 잎생김새

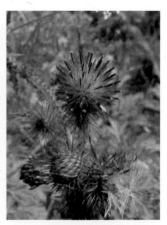

지느러미엉겅퀴 꽃

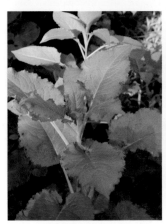

고려엉겅퀴 지상부

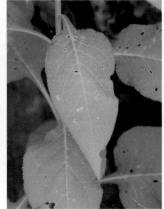

고려엉겅퀴 잎생김새

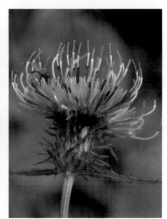

고려엉겅퀴 꽃

기능성물질 효능에 관한 특허자료

대계(엉겅퀴) 추출물을 포함하는 골다공증 예방 또는 치료용 조성물

본 발명은 골다공증 예방 또는 치료용 조성물에 관한 것으로서, 보다 상세하게는 대계(엉겅퀴) 추출물을 유효성분으로 함유하는 골다공증 예방 또는 치료용 약학적 조성물 및 건강식품에 관한 것이다. 본 발명의 대계 추출물을 포함하는 조성물은 파골세포 분화 및 관련 유전자 발현의 억제 효과가 뛰어나므로, 골다공증의 예방 및 치료용으로 유용하게 사용될 수 있다.

〈공개번호 : 10-2012-0044450, 출원인 : 한국한의학연구원〉

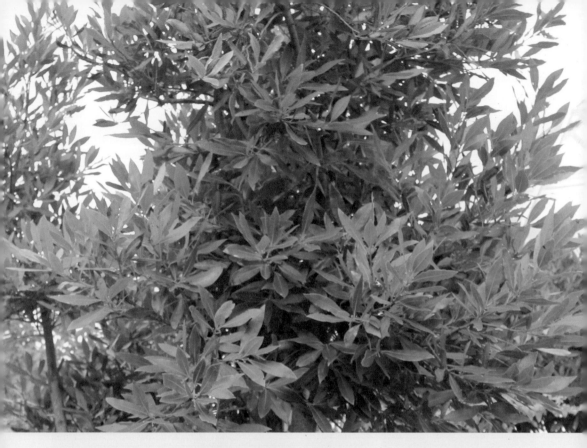

월 계 수

Laurus nobilis L.

순환기계 질환
간경화, 항산화, 항균, 건위

생약명 월계자(月桂子), 월계엽(月桂葉)

이명 : 계수나무, 월계(月桂), 감람수, 계수
과명 : 녹나무과(Lauraceae)
개화기 : 4~5월
채취시기 : 열매는 9~10월, 잎은 봄여름에 채취한다.

사용부위 열매, 잎

성분 : 열매는 정유, 지방을 함유하며 주성분은 라우르산(lauric acid), 팔미트산(palmitic acid), 올레산(oleic acid),리놀레산(linoleic acid), 리놀렌산(linolenic acid) 등이다. 종자는 단백질 글루텐류와 글로불린 류를 함유하고 잎은 정유를 많이 함유하는데, 그 주성분은 리날로올(linalool), 오이게놀(eugenol), 게라니올(geraniol), 1,8−시네올(1,8−cineol), 테르피네올(terpineol), 아세틸오이게놀, 메틸오이게놀, α−피엔(α−pinene), 펠란드렌(phellandrene) 등이며 세스퀴테르펜락톤(sesquiterpenlactone)의 게르 마크라노리드(germacranolide)와 루틴도 함유한다.

성질과 맛 : 성질이 따뜻하고 독이 없으며, 맛은 맵다.

생태적특성

남부 지방에서 관상수로 심어 가꾸는 상록활엽교목으로, 높이는 9~12m이고 수피는 흑갈색이다.

잎은 서로 어긋나고 긴 타원형 또는 피침형에 가죽질이며 잎끝은 날카롭고 가장자리는 밋밋하거나 약간의 물결 모양이다. 꽃은 자웅이주이며, 4~5월에 노란색의 작은 꽃이 잎겨드랑이에서 산형꽃차례로 피고, 9~10월경 액과인 타원형 열매가 암자색으로 익는다.

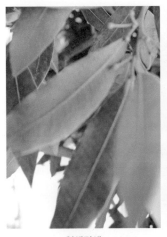
잎생김새

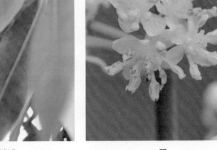
꽃

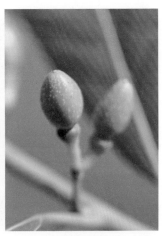
덜익은 열매

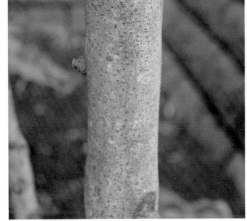
수피

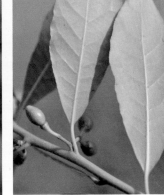
잎 뒷면

약효와 효능주치

열매는 생약명이 월계자(月桂子)이며, 정유에 항균작용이 있어 어린이의 이창(耳瘡), 습진, 복어 중독, 가려움증을 치료한다. 잎은 생약명이 월계엽(月桂葉)이며, 방향성 건위약으로 쓰이고 류머티즘, 가려움증 등을 치료한다. 잎의 추출물에는 간경화 및 간 섬유화, 파킨슨병과 뇌신경 질환, 항산화제 등의 치료 효과가 있다.

약재사용부위

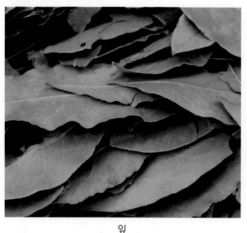
잎

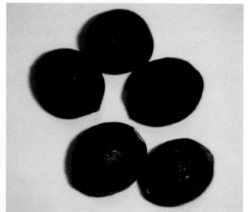
열매

처방 및 용법

열매 1일량 10~20g을 물 900mL에 넣고 반으로 달여 2~3회 매 식후 복용한다. 외용할 때는 가루를 내어 기름과 혼합하여 환부에 붙인다. 잎 1일량 15~30g을 물 900mL에 넣고 반으로 달여 2~3회 매 식후 복용한다. 외용할 때는 정유를 환부에 바른다.

장기에 미치는 작용부위

간, 비장, 폐 경락에 작용한다.

비슷한 약초

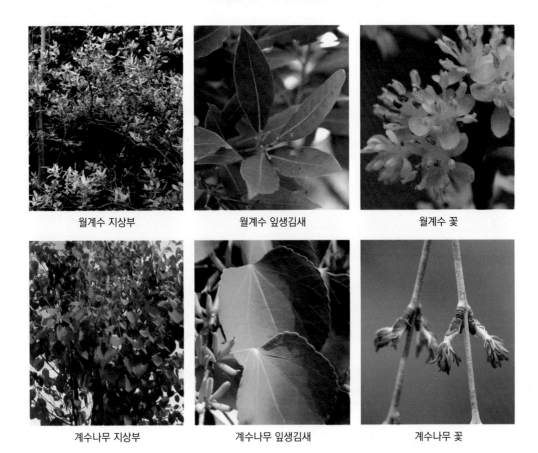

월계수 지상부

월계수 잎생김새

월계수 꽃

계수나무 지상부

계수나무 잎생김새

계수나무 꽃

기능성물질 효능에 관한 특허자료

월계수 잎 추출물로 구성된 간경화 및 간 섬유화 치료 또는 예방용 조성물

본 발명은 월계수의 알코올 용매에 의한 알코올 추출물과 이를 분획한 클로로포름층으로 구성되어 간세포 독성을 유발하기 위한 Thioacetamide(TAA) 유도 간독성 모델을 이용하여 세포의 괴사와 사멸을 유도하여 간경화 및 간 섬유화를 유발하는 것을 억제하고 간 성상세포의 증식 및 활성화를 억제함으로써, 간경화 및 간 섬유화를 저지할 수 있는 월계수 추출물로 구성된 간경화 및 간 섬유화 치료 또는 예방용 조성물에 관한 것으로, 월계수 알코올 추출물 및 클로로포름층에서 간세포 자가사멸을 방지하는 효능이 있고, 산화적 손상 또는 그 이외의 원인에 의한 간세포 손상을 방지하는 효능이 있고, 간경화 또는 간섬유화의 새로운 치료 방법 및 예방 방법으로 대두되고 있는 간 성상세포의 자가사멸을 유도하는 효능이 있어 간 보호용 또는 간경화 및 간 섬유화 치료 또는 예방용 조성물의 유효성분으로 이용될 수 있다. 〈공개번호 : 10-2009-0069720, 출원인 : (재)서울대학교 산학협력재단〉

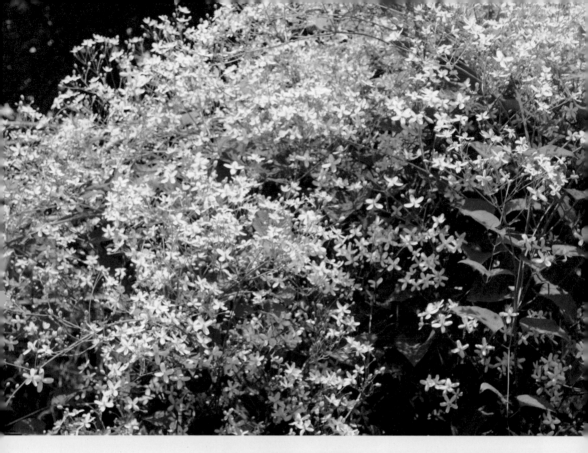

으아리

근골격계 질환

관절염, 신경통

Clematis terniflora var. *mandshurica* (Rupr.) Ohwi

생약명 위령선(威靈仙)

이명 : 큰위령선, 노선(露仙), 능소(能消), 철각위령선(鐵脚威靈仙)

과명 : 미나리아재비과(Ranunculaceae)

개화기 : 6~8월

채취시기 : 가을에 채취하여 이물질을 제거하고 가늘게 절단하여 말려서 사용한다.

사용부위 뿌리와 뿌리줄기

성분 : 뿌리에 아네모닌(anemonin), 아네모놀(anemonol), 스테롤(sterol), 락톤(lactone), 프로토아네모닌 (protoanemonin), 사포닌 등이 함유되어 있다.

성질과 맛 : 성질이 따뜻하고, 맛은 맵고 짜며 독성은 없다.

224

🌿 생태적특성

함경북도와 황해도, 백두 대간에 분포하는 낙엽활엽 만경목(덩굴 식물)으로, 주로 산기슭에서 자란다. 줄기는 2m 정도 뻗으며, 잎은 마주나고 보통 달걀형 또는 타원형의 작은 잎이 5개 달리는 깃꼴겹잎이다. 6~8월에 흰색 꽃이 줄기 끝이나 잎겨드랑이에 취산꽃차례로 피며, 수과인 열매는 9~10월에 익는다. 어린잎은 식용한다.

① 위령선(威靈仙) : 근경은 기둥 모양으로, 길이 1.5~10cm, 지름 0.3~1.5cm이다. 표면은 담갈황색이며, 끝부분에는 줄기의 기부가 남아 있고, 질은 단단하고 질기며, 단면은 섬유성으로 아래쪽에는 가는 뿌리가 많이 붙어 있다. 뿌리는 가늘고 긴원주형으로 약간 구부러졌고 길이 7~15cm, 지름 0.1~0.3cm이다. 표면은 흑갈색에 가는 세로주름이 있으며, 피부(皮部)는 탈락되어 황백색의 목부(木部)가 드러나 있다. 질은 단단하면서 부스러지기 쉽고, 단면의 피부는 비교적 넓고, 목부는 담황색에 방형(方形)이며, 피부와 목부 사이는 항상 벌어져 있다.

② 면단철선연(棉團鐵線蓮) : 근경은 짧은 기둥 모양으로 길이 1~4cm, 지름은 0.5~1cm이고, 뿌리는 길이 4~20cm, 지름 0.1~0.2cm이다. 표면은 자갈색 또는 흑갈색이며, 단면의 목부는 원형이다.

③ 동북철선연(東北鐵線蓮) : 근경은 기둥 모양으로 길이 1~11cm, 지름 0.5~2.5cm이며, 뿌리는 비교적 밀집되었고 길이 5~23cm, 지름 0.1~0.4cm이다. 표면은 자흑색으로, 단면의 목부는 원형에 가깝다.

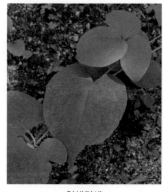
잎생김새

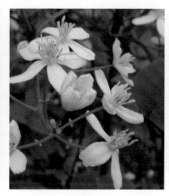
꽃

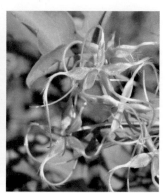
덜익은 열매

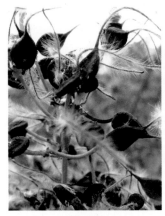
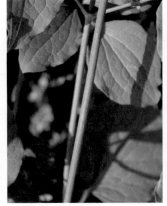
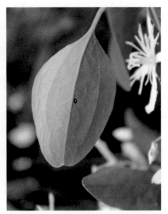

완숙열매   줄기   잎 뒷면

약효와 효능주치

통증을 가라앉히고, 풍사와 습사를 제거하며, 경락을 잘 통하게 하는 등의 효능
이 있어서 각종 신경통, 관절염, 근육통, 수족 마비, 언어 장애, 통풍, 각기병, 편
도염, 볼거리, 간염, 황달 등의 치료에 유효하다.

약재사용부위

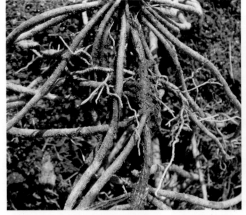
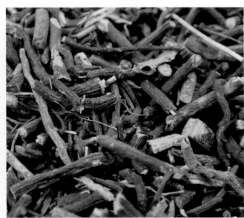

뿌리 채취품   약재

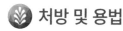 **처방 및 용법**

말린 것으로 하루에 4~12g을 사용하는데, 보통 물 700mL 정도를 붓고 끓기 시작하면 불을 약하게 줄여서 200~300mL 정도로 달여 아침저녁 2회에 나누어 복용한다.

환(丸)이나 가루로 만들어 복용하기도 한다. 외용할 때는 짓찧어 환부에 붙인다. 민간에서는 구안와사, 류머티즘성 관절염, 편도염의 치료에 다음과 같이 이용한다.

① 구안와사 : 으아리 잎, 줄기, 뿌리 등 어떤 부위라도 마늘 한 쪽과 함께 찧어 중간 정도 크기의 조개껍질에 소복하게 채워서 팔목 관절에서 4cm 정도 손바닥 안쪽, 또는 엄지와 검지손가락 사이 합곡혈(合谷穴)에 붙이는데, 왼쪽으로 돌아가면 오른쪽 손에, 오른쪽으로 돌아가면 왼쪽 손에 붙인다. 하루에 7시간 정도 붙이고 있다가 불에 데인 자국처럼 물집이 생기면 떼어낸다.

② 류머티즘성 관절염 : 으아리 뿌리를 잘게 썰어 병에 넣고 푹 잠기게 술을 부어 마개를 꼭 막고 1주일 정도 두었다가 꺼내어 잘 말려서 부드럽게 가루를 낸 다음 꿀로 반죽하여 환을 만들어 하루에 3회, 한 번에 4~6g씩 식후에 먹는다. 또는 잘게 썬 으아리 뿌리 20g에 물 1L 정도를 붓고 절반 정도로 달여서 하루에 3회로 나누어 식후에 마시거나, 으아리 12g, 오가피 10g을 물에 달여 하루에 3회로 나누어 먹어도 좋다.

③ 편도염 : 으아리 줄기, 잎을 하루 30~60g씩 물에 달여 2~3회에 나누어 공복에 먹으면 염증을 가라앉히고 통증을 멈추는 작용을 한다.

> **주의사항** : 약성이 매우 강하여 기혈을 소모시킬 우려가 있으므로, 기혈이 허약한 사람이나 임산부는 신중하게 사용해야 한다.

 장기에 미치는 작용부위

간, 폐, 방광 경락에 작용한다.

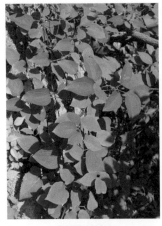

으아리 지상부

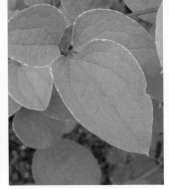

으아리 잎생김새

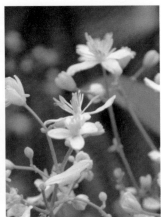

으아리 꽃

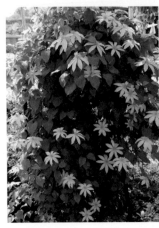

큰꽃으아리 지상부

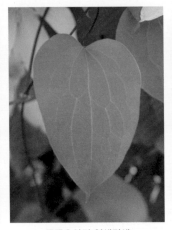

큰꽃으아리 잎생김새

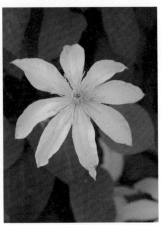

큰꽃으아리 꽃

기능성물질 효능에 관한 특허자료

으아리 추출물을 유효성분으로 포함하는 피부상태 개선용 조성물

본 발명은 으아리 추출물을 유효성분으로 포함하는 피부상태 개선용 화장료, 약제학적 및 식품 조성물에 관한 것이다. 본 발명의 조성물은 콜라겐 합성을 증대시키고 콜라겐을 분해시키는 효소인 콜라게나아제의 활성을 억제시켜 우수한 주름 개선 및 피부재생 효능을 가진다. 또한 활성산소에 의하여 손상된 세포의 재생을 촉진시켜 우수한 피부 노화 방지 효능을 가진다. 〈공개번호 : 10-2014-0117055, 출원인 : (주)바이오스펙트럼〉

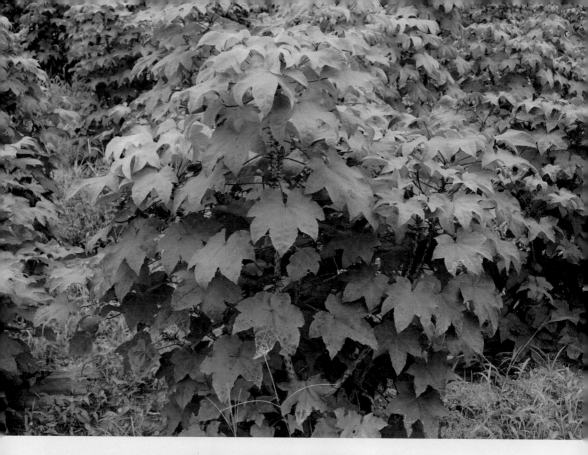

음나무

근골격계 질환
관절염, 신경통

Kalopanax septemlobus (Thunb.) Koidz. = [*Kalopanax pictus* (Thunb.) Nakai.]

생약명 해동피, 해동수근

이명 : 개두릅나무, 당엄나무, 당음나무, 멍구나무, 엉개나무, 엄나무, 해동목(海桐木)
과명 : 두릅나무과(Araliaceae)　　　　　　　　개화기 : 8월
채취시기 : 수피는 연중 수시, 뿌리는 늦여름부터 가을 사이에 채취한다.

사용부위 수피, 뿌리

성분 : 수피에는 트리테르펜사포닌(triterpene saponin)으로 칼로파낙스사포닌 A, B, G, K (kalopanaxsaponin A, B, G, K), 페리카르프사포닌 P13(pericarpsaponin P13), 헤데라사포 닌 B(hederasaponin B), 픽토시드 A(pictoside A)가 함유되어 있고 리그난(lignan)으로 리리오 덴드린(liriodendrin)이 함유되어 있으며 페놀 화합물로 코니페린(coniferin), 칼로파낙신 A, B, C(kalopanaxin A, B, C), 기타 폴리아세틸렌 화합물, 타닌, 플라보노이드, 쿠마린(coumarin), 글루코 시드, 알칼로이드류, 정유, 수지, 전분 등이 함유되어 있다. 뿌리에는 글루칸(glucan), 펙틴질 등의 다당류가 함유되어 있고, 갈락투론산(galacturonic acid), 포도당, 아라비노오스(arabinose), 갈락토 오스 등으로 가수 분해 된다.

성질과 맛 : 수피는 성질이 평하고, 맛은 쓰고 맵다. 뿌리는 성질이 시원하고 독이 없으며, 맛은 쓰다.

🌿 생태적특성

전국 각지에 분포하는 낙엽활엽교목으로, 산기슭 양지쪽 길가에 자란다. 높이는 20m 내외이며, 줄기와 가지에 굵은 가시가 많이 나 있다. 잎은 긴 가지에는 서로 어긋나고 짧은 가지에는 모여나며, 손바닥 모양으로 5~7갈래로 찢어져 잎끝은 길게 뾰족하고 가장자리에는 톱니가 있다. 7~8월에 황록색 꽃이 산형꽃차례로 피는데, 꽃잎은 윤기가 있으며 다섯으로 갈라진다. 열매는 공 모양에 가깝고 9~10월에 익는다.

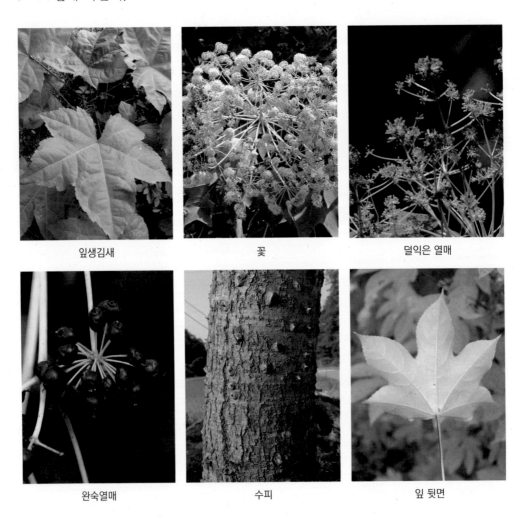

잎생김새   꽃   덜익은 열매

완숙열매   수피   잎 뒷면

🌿 약효와 효능주치

수피는 생약명이 해동피(海桐皮)이며, 수렴, 진통약으로 거풍습, 살충, 활혈(活血)의 효능이 있고 류머티즘에 의한 근육 마비, 근육통, 관절염, 가려움증 등을 치료한다. 또 황산화작용을 비롯해서 항염, 항진균, 항종양, 혈당 강하, 지질저하작용 등이 있다. 뿌리와 근피는 생약명이 해동수근(海桐樹根)이며, 거풍, 제습(除濕), 양혈(凉血)의 효능이 있고 어혈, 장풍치혈(腸風痔血), 타박상, 류머티즘에 의한 골통 등을 치료한다. 음나무 추출물은 HIV 증식 억제 활성을 갖고 있어 AIDS(후천성 면역 결핍증) 치료, 퇴행성 중추 신경계 질환 개선 등의 효과를 나타 낸다.

🌿 약재사용부위

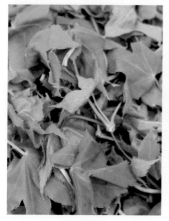
잎 채취품

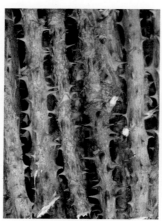
수피

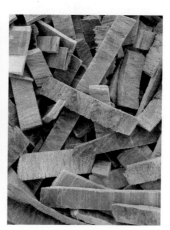
약재

🌿 처방 및 용법

수피 1일량 30~50g을 물 900mL에 넣고 반으로 달여 2~3회 매 식후 복용한다. 외용할 때는 달인 액으로 환부를 씻거나 짓찧어서 붙이거나 또는 가루를 내어 기름에 섞어서 환부에 붙인다. 뿌리 1일량 20~40g을 물 900mL에 넣고 반으로 달여 2~3회 매 식후 복용한다. 외용할 때는 짓찧어서 환부에 붙인다.

🌿 장기에 미치는 작용부위

간, 심장, 비장 경락에 작용한다.

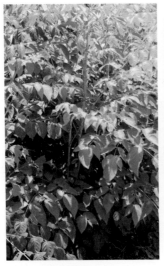
두릅나무 지상부

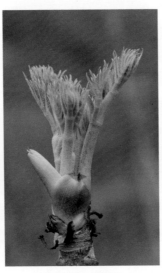
두릅나무 잎생김새

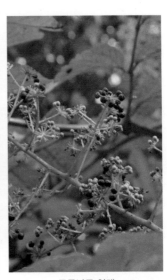
두릅나무 열매

기능성물질 효능에 관한 특허자료

HIV 증식 억제 활성을 갖는 음나무 추출물 및 이를 유효성분으로 함유하는 AIDS 치료제

본 발명은 HIV 억제 활성을 갖는 음나무 추출물 및 이를 유효성분으로 함유하는 AIDS 치료제에 관한 것이다. 본 발명의 음나무 추출물은 HIV 역전사효소 활성 억제, 프로테아제 활성 억제, 글루코시다제 활성 억제 및 HIV 증식 억제 활성이 뛰어나므로 AIDS를 치료하고 진행을 억제시키며 감염을 억제하는 데 유용하게 사용될 수 있다.

〈공개번호 : 10-2005-0045117, 특허권자 : 유영법 · 최승훈 · 심범상 · 안규석〉

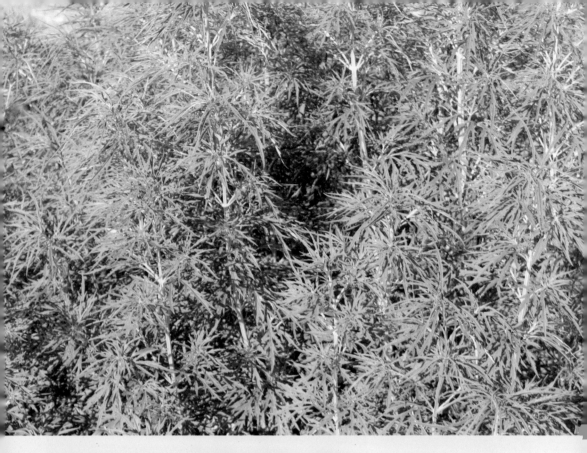

익 모 초

여성(부인병) 질환

월경불순, 산후복통

Leonurus japonicus Houtt.

생약명 익모초(益母草)

이명 : 임모초, 개방아, 충울(茺蔚), 익명(益明), 익모(益母)

과명 : 꿀풀과(Labiatae)

개화기 : 7~8월

채취시기 : 여름철에 줄기와 잎이 무성하고 꽃이 피기 전에 채취하여 이물질을 제거하고 절단하여 그늘에서 말려 두고 사용한다.

사용부위 잎, 줄기 및 종자

성분 : 레오누린(leonurine), 스타키드린(stachydrine), 레오누리딘(leonuridine), 레오누리닌(leonu rinine), 루테인, 벤조산(benzoic acid), 라우르산(lauric acid), 스테롤, 비타민 A, 아르기닌, 스타키오스 (stachyose) 등을 함유한다.

성질과 맛 : 성질이 약간 차고, 독이 없으며, 맛은 쓰고 맵다.

전국 각지의 들에서 자생하는 두해살이풀로, 높이는 1~2m이다. 줄기는 곧게 서며 참깨 줄기처럼 모가 나있다. 잎은 서로 마주나는데, 뿌리에서 난 잎은 약간 둥글고 깊게 갈라져 있으며 꽃이 필 때 없어진다. 줄기에 달린 잎은 3갈래의 깃 모양으로 갈라져 있다. 7~8월에 홍자색 꽃이 잎겨드랑이에 뭉쳐서 피며, 꽃받침은 5갈래로 갈라진다. 열매는 광란형의 분과로 8~9월에 익는다. 충울자(茺蔚子)라고 부르는 종자는 3개의 능각이 있어서 단면이 삼각형처럼 보이며 검게 익는다. 여성의 부인병을 치료하는 데 효과가 있어 익모초(益母草)라는 이름이 붙었으며, 농가에서 약용 작물로 재배하거나 관상용으로 심어 가꾸기도 한다.

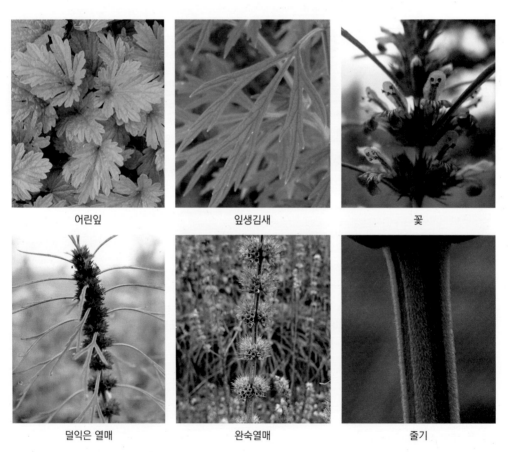

어린잎	잎생김새	꽃
덜익은 열매	완숙열매	줄기

🌿 약효와 효능주치

혈액순환을 도와 어혈을 풀어 주고 월경을 잘 통하게 하며, 이수와 자궁 수축 등의 효능이 있어서 월경불순, 오로불하(惡露不下), 어혈복통, 월경통, 붕루(崩漏), 타박상, 소화불량, 급성 신염, 소변불리, 혈뇨, 식욕 부진 등을 치료하는 데 유용하다.

🌿 약재사용부위

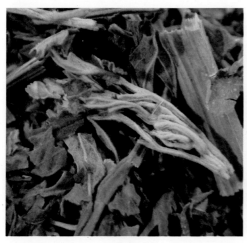

약재

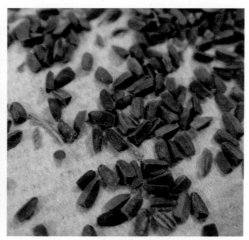

씨앗(충위자)

🌿 처방 및 용법

말린 것으로 하루에 12~20g 정도를 사용하는데, 채취한 익모초를 그늘에서 말려서 가루를 내고 한 번에 5g 정도를 물 700mL 정도에 넣고 끓기 시작하면 불을 약하게 줄여서 200~300mL 정도로 달여 아침저녁 2회에 나누어 복용한다. 민간에서는 이 방법으로 여성의 손발이 차고 월경이 고르지 못한 증상을 치료하거나 대하증을 치료하는 데 이용하였다. 산후에 배앓이를 치료할 때는 꽃이 필무렵 채취하여 깨끗이 씻은 다음 짓찧어 즙을 내서 한 번에 익모초즙 1큰술에 술을 약간

씩 섞어서 하루 3회 복용한다. 또한 여름에 더위를 먹고 토하면서 설사를 할 때는 익모초를 짓찧어 즙을 내서 한 번에 1~2큰술씩 자주 복용한다.

> **주의사항 :** 혈이 허하고 어혈이 없을 때는 사용을 금한다.

장기에 미치는 작용부위

간, 신장, 심장, 비장 경락에 작용한다.

비슷한 약초

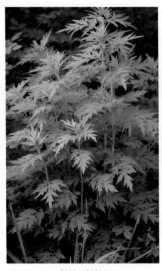

약쑥 지상부

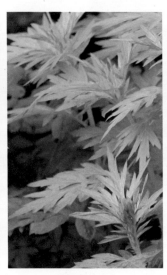

약쑥 잎생김새

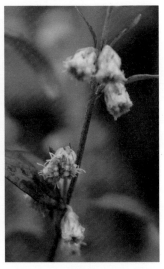

약쑥 꽃

기능성물질 효능에 관한 특허자료

익모초 추출물을 함유하는 고혈압의 예방 및 치료용 약학 조성물

본 발명은 익모초 추출물을 함유하는 조성물에 관한 것으로, 본 발명의 익모초 추출물은 ACE(안지오텐신 전환효소)를 저해함으로써 안지오텐신 전환효소의 작용으로 발생하는 혈압상승을 효과적으로 억제할 뿐만 아니라, 인체에 대한 안전성이 높으므로, 이를 함유하는 조성물은 고혈압의 예방 및 치료용 약학 조성물 및 건강기능식품으로 유용하게 이용될 수 있다. 〈공개번호 : 10-0845338-0000, 출원인 : 동국대학교 산학협력단〉

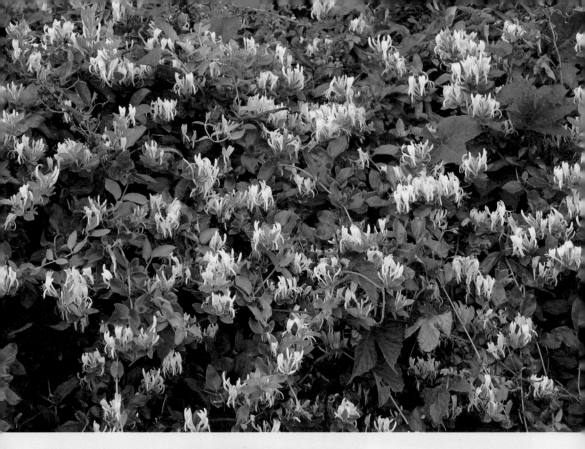

인동덩굴

소화기계 질환

지사, 정장, 이질, 소염

Lonicera japónica Thunb. = [*Lonicera acuminata* var. *japonica* Miq.]

생 약 명 금은화(金銀花), 인동등(忍冬藤)

이명 : 인동, 눙박나무, 능박나무, 털인동덩굴, 우단인동, 덩굴섬인동, 금은등(金銀藤), 이포화(二苞花), 노옹수, 금채고

과명 : 인동과(Caprifoliaceae)　　　　　　　　개화기 : 6~7월

채취시기 : 덩굴과 잎은 가을·겨울, 꽃봉오리는 5~6월에 채취한다.

사용부위 덩굴과 잎, 꽃봉오리

성분 : 잎과 덩굴줄기에는 로니세린(lonicerin), 루테올린(luteolin) 등의 플라보노이드류가 함유되어 있으며, 줄기에는 타닌, 알칼로이드가 함유되어 있다. 그 밖에 로가닌(loganin), 세코로가닌(secologanin), 트리테르펜사포닌(triterpene saponin)의 로니세로시드 A~C(loniceroside A~C) 등도 함유되어 있다. 꽃봉오리에는 루테올린, 이노시톨(inositol), 로가닌, 세코로가닌, 로니세린, 사포닌 중에 헤데라게닌(hederagenin), 클로로겐산(chlorogenic acid), 긴놀(ginnol), 오로크산틴(auroxanthin) 등이 함유되어 있다.

성질과 맛 : 성질이 차고, 맛은 달다.

생태적특성

전국 각지의 산기슭이나 민가의 울타리 근처에 자생하는 덩굴성 반상록활엽관목으로, 덩굴줄기는 오른쪽으로 감아 올라가 3m 내외로 뻗어 나간다. 줄기 속은 비어 있으며 작은 가지는 적갈색에 털이 빽빽하게 나 있다. 잎은 마주나며 난원형 또는 장난형에 잎끝이 뾰족하고 밑부분은 둥글거나 심장형에 가깝고 가장자리는 밋밋하다. 꽃은 6~7월에 백색으로 피어 3~4일이 지나면 황금색으로 변하며, 꽃잎은 입술 모양에 위쪽 꽃잎은 4개로 얕게 갈라져 바깥면은 부드러운 털로 덮여 있다. 꽃이 처음 필때는 흰색을 띠는 은빛이었다가가 3~4일이 지나면 황금색으로 변해 금은화(金銀花)라는 이름이 붙었다고 한다. 열매는 액과로 둥글고 9~10월에 검은색으로 익는다.

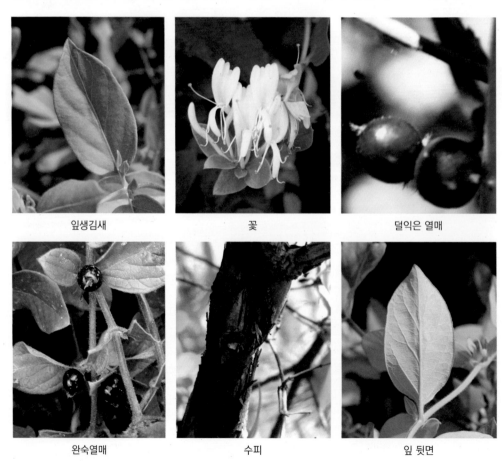

| 잎생김새 | 꽃 | 덜익은 열매 |
| 완숙열매 | 수피 | 잎 뒷면 |

🌿 약효와 효능주치

덩굴줄기와 잎은 생약명이 인동등(忍冬藤)이며, 달인 액이 황색 포도상 구균과 대장균 등의 생장을 억제하는 항균작용과 항염증작용이 있다. 또한 에탄올 추출물에는 고지혈증의 치료 효과가 있으며, 메탄올 추출물은 암세포주에 대하여 세포독성을 나타내고 감기 몸살에 대한 해열 작용이 있다.

또한 이뇨·소염약으로 종기의 부종을 가라앉히고 버섯 중독의 해독제로도 사용되며 전염성 간염의 치료에도 도움을 준다. 꽃은 생약명이 금은화이며, 꽃봉오리를 약용한다. 또한 알코올 추출물은 살모넬라균, 티프스균, 대장균 등의 생장을 억제하는 항균작용이 있고, 인플루엔자 바이러스에 대한 항바이러스작용도 있다.

특히 전염성 질환의 발열에 대한 치료 효과가 있고 청열, 해독의 효능이 있으며 감기 몸살의 발열, 해수, 장염, 종독, 세균성 적리, 귀밑샘염, 염증, 패혈증, 외상감염, 종기, 창독 등을 치료한다.

인동덩굴의 추출물은 성장 호르몬 분비 촉진, 자외선에 의한 세포 변이 억제 효과가 있다고 알려졌다.

🌿 약재사용부위

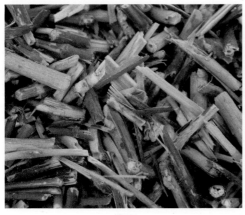

줄기

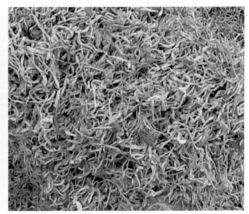

꽃(금은화)

🌾 처방 및 용법

줄기와 잎 1일량 50~100g을 물 900mL에 넣고 반으로 달여 2~3회 매 식후 복용한다. 외용할 때는 달인 액으로 씻거나 달인 액을 조려서 고제(膏劑)를 만들어 붙이거나 가루를 내어 기름과 섞어서 붙인다. 꽃봉오리 1일량 10~30g을 물 900mL에 넣고 반으로 달여 2~3회 매 식후 복용한다.

🌾 장기에 미치는 작용부위

심장, 폐 경락에 작용한다.

비슷한 약초

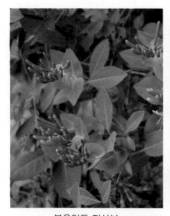

붉은인동 지상부

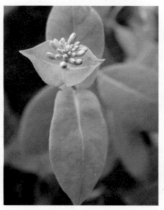

붉은인동 잎생김새

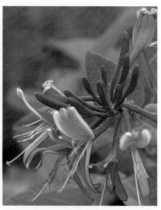

붉은인동 꽃

기능성물질 효능에 관한 특허자료

자외선에 의한 세포 변이 억제 효과를 갖는 인동 추출물, 그 추출 방법 및 인동 추출물을 포함하는 조성물
본 발명에서는 인동을 이용하여 자외선에 의한 세포 손상 또는 세포 변이에 따른 질환을 방지, 억제할 수 있는 추출물 및 그 추출 방법을 제안한다. 본 발명에 따라 얻어진 인동 추출물은 예를 들어 자외선 노출로 인한 세포 계획사, 세포막 변이, 세포분열 정지, DNA 변이와 같은 핵 성분의 파괴 등을 억제할 수 있음을 확인하였다.

〈공개번호 : 10-2009-0001237, 출원인 : 순천대학교 산학협력단〉

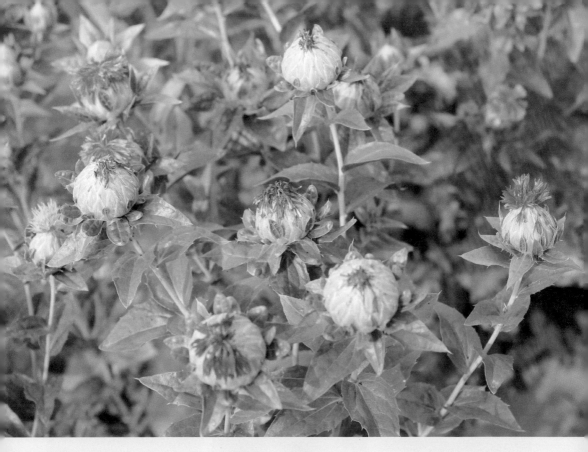

잇 꽃

Carthamus tinctorius L.

여성(부인병) 질환

활혈통경, 거풍, 경폐, 통경

생 약 명 홍화(紅花)

이명 : 이꽃, 황람, 오람, 자홍화, 연지

과명 : 국화과(Compositae)

개화기 : 7~8월

채취시기 : 꽃잎은 6~7월경 꽃이 황색에서 홍적색으로 변할 때 채취하여 햇볕이나 그늘에서 건조시 킨다. 종자는 성숙한 후에 채취하여 햇볕에 건조시킨다.

사용부위 꽃잎, 종자

성분 : 꽃의 홍색소는 카르타몬(carthamon)이 주성분으로, 황색 물질의 전구 물질인 카르타민(carthamin) 의 산화에 의해 생성된 것이고, 그 밖에 무색의 배당체 네오카르타민(neocarthamin)을 포함하고 있다. 종자에는 지방유가 함유되어 있는데 대부분이 리놀레산(linoleic acid)이다.

성질과 맛 : 꽃은 맛이 맵고 성질은 따뜻하며, 종자는 맛이 달고 성질이 따뜻하다.

이집트 원산의 한해살이풀로, 우리나라에서는 관상용으로 심어 가꾼다. 높이가 1m 정도이며, 줄기는 전체에 털이 없다. 잎은 어긋나고 난형 또는 넓은 피침형이며, 가시처럼 뾰족한 톱니가 있다.

7~8월에 홍색 또는 홍황색 꽃이 원줄기 끝과 가지 끝에 1개씩 피는데, 잔꽃은 가는 통형이며 전체 생김새가 엉겅퀴와 비슷하다.

열매는 수과이며 길이 6mm 정도에 백색으로 짧은 관모가 있다. 꽃은 '홍화'라 하여 약용하고, 씨로는 기름을 짜며, 공업용 원료로도 이용한다.

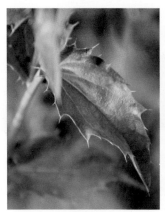

잎생김새

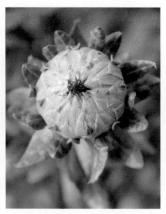

꽃봉우리

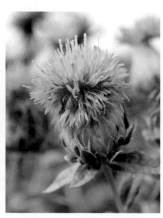

꽃

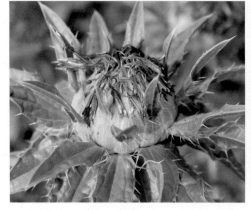

열매

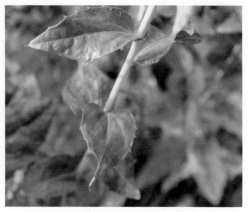

줄기

🌿 약효와 효능주치

꽃잎은 혈액순환을 원활하게 하고 어혈을 풀어 주며, 통증을 멎게 하고 자궁을 수축하는 등의 효능이 있고, 종자는 활혈(活血)과 해독의 효능이 있다. 홍화는 예로부터 홍색 염료, 입술연지 원료 및 식품의 홍색 착색제 등으로 쓰였으며, 종자에 함유된 지방유에는 리놀산(linolic acid)이 함유되어 콜레스테롤 대사를 정화하는 작용이 있어서 동맥 경화의 예방약 또는 치료약 제제(製劑) 원료로 이용되고 있다. 홍화는 여성의 월경을 잘 통하게 약으로 널리 쓰이며, 특히 성인병 예방을 비롯하여 골다공증 예방과 치료에 효과가 높고, 각종 사고로 인해 절골, 파골된 환자에게 유합(癒合) 치유와 조직 생성이 잘되게 하는 것으로 보고되었다. 종실은 중국, 일본, 미국 등지에서도 생산되지만 우리나라 토종이 약효 면에서 월등히 뛰어난 것으로 알려져 있다.

🌿 약재사용부위

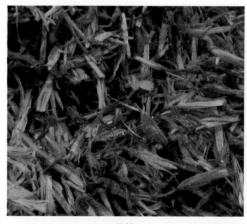

꽃잎

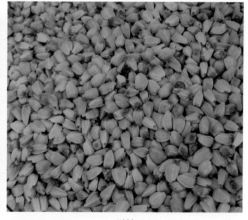

씨앗

🌿 처방 및 용법

홍화는 주로 민간요법에 쓰는데, 꽃봉오리를 말린 것으로 술을 담가서 월경불순을 치료하는 데 쓰고 달여서 산후풍이나 산후 어혈에 사용하며, 타박상 등에 쓰면 혈류를 잘 통하게 해 준다. 《본초서(本草書)》에 홍화는 산후 어지러운 증상에 쓰며, 산후 어혈로 인한 복통과 태아의 자궁 내 사산을 치료한다고 하였다. 또 매일 한두 잔씩 차처럼 마시면 오래된 위장병과 대장염 등에 효과가 좋다. 적당히 쓰면 충혈 작용이 있고 혈류를 좋게 해 주지만, 너무 많이 먹으면 혈을 파괴하는 작용이 있으므로 주의해야 한다. 한방에서는 월경폐색증(月經閉塞症)이나 복부 창만에 홍화, 당귀, 적작약, 도인, 우슬, 현호색, 소목(蘇木), 자위화(紫威花, 능소화 꽃), 유기노(劉寄奴, 기호의 전초) 각 4g, 청피(靑皮), 향부자 각 2g, 자교(雌校) 1.5g을 넣고 홍화탕을 만들어 복용한다. 홍화 말린 것 3~4g에 뜨거운 물을 부어서 우려 마시기도 한다.

🌱 장기에 미치는 작용부위

꽃잎(홍화)은 심장, 간 경락에 작용하고, 종자(홍화자)는 심장, 비장 경락에 작용한다.

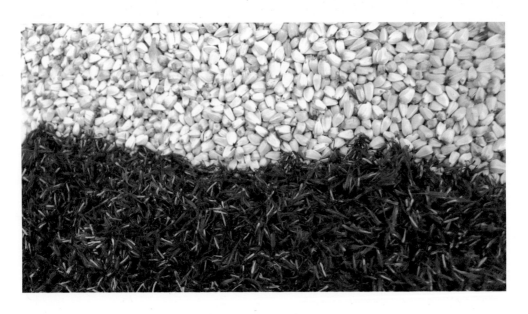

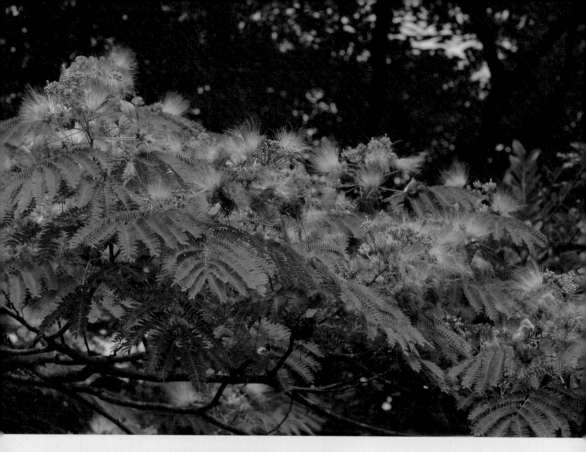

자귀나무

Albizia julibrissin Durazz.

순환기계 질환

안신, 건망, 불면

생약명 합환피(合歡皮), 합환화(合歡花)

이명 : 합혼피(合昏皮), 합환목, 애정목, 합환수

과명 : 콩과(Leguminosae)

개화기 : 6~7월

채취시기 : 수피는 여름·가을, 꽃·꽃봉오리는 6~7월에 채취한다.

사용부위 수피, 꽃과 꽃봉오리

성분 : 수피에는 사포닌, 타닌이 함유되어 있으며, 새로 난 어린 잎에는 비타민 C가 많이 함유되어 있다.

성질과 맛 : 성질이 평하고, 맛은 달다.

생태적특성

전국 각지에 분포하는 낙엽활엽소교목으로, 높이는 3~5m이며 관목상으로 자란다. 줄기는 굽거나 약간 누우며, 작은 가지는 털이 없고 능선이 있다. 잎은 2회 깃꼴겹잎으로 서로 어긋나며, 작은 잎은 원줄기를 향해 낫처럼 굽어 좌우가 같지 않은 긴 타원형으로 양면에 털이 없거나 뒷면 맥 위에 털이 있으며 밤에는 잎이 접힌다. 6~7월에 담홍색 꽃이 가지 끝에 두상꽃차례로 피고, 열매는 편평한 두과이며, 꼬투리 안에 들어 있는 5~6개의 타원형 종자가 9~10월에 갈색으로 익는다.

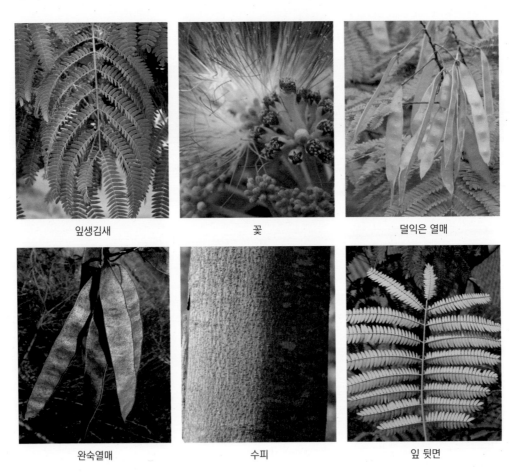

잎생김새

꽃

덜익은 열매

완숙열매

수피

잎 뒷면

약효와 효능주치

수피는 생약명이 합환피(合歡皮)이며, 심신 불안을 안정시키고 근심, 걱정을 덜어 주며 마음을 편안하게 하여, 우울, 불면, 근골절상, 옹종, 종독, 신경 과민, 히스테리 등을 치료한다.

꽃은 생약명이 합환화(合歡花)이고, 꽃봉오리는 생약명이 합환미(合歡米)이며, 불안, 초조, 불면, 건망, 옹종, 타박상, 동통 등을 치료한다. 자귀나무 추출물은 항암작용이 있다.

약재사용부위

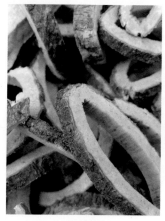
껍질약재

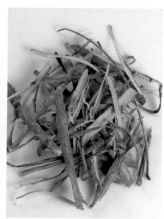
속껍질약재

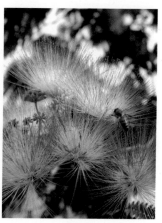
꽃

처방 및 용법

수피 1일량 15~30g을 물 900mL에 넣고 반으로 달여 2~3회 매 식후 복용한다. 외용할 때는 가루를 내어 기름과 섞어서 환부에 붙인다. 꽃, 꽃봉오리 1일량 10~20g을 물 900mL에 넣고 반으로 달여 2~3회 매 식후 복용한다. 외용할 때는 가루를 내어 기름과 섞어서 환부에 붙인다.

장기에 미치는 작용부위

수피는 간, 심장 경락으로, 꽃은 심장, 비장 경락으로 작용한다.

비슷한 약초

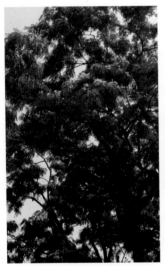

왕자귀나무 지상부

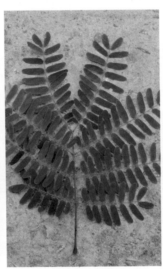

왕자귀나무 잎생김새

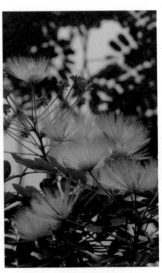

왕자귀나무 꽃

기능성물질 효능에 관한 특허자료

자귀나무 추출물을 포함하는 항암 또는 항암 보조용 조성물
본 발명은 자귀나무 껍질 추출물을 포함하는 항암 또는 항암 보조용 조성물에 관한 것이다. 본 발명에 따른 자귀나무 껍질 추출물은 천연식물로부터 유래하여 소비자에게도 안전하며, 기존의 항암제와의 병용 투여 시 기존 항암제를 적은 용량으로 투여하는 경우에도 약물의 상승효과가 나타나 항암 활성이 극대화되므로, 적은 투여용량의 기존 항암제를 사용함으로써 항암제 투여에 따른 독성 및 부작용은 줄일 수 있는 항암 또는 항암 보조용 조성물에 관한 것이다.

〈공개번호 : 10-2012-0090118, 출원인 : 학교법인 동의학원〉

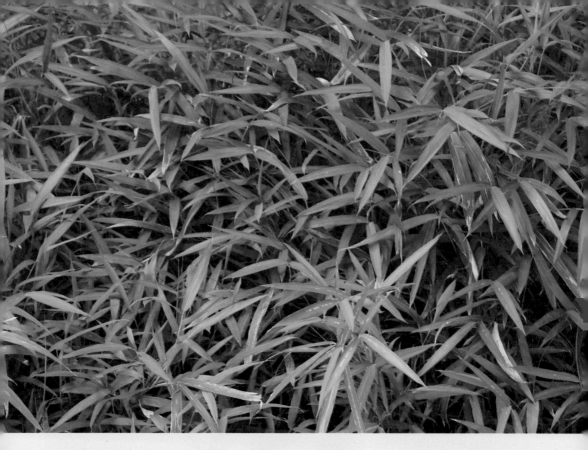

조릿대

Sasa borealis (Hack.) Makino

내분비계 질환
생진, 이뇨, 청열제번, 지갈

생약명 죽엽(竹葉)

이명 : 기주조릿대, 산대, 산죽, 신우대, 조리대
과명 : 벼과(Gramineae)   **개화기 :** 5~7월
채취시기 : 연중 수시로 채취 가능하나, 여름에 작은 눈엽(嫩葉: 새로 나온 어린잎)을 채취하여 햇볕이
    나 그늘에 말려서 사용한다. 죽엽은 생장하여 1년이 된 것으로 어리고 탄력이 있으며 신
    선한 잎이 좋다.

사용부위 잎

성분 : 항암 활성 물질이 있는 것으로 알려져 있다. 잘게 썬 마른 잎 1kg을 물로 씻고 생석회 포화 용액
    18L에 염화 칼슘 1.5g을 넣고 2시간 정도 끓인 다음 걸러 낸 액에 탄산 가스를 통과시켜 탄산 칼
    슘의 앙금이 완전히 가라앉도록 하룻밤 두었다가 거른다. 거른 액을 1/20로 졸이고 앙금이 생기
    면 다시 거른다. 거른 액을 졸여서 말리면 8~11%의 노란빛을 띤 밤색 물질을 얻을 수 있는데, 이
    것이 강한 항암 활성 물질이다. 이 물질은 총당 43%, 질소 약 1%로 이루어져 있다.
성질과 맛 : 성질이 차고, 독이 없으며, 맛은 달고 담담하다.

🌾 생태적특성

조릿대는 상록활엽관목으로 제주도와 울릉도를 제외한 한반도 전역에 자생한다. 조릿대는 대나무 종류 중에서 줄기가 매우 가늘고 키가 작으며 잎집이 그대로 붙어 있다는 특징이 있다. 높이는 1~2m 정도로 자라는데, 지름이 3~6mm인 가느다란 녹색 줄기는 털이 없으며 구형의 마디는 도드라지고 그 주위가 약간 자주색을 띤다. 잎은 긴 타원상 피침형으로 가지 끝에서 2~3장씩 나는데 길이는 10~25cm이며 잎 가장자리에 가시 같은 잔톱니가 있다. 꽃차례는 털과 흰 가루가 덮여 있으며 아랫부분이 검은빛을 띤 자주색 포로 싸여 있는데, 어긋나게 갈라지며 원뿔처럼 된 꽃대가 나와 그 끝마다 10개 정도의 이삭 같은 꽃이 달린다.

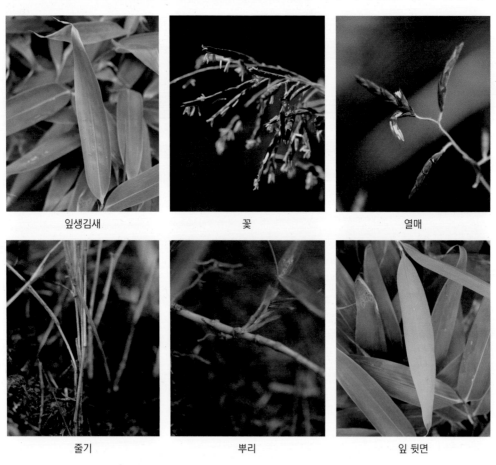

잎생김새	꽃	열매
줄기	뿌리	잎 뒷면

열매는 꽃이 핀 해 5~6월에 작고 긴 타원형의 열매가 회갈색으로 익는다. 유사 종인 섬조릿대, 제주조릿대, 섬대 등의 잎도 약재로 이용하고 있다. 민간에서 조 릿대를 담죽엽(淡竹葉)이라고도 부르지만 담죽엽은 여러해살이풀인 조릿대풀 (Lophatherum gracile Brongn.)의 생약명으로, 혼동의 우려가 있으므로 구분하 여 사용해야 한다.

🌱 약효와 효능주치

열을 내리고 번조(煩躁)를 없애며, 소변을 잘 통하게 하고 갈증을 멎게 하며 진액 을 생성하는 등의 효능이 있어서 열병과 번갈(煩渴), 소아경풍(小兒驚風: 어린이 가 놀라는 증상), 정신 불안, 소변불리, 구건(口乾), 해역(咳逆: 기침을 하며 기가 위로 거스르는 증상) 등의 치료에 이용한다.

🌱 약재사용부위

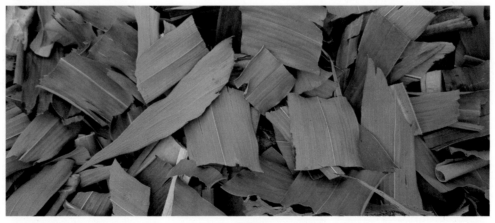

잎약재

🌱 처방 및 용법

말린 것으로 하루에 6~15g을 사용하는데, 민간요법으로는 만성 간염, 땀띠, 여드름, 습진 치료 등에 이용한다. 만성 간염에 조릿대 잎과 줄기 말린 것 10~20g을 잘게 썰어 물 700mL를 붓고 끓기 시작하면 불을 약하게 줄여서 200~300mL 정도로 달여 하루 3회 식전에 마시면 입맛이 없고 몸이 노곤하며 소화가 잘 안 되고 헛배가 부르며 머리가 아프고 간 부위가 붓고 아픈 증상을 치료한다. 또 말린 조릿대 잎 100g에 물 5~6L를 붓고 2~3시간 약한 불로 끓여서 그 물을 욕조에 붓고 찌꺼기는 베주머니에 넣어 욕조 속에 넣은 다음 그 물로 목욕을 하면 땀띠, 여드름, 습진을 치료하는 데 효과적이다. 또한 민간에서는 봄철에 채취한 조릿대 잎을 잘게 썰어 그늘에서 말려 5년쯤 묵혀두었다가 오랫동안 달여 농축액을 만들어 약용하는데, 이렇게 하면 조릿대의 찬 성질이 없어지고 조금씩 먹으면 면역 기능을 강화하는 데 좋다.

주의사항 : 담죽엽(淡竹葉)의 기원 식물로서, 초본인 '조릿대풀'과 혼동하지 않도록 주의한다.

🌱 장기에 미치는 작용부위

심장, 폐, 담낭 경락에 작용한다.

비슷한 약초

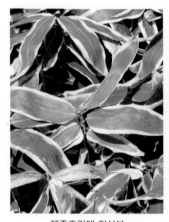
제주조릿대 지상부

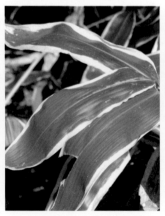
제주조릿대 잎생김새

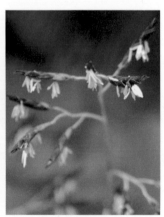
제주조릿대 꽃

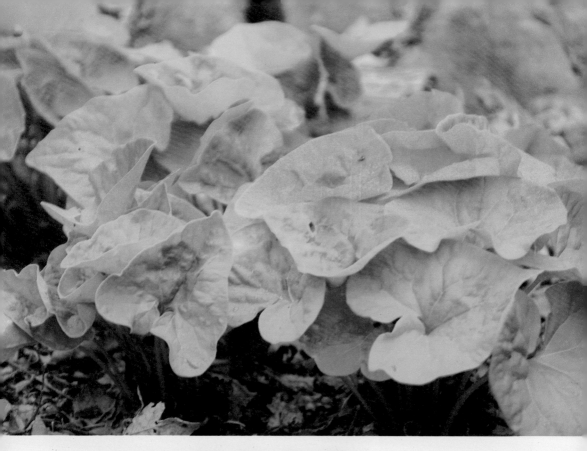

족도리풀

호흡기계 질환

감기, 비색, 천식

Asarum sieboldii Miq.

생약명 세신(細辛)

이명 : 족두리풀, 세삼, 소신(小辛, 少辛), 세초(細草)

과명 : 쥐방울덩굴과(Aristolochiaceae)

개화기 : 4~6월

채취시기 : 5~7월에 전초를 뿌리째 채취하여 이물질을 제거하고, 부스러지지 않도록 습기를 주어 부드럽게 한 다음 절단하고 햇볕에 말려서 사용한다. 또는 봄가을에 뿌리만을 채취하여 같은 방법으로 가공한다.

사용부위 뿌리 또는 뿌리를 포함한 전초

성분 : 뿌리에 메틸오이게놀(methyleugenol), 아사릴케톤(asarylketone), 사프롤(safrol), 1,8-시네올 (1,8-cineol), 오이카르본(eucarvone), 아사리닌(asarinin), 히게나민(higenamine) 등을 함유한다.

성질과 맛 : 성질이 따뜻하고, 맛은 맵고, 독은 없다.

🌱 생태적특성

전국 각지의 산지에 분포하는 여러해살이풀로, 토양이 비옥한 반그늘 또는 양지에서 잘 자란다. 높이는 15~20cm이며, 뿌리줄기는 마디가 많고 옆으로 비스듬히 기며 마디에서 뿌리가 내린다. 줄기는 자줏빛을 띠고, 잎은 줄기 끝에서 2장이 나며 폭이 5~10cm이고 심장형이다.

잎의 표면은 녹색이고 뒷면에는 잔털이 많다. 꽃은 4~6월에 검은 홍자색으로 피는데, 끝이 3갈래로 갈라진 항아리 모양이다. 잎 사이에서 꽃대가 올라오기 때문에 쌓여 있는 낙엽들을 살짝 걷어 내면 그 속에 꽃이 숨어 있다. 8~9월경에 두툼하고 둥근 열매를 맺는다.

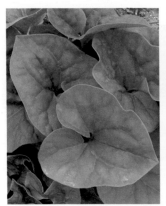
잎생김새

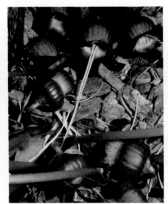
꽃봉우리

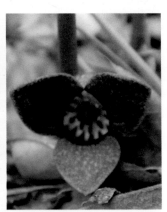
꽃

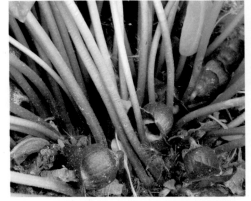
줄기

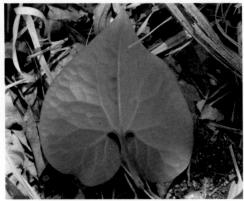
잎 뒷면

🌿 약효와 효능주치

풍사(風邪)를 없애고 한사(寒邪)를 흩어지게 하며, 구규(九竅: 인체의 9개 구멍으로 눈, 코, 귀, 입, 요도, 항문을 가리키며, 오장육부의 상태나 병증을 나타내는 창문 역할을 하는것으로 봄)를 통하게 하고 통증을 멎게 하며, 폐기를 따뜻하게 하고 음식을 잘 소화시키는 등의 효능이 있어서, 풍사와 한사로 인한 감기를 낫게 하고, 두통, 치통, 코 막힘, 풍습비통(風濕痺痛)과 담음천해(痰飲喘咳: 가래와 천식, 기침)를 치료한다.

🌿 약재사용부위

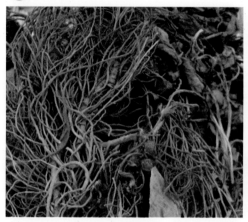

뿌리 채취품

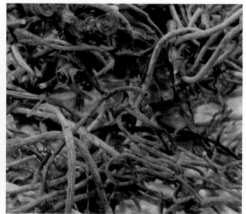

뿌리 약재전형

🌿 처방 및 용법

말린 것으로 하루에 1.5~4g을 사용하는데, 물을 붓고 달이거나 환 또는 가루로 만들어 복용한다. 가루를 코 안에 뿌리기도 한다. 매운맛이 강하여 차나 음료로 이용하기는 부적당하며, 약재로 사용한다. 추위나 바람에 노출되어 얻은 감기로 인한 오한발열(惡寒發熱), 두통, 코막힘 등의 병증을 치료하는데, 특히 주로 두통이 심한 감기 증상에 효과가 좋다.

주의사항 : 발산작용이 있는 약재이므로 음허(陰虛), 혈허(血虛), 기허다한(氣虛多汗: 기가 허하여 땀을 많이 흘리는 경우), 음허양항두통(陰虛陽亢頭痛: 음기가 부족하면서 양기가 항성하여 오는 두통), 음허폐열해수(陰虛肺熱咳嗽) 등에는 모두 사용하면 안되며, 가루약의 사용량이 너무 많지 않도록 주의한다. 안면 홍조나 어지럼증, 다한 등을 일으킬 수 있고, 심하면 가슴이 답답해지고, 오심, 구토, 심계(心悸) 등의 증상을 일으킬 수 있다.

장기에 미치는 작용부위

폐, 신장, 위장 경락에 작용한다.

비슷한 약초

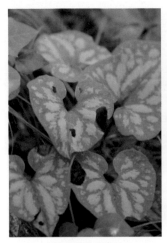
개족도리풀 지상부

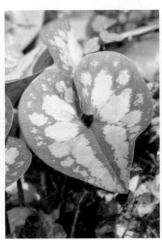
개족도리풀 잎생김새

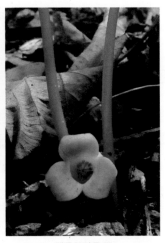
개족도리풀 꽃

기능성물질 효능에 관한 특허자료

족도리풀 추출물을 함유하는 구강청정제 및 그 제조방법

본 발명은 구강청정제 및 그 제조방법에 관한 것으로서, 보다 상세하게는 족도리풀의 추출물을 함유시킴으로써 이 족도리풀 추출물의 광범위한 항균작용으로 잇몸 질환, 충치, 구취 등의 원인균을 제거하고 플라크가 없어지도록 하여, 각종 구강질환 및 잇몸질환을 치료 및 예방하는 효과가 있는 구강청정제 및 그 제조방법에 관한 것이다.

〈공개번호 : 10-2001-0007646, 출원인 : (주)바이오썸〉

쥐손이풀

소화기계 질환
장염, 이질, 식중독

Geranium sibiricum L.

생약명 노관초(老觀草)

이명 : 손잎풀
과명 : 쥐손이풀과(Geraniaceae)
개화기 : 6~8월
채취시기 : 여름부터 가을 사이에 열매가 익기 전에 지상부 전초 또는 뿌리째 뽑아서 깨끗이 씻어 햇볕에 말린다. 식물체가 50cm 정도 자라고, 꽃이 피는 시기가 약효가 가장 좋다. 이때 채취하여 말려 두고 이용한다.

사용부위 전초

성분 : 코릴라진(corilagin), 엘라그산(ellagic acid), 에틸브레비폴린카르복실레이트(ethylbrevi-folincarboxylate), 갈산(gallic acid), 게라니인(geraniin), 캠페롤(kaempferol), 프로토카테쿠산(protocatechuic acid), 퀘르세틴(quercetin), 크산톡실린(xanthoxylin) 등을 함유한다.
성질과 맛 : 성질이 평하고, 독이 없으며, 맛은 쓰고 맵다.

전국 각지의 산과 들에 분포하는 여러해살이풀로, 반그늘 또는 양지바른 풀숲에서 자란다. 키는 30~80cm이고, 경엽은 마주나며 근생엽은 긴 잎자루가 있다. 잎몸은 길이 3~6cm, 폭 4~8cm에 손바닥처럼 생겼으며, 표면에는 털이 있고 뒷면에는 퍼진 털이 있다.

6~8월에 연한 홍색 또는 홍자색 꽃이 피는데, 줄기나 가지 윗부분의 잎겨드랑이에서 나온 꽃줄기에 1개씩 달린다. 열매는 8~9월에 달리고 밑으로부터 5조각이 위쪽을 올려다보며 벌어진다.

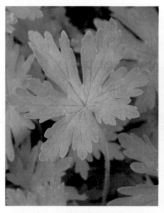

잎생김새

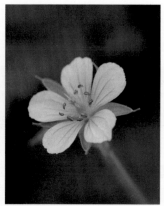

흰꽃

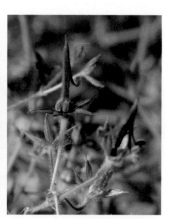

열매

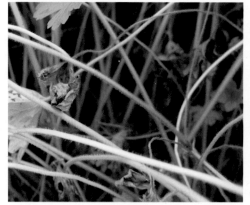

줄기

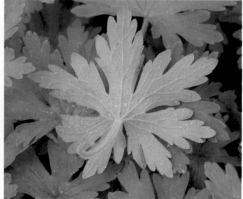

잎 뒷면

🌺 약효와 효능주치

수렴성이 강하며 위장의 점막을 보호하고 염증을 완화하는 효능이 있다. 또한 풍사(風邪)를 없애서 풍을 치료하며, 혈액순환을 원활하게 하고 독성을 풀어 주는 효능이 있어, 풍사와 습사로 인하여 결리고 쑤시고 아픈 증상과 구련마목(拘攣痲木: 경련과 마비), 타박상, 장염, 이질, 설사 등을 치료하는 데 아주 유용하다. 장내 세균을 억제하는 효과가 있어 식중독이 자주 발생하는 여름철에 요긴한 약재로 쓰인다.

🌿 약재사용부위

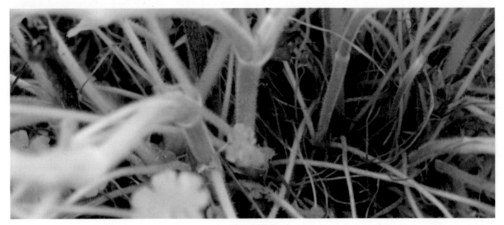
전초 채취품

🌺 처방 및 용법

이질풀 종류는 설사에 뛰어난 효과가 있으며, 건위와 정장약으로서의 효능도 있다. 지사제로 쓸 때는 달여서 따뜻하게 마시고, 변비를 개선할 때는 차게 마신다. 달인 액을 졸여서 고제(膏劑)로 만들어 먹기도 한다. 건조한 약재 15~20g에 물 700mL 정도를 붓고 끓기 시작하면 불을 약하게 줄여서 200~300mL 정도로 달여 아침저녁으로 2회에 나누어 복용한다.

장기에 미치는 작용부위

심장, 대장, 간 경락에 작용한다.

비슷한 약초

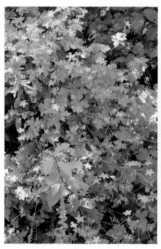

둥근이질풀 지상부

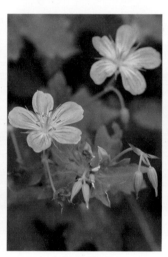

둥근이질풀 꽃

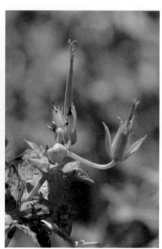

둥근이질풀 열매

기능성물질 효능에 관한 특허자료

쥐손이풀 추출물을 유효성분으로 함유하는 탈모 방지 또는 발모 촉진용 조성물

본 발명은 쥐손이풀 추출물을 유효성분으로 함유하는 탈모 방지 또는 발모 촉진용 조성물에 관한 것으로서, 상세하게는 탈모 방지 또는 발모 촉진 효과를 나타내는 쥐손이풀 추출물을 유효성분으로 함유하는 화장료 조성물 및 약제학적 조성물을 제공한다. 쥐손이풀 추출물은 폴리페놀, 플라보노이드, DPPH 소거능 측정을 통해 항산화 활성이 있음을 확인하고, 생체 내와 시험관 내 실험 및 세포 독성 평가를 실시하여 탈모 또는 발모에 탁월한 효과가 있음을 나타냈다. 〈등록번호 : 10-2014-0031489, 출원인 : 중앙대학교 산학협력단〉

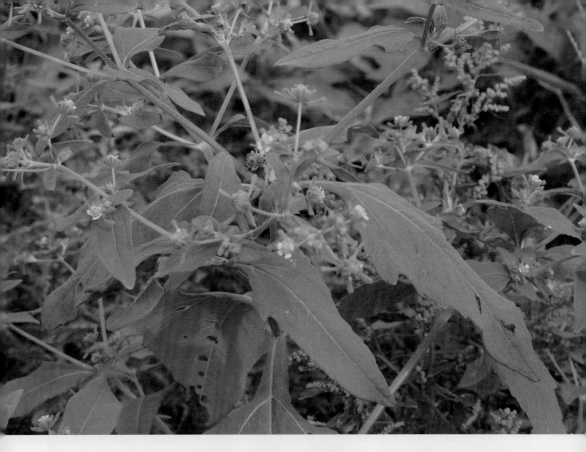

진득찰

내분비계 질환
거풍, 요슬통, 반신불수

Sigesbeckia glabrescens (Makino) Makino

생 약 명 희렴(豨薟), 희첨(豨簽)

이명 : 민진득찰, 진둥찰, 찐득찰, 화렴, 호렴, 점호채, 풍습초

과명 : 국화과(Compositae)

개화기 : 8~9월

채취시기 : 6~8월경 개화하기 시작할 무렵에 전초를 채취하여 그늘에서 말린다. 돼지 분변(糞便) 냄새가 나기 때문에 술을 뿌려서 시루에 찌고 말리는 과정을 반복하여 냄새를 제거하고 사용한다.

사용부위 전초(주로 꽃받침을 포함한 꽃을 훑어서 쓴다)

성분 : 다루틴–비테르(darutin–bitter)와 알칼로이드를 함유한다. 또 키레놀(kirenol), 17–하이드록시–16α–카우란–19–오익산(17–hydroxy–16α–kauran–19–oic acid)과 각종 에스테르도 함유한다.

성질과 맛 : 성질이 차고, 맛은 쓰다.

생태적특성

전국 각지의 들이나 밭 주변에 분포하는 한해살이풀로, 높이는 40~100cm이다. 원줄기는 곧게 서고 원주형이며, 전체에 부드러운 털이 있다.

자갈색 가지는 마주 갈라지고, 잎은 마주나며 난상 삼각형에 끝이 뾰족하고 톱니가 나 있다.

8~9월경에 노란색 꽃이 가지 끝과 원줄기 끝에 산방꽃차례로 핀다. 수과(痩果)인 열매는 10월경에 익는다.

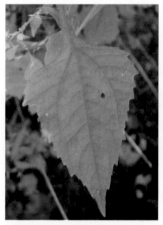

잎생김새

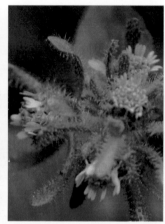

꽃봉우리

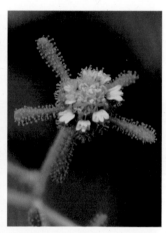

꽃

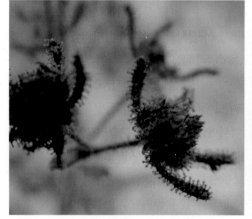

열매

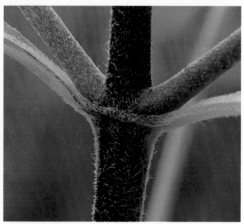

줄기

🌿 약효와 효능주치

풍사(風邪)와 습사(濕邪)를 제거하고 통증을 멎게 하며, 혈압을 내리고, 종기를 가라앉히는 등의 효능이 있어서 풍습진통(風濕鎭痛), 사지 마비(四肢痲痹), 허리와 무릎의 냉통 또는 무력증, 류머티즘성 관절염, 고혈압, 간염, 황달, 창종(瘡腫: 부스럼과 종기), 반신불수 등에 이용하는데, 일반적으로 습열(濕熱)에 의한 병증에는 생용(生用)하고, 사지 마비, 반신불수 등에는 술로 포제하여 사용한다.

🌿 약재사용부위

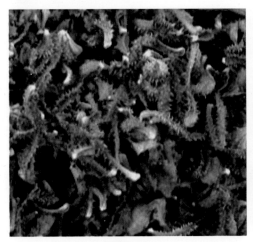

꽃받침약재

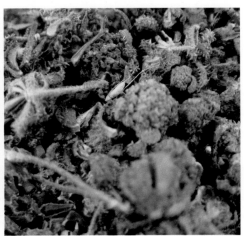

꽃약재

🌿 처방 및 용법

말린 것으로 하루에 12~24g을 사용하는데, 진득찰은 효과가 좋으므로 단제로 사용하기도 하지만 다른 처방에 배합하여 사용하기도 한다. 전초 말린 것 20g에 물 700mL 정도를 붓고 끓기 시작하면 불을 약하게 줄여서 200~300mL 정도로 달여 아침저녁 2회에 나누어 복용한다. 보통 술을 뿌려서 시루에 찌고 햇볕에 말리는 작업을 9번 반복한 진득찰 가루를 꿀로 버무려 환(희첨환)을 만들어 복용하

면 중풍의 구안와사, 언어건삽(言語蹇澁: 언어가 정확하지 못한 증상), 반신불수 등을
치료할 수 있다.

주의사항 : 풍사와 습사를 제거하는 작용이 있으므로 풍습이 아닌 경우에는 신중하게 사용하고, 음혈이 부족한 경우
에는 사용을 피한다. 생용을 하거나 대량으로 사용할 때는 구토를 일으킬 수 있다.

장기에 미치는 작용부위

심장, 신장, 간 경락에 작용한다.

비슷한 약초

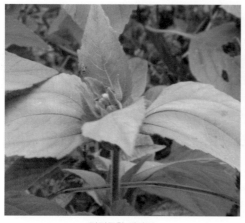

털진득찰 지상부

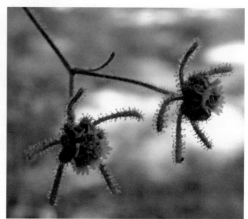

털진득찰 꽃

기능성물질 효능에 관한 특허자료

천연 식물 추출물을 포함하는 항균 조성물
본 발명은 음나무나 진득찰 또는 두 종의 식물의 추출물을 포함하는 항균 조성물에 관한 것이다. 본 발명의 항균 조
성물은 광범위한 항균 스펙트럼을 나타낼 뿐만 아니라 항산화능을 지니며 인체에 독성을 나타내지 않으므로, 의약품
을 포함하여 항균 활성이 필요한 다양한 분야에 적용하여 우수한 항균 효과를 얻을 수 있다.

〈공개번호 : 10-0855314-0000, 출원인 : 스킨큐어(주)〉

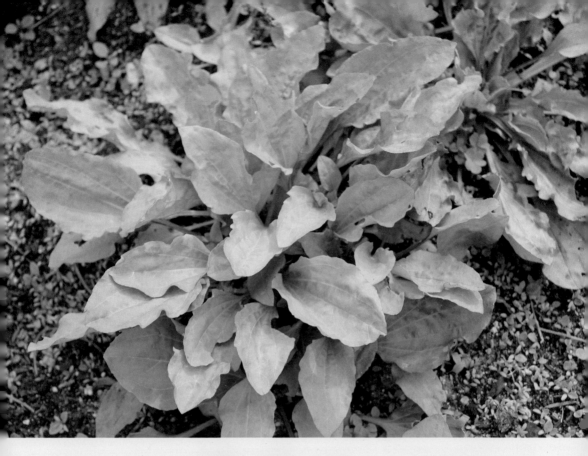

질경이

내분비계 질환
부종, 수종, 황달

Plantago asiatica L.

생 약 명 차전자(車前子), 차전(車前)

이명 : 길장구, 빼뿌쟁이, 길짱귀, 차전초(車前草)

과명 : 질경이과(Plantaginaceae)

개화기 : 6~8월

채취시기 : 전초는 여름에 잎이 무성할 때 채취하여 물에 씻고 햇볕에 건조하여 그대로 썰어서 사용한다. 종자는 가을에 성숙할 때 채취하여 말린 다음 이물질을 제거하고 살짝 덖어서 이용하거나 소금물에 침지한 후 볶아서 사용한다.

사용부위 전초, 종자

성분 : 전초에는 헨트리아콘탄(hentriacontane), 플란타긴-인(plantagin-in), 우르솔산(ursolicacid), 아우쿠빈(aucubin), β-시토스테롤(β-sitosterol)이 함유되어 있다. 종자에는 숙신산(succinic acid), 콜린(choline), 팔미트산(palmitic acid), 올레산(oleic acid) 등이 함유되어 있다.

성질과 맛 : 전초와 종자 모두 성질이 차고, 맛은 달며, 독은 없다.

🌿 생태적특성

전국 각지의 들이나 길가에 흔하게 분포하는 여러해살이풀로, 높이는 10~50cm 정도로 자란다. 수염뿌리가 있으며, 원줄기가 없고 많은 잎이 뿌리에서 뭉쳐나 비스듬히 퍼진다. 잎은 난형 또는 타원형에 길이 4~15cm, 너비 3~8cm이고, 잎끝은 날카롭거나 뭉툭하며 잎맥이 5~7개 정도 나타나 있다. 6~8월에 흰색 꽃이 수상꽃차례로 피며, 꽃받침은 4개로 갈라진다. 삭과인 열매가 익으면 옆으로 갈라지면서 6~8개의 흑갈색 종자가 나온다. 마차가 지나간 바퀴자국 옆에 잘 자란다고 하여 차전초(車前草) 또는 차과로초(車過路草)라는 이름이 붙었으며, 종자는 차전자(車前子)라고 하여 약용한다.

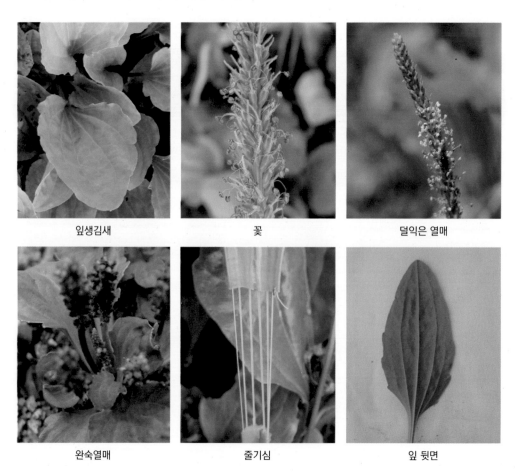

잎생김새

꽃

덜익은 열매

완숙열매

줄기심

잎 뒷면

🌿 약효와 효능주치

① 차전 : 소변을 원활하게 하고 간의 독을 풀어 주며, 열을 내리고 담을 제거하는 효능이 있어, 소변불리, 수종(水腫), 혈뇨, 백탁(白濁), 간염, 황달, 감기, 후두염, 기관지염, 해수, 대하, 이질 등의 치료에 이용한다.

② 차전자 : 소변을 원활하게 하고 간의 기운을 보하며, 기침을 멎게 하고 담을 제거하는 효능이 있어, 소변불리, 복수, 임탁(淋濁: 소변이 자주 나오면서 탁하고 음경이 아픈 병증), 방광염, 요도염, 해수, 간염, 설사, 고혈압, 변비 등의 치료에 이용한다.

🌾 약재사용부위

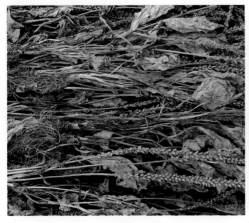
전초

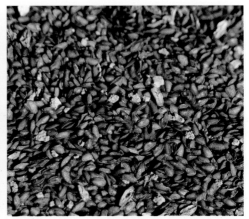
씨앗(차전자)

🌿 처방 및 용법

말린 것으로 하루에 12~20g 정도를 사용하는데, 민간요법으로 비만인 경우 약한 불에 덖은 차전자와 율무를 1:3으로 섞어서 하루 2~3회 1큰술씩 따뜻한 물에 복용한다. 현재 제약업계에서는 변비 치료제로 주목하고 있다.

주의사항 : 성질이 차고 심한 설사를 일으킬 수 있으므로, 양기가 하함(下陷: 기가 아래로 내려감. 주로 비기가 허약하여 수렴하지 못하고 조직이 느슨해져서 장기 탈수 등의 병증이 발생)하거나 신장 기능이 허하여 오는 유정(遺精) 및 습열(濕熱)이 없는 경우에는 사용을 피한다. 특히 이수(利水)하면서 기가 함께 빠져나가기 때문에 반드시 기를 보충하는 대책을 세워주어야 한다. 비만인이 차전자를 사용할 경우 율무를 함께 사용하는 것은 이러한 원리이다.

장기에 미치는 작용부위

전초는 간, 심장, 폐, 비장 경락에, 종자는 간, 신장, 폐, 방광 경락에 작용한다.

비슷한 약초

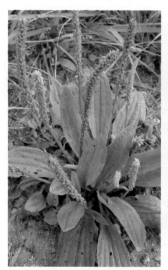

개질경이 지상부

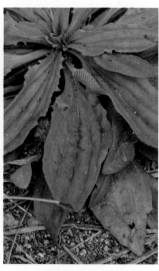

개질경이 잎생김새

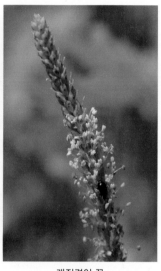

개질경이 꽃

기능성물질 효능에 관한 특허자료

항암 기능을 가진 질경이 추출물

본 발명은 질경이가 가지는 탁월한 암세포 억제 성분(항암성분)을 인체에 적절하게 적용할 수 있도록 하여 각종 암 예방은 물론 그 치료까지도 기대할 수 있는 항암 효능을 가진 질경이 추출물에 관한 것이다.

〈공개번호 : 10-2002-0036807, 출원인 : 학교법인 계명대학교〉

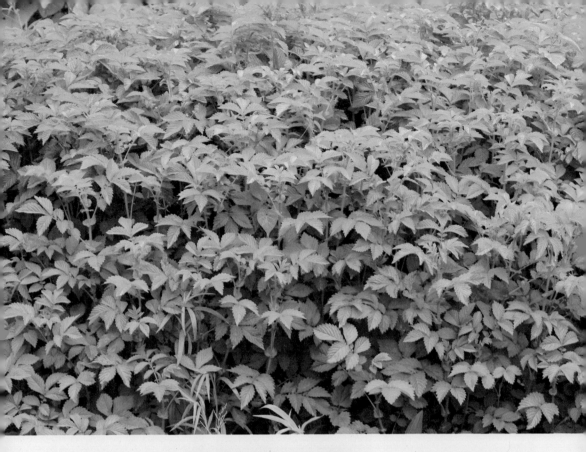

짚신나물

내분비계 질환
항암, 지혈, 건위

Agrimonia pilosa Ledeb.

생약명 용아초(龍芽草)

이명 : 선학초(仙鶴草), 등골짚신나물, 산짚신나물, 시주용아초(施州龍牙草), 황룡미(黃龍尾)

과명 : 장미과(Rosaceae)

개화기 : 6~8월

채취시기 : 여름철 줄기와 잎이 무성할 때, 개화 직전에 전초를 채취하여 이물질을 제거하고 물을 뿌려 습기를 준 후에 절단하여 사용한다.

사용부위 전초

성분 : 전초에 함유된 성분은 대부분 정유이며, 아그리모닌(agrimonin), 아그리모놀라이드(agrimonolide), 루테올린-7-글루코시드(luteolin-7-glucoside), 아피게닌-7-글루코사이드(apigenin-7-glucoside), 타닌, 탁시폴린(taxifolin), 바닐산(vanillic acid), 아그리모놀(agrimonol), 사포닌 등을 함유한다.

성질과 맛 : 성질이 평하고, 맛은 쓰며 독은 없다.

생태적특성

전국 각지의 산과 들에 흔하게 자생하는 여러해살이풀로, 높이는 30~100cm이며 줄기 전체에 흰색의 부드러운 털이 나 있다. 줄기의 하부는 지름이 4~6mm인 원주형으로 홍갈색이며, 상부는 4면이 약간 움푹한 방주형(方柱形)으로 녹갈색이며, 세로 골과 능선이 있고 마디가 있다. 질은 단단하나 가볍고 절단하기 쉬우며, 단면은 가운데가 비어 있다. 잎은 어긋나고 깃꼴겹잎으로 어두운 녹색이며, 쭈그러져 말려 있고 질은 부서지기 쉽다. 잎몸은 크고 작은 2종이 있는데, 꼭대기의 소엽은 비교적 크고, 작은 잎은 난형 또는 긴 타원형으로 잎끝이 뾰족하고 잎 가장자리에는 톱니가 있다. 6~8월경에 노란색 꽃이 총상꽃차례로 피며, 꽃잎은 5장이다. 열매는 수과로 8~9월경에 익는데, 갈고리 같은 털이 있어 옷이나 짐승의 몸에 잘 달라붙는다. 이 털 때문에 옛날에 짚신이나 버선에 열매가 잘 달라붙어 이런 이름이 붙었다는 이야기도 전한다.

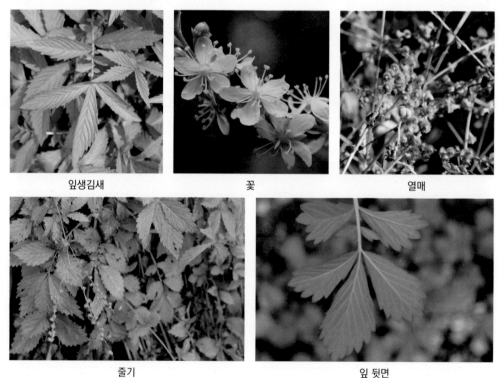

잎생김새　　　　　　꽃　　　　　　열매

줄기　　　　　　　　잎 뒷면

🌿 약효와 효능주치

기혈이 밖으로 흘러 나가는 것을 막고 안으로 거두어들이며, 설사를 멈추게하고 독을 풀어 주는 등의 효능이 있어서 각종 출혈과 붕루(崩漏), 대하(帶下), 위궤양, 심장 쇠약, 장염, 적백리(赤白痢), 토혈, 학질, 혈리(血痢) 등을 치료한다.

🌿 약재사용부위

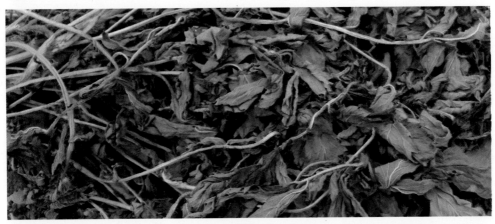

전초

🌿 처방 및 용법

말린 것으로 하루에 8~16g 정도를 사용하는데, 건조한 약재 10g에 물 700mL 정도를 붓고 끓기 시작하면 불을 약하게 줄여서 200~300mL 정도로 달여 아침저녁 2회에 나누어 복용한다.

가루 또는 생즙을 내어 복용하기도 한다. 외용할 때는 짓찧어 환부에 붙인다. 민간에서는 전초를 항암제로 사용하고 있다.

특히 항균 및 소염작용이 뛰어나서 예로부터 민간에서 많이 애용해 왔다. 말린 약재를 달여 마시거나, 생초를 짓찧어 환부에 붙이는 방법으로 이용한다.

장기에 미치는 작용부위

심장, 폐, 대장, 신장, 비장, 위장, 담낭, 간, 방광 경락에 작용한다.

비슷한 약초

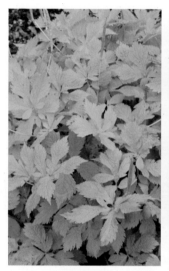
피나물 지상부

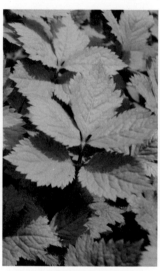
피나물 잎생김새

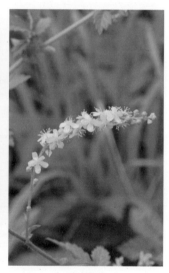
피나물 꽃

기능성물질 효능에 관한 특허자료

선학초(짚신나물) 추출물을 유효성분으로 함유하는 장출혈성 대장균 감염증의 예방 또는 치료용 약학 조성물

본 발명은 선학초(짚신나물) 추출물을 유효성분으로 함유하는 장출혈성 대장균 감염증의 예방 또는 치료용 약학 조성물에 관한 것이다. 본 발명에 따른 선학초 추출물은 장출혈성 대장균 O157:H7에 대한 항균활성을 우수하게 나타냄으로써, 장출혈성 대장균 감염증의 예방 또는 치료에 유용하게 사용될 수 있다.

〈공개번호 :10-2013-0096093, 출원인 : 경희대학교 산학협력단〉

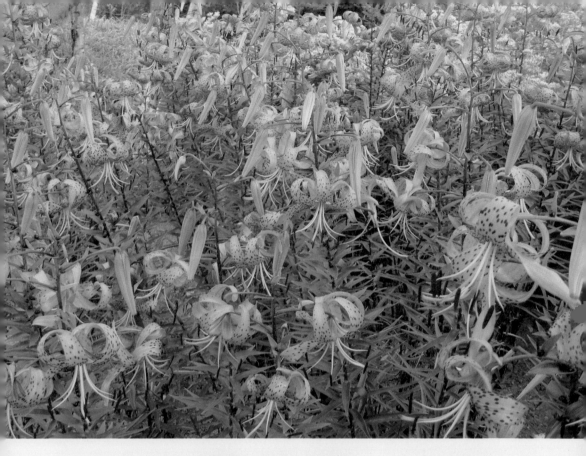

참 나 리

Lilium lancifolium Thunb.

호흡기계 질환

기관지, 신체허약, 안신

생 약 명 백합(百合)

이명 : 백백합(白百合), 산뇌과(蒜腦誇)

과명 : 백합과(Liliaceae)

개화기 : 7~8월

채취시기 : 가을에 인경을 채취하여 끓는 물에 약간 삶아서 인편(鱗片: 비늘조각)을 햇볕에 말린다.

사용부위 인경의 인편

성분 : 전분, 당류, 카로티노이드(carotenoid), 콜히친(colchicine) 등을 함유한다.

성질과 맛 : 성질이 평하고, 독이 없으며, 맛은 달고 약간 쓰다.

생태적특성

전국 각지에 분포하는 숙근성 여러해살이풀로, 높이는 1~2m이다. 줄기는 곧게 자라며 흑자색이 감돌고 어릴 때는 흰 털이 있다. 둥근 알뿌리 모양의 인경(鱗莖)이 원줄기 아래에 달리고, 그 밑에서 뿌리가 난다. 잎은 어긋나고 피침형이며 잎겨드랑이에는 자갈색의 주아(珠芽)가 달린다.

7~8월경에 황적색 바탕에 흑자색 점이 퍼진꽃이 아래를 향해 피는데, 가지 끝과 원줄기 끝에 4~20개 달린다. 땅에 떨어진 주아가 발아하여 번식하는데, 지상에서는 2년 후 봄에 싹이 튼다.

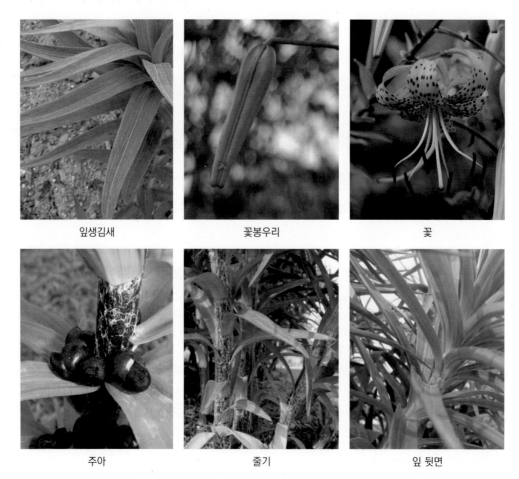

잎생김새 꽃봉우리 꽃

주아 줄기 잎 뒷면

🌿 약효와 효능주치

폐의 기운을 윤활하게 하고 기침을 멎게 하며, 심장의 열을 내리고 정신을 안정시키며, 몸을 튼튼하게 하는 등의 효능이 있어서, 폐결핵, 해수, 정신 불안, 신체 허약 등의 치료에 이용하며, 폐나 기관지 관련 질환에 널리 응용할 수 있다.

🌿 약재사용부위

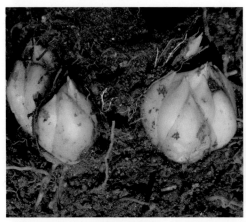
알뿌리(인경)

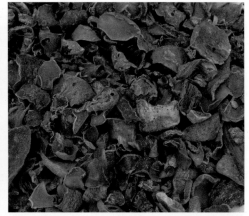
약재(인경)

🌿 처방 및 용법

말린 것으로 하루에 10~30g 정도를 사용하는데, 약재 20~30g에 물 1L 정도를 붓고 끓기 시작하면 불을 약하게 줄여서 200~300mL 정도로 달여 아침저녁 2회에 나누어 복용한다. 죽을 쑤어 먹기도 한다. 양심안신(養心安神: 심장의 기운을 길러 주면서 정신을 안정시킴) 작용이 있는 산조인(酸棗仁), 원지(遠志) 등을 배합하여 신경 쇠약이나 불면증 등을 치료하기도 한다.

① 생용(生用) : 심열을 내리고 정신을 안정시키는 효능이 있어서 열병 후에 남은 열이 완전히 제거되지 않아 정신이 황홀하고 심번(心煩: 번열이 나면서 가슴이 답답함)한 등의 증상에 적용할 때는 그대로 사용한다.

② 밀자(蜜炙) : 폐를 윤활하게 하여 기침을 멎게 하는 효능이 증강되므로 음기가 허해서 오는 마른기침을 치료하는 데는 건조한 약재에 꿀물을 흡수시켜 낮은 온도에서 덖어서 사용한다. 이때 꿀의 양은 보통 약재 무게의 20% 정도를 사용하는데, 밀폐 용기에 약재를 넣고 꿀에 물을 섞어서 부은 뒤 충분히 흔들어 약재 속에 꿀물이 충분히 스며들게 하고, 약한 불로 예열한 프라이팬에 넣고 손에 찐득찐득한 꿀의 기운이 묻어나지 않을 정도까지 볶아 낸다.

> **주의사항 :** 달고 차며 활설(滑泄)한 특성이 있으므로, 중초(中焦)가 차고 변이 무른 경우 및 풍사(風邪)나 한사(寒邪)로 인하여 담이 많고 기침이 많은 경우에는 사용을 피한다.

🌾 장기에 미치는 작용부위

심장, 비장, 폐, 경락에 작용한다.

비슷한 약초

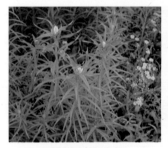
날개하늘나리 지상부

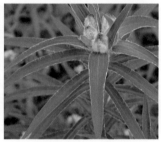
날개하늘나리 잎생김새

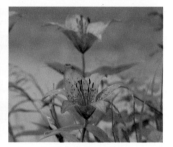
날개하늘나리 꽃

기능성물질 효능에 관한 특허자료

참나리 추출물을 함유하는 염증성 질환 및 천식의 예방 및 치료용 약학적 조성물
본 발명은 참나리 인경 추출물을 유효성분으로 함유하는 염증 질환 또는 천식의 예방 또는 치료용 조성물에 관한 것이다. 본 발명의 조성물은 in vivo 및 in vitro에서 우수한 염증 억제 및 천식 억제 효과를 나타내며 세포독성은 없으므로, 염증 또는 천식 질환의 예방 또는 치료에 유용하게 이용될 수 있다.

〈공개번호 : 10-2010-0137223, 출원인 : 한국생명공학연구원〉

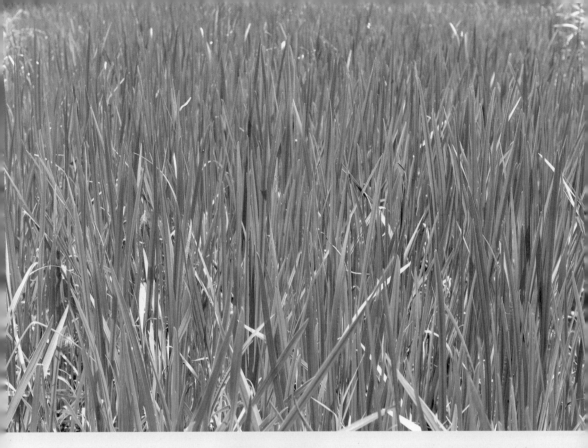

창 포

소화기계 질환
건위, 지사

Acorus calamus L.

생 약 명 백창(白菖)

이명 : 장포, 향포, 왕창포

과명 : 천남성과(Araceae)

개화기 : 6~7월

채취시기 : 봄에서 겨울까지 뿌리를 채취하여 그늘에서 말린다.

사용부위 잎, 뿌리

성분 : 아사론(asarone), 아사릴알데히드(asarylaldehyde), 칼라메온(calameone), 칼라멘(calamene), 오이게놀(eugenol), 메틸오이게놀(methyleugenol) 등의 정유를 함유한다.

성질과 맛 : 성질이 따뜻하고, 맛은 쓰고 맵다.

🌿 생태적특성

전국 각지의 호수나 연못가의 습지에서 나는 여러해살이풀로, 햇볕이 잘 드는 곳의 물웅덩이나 물이 잘 빠지지 않는 습지에서 잘 자란다. 키는 70cm 정도이고, 잎은 뿌리 끝에서 촘촘히 나오고 길이는 약 70cm, 폭은 1~2cm이며 가운데 뚜렷한 선이 있다. 꽃은 6~7월에 잎 사이에서 비스듬히 옆으로 올라오며 원주형에 흰색이다. 열매는 7~8월경에 달리고 긴 타원형의 장과로 붉은색이다.

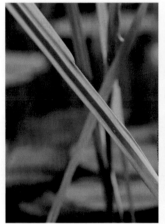
잎생김새

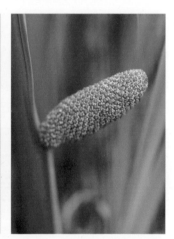
꽃

열매

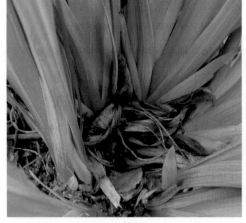
줄기

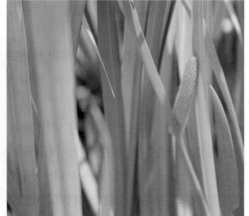
잎 뒷면

약효와 효능주치

담을 제거하고 체내 기혈이 울체된 것을 뚫어 주며, 비장을 튼튼하게 하고 습사를 내보내는 등의 효능이 있어서 소화불량, 간질, 경계(驚悸)와 건망증, 신지불청(神志不淸: 정신이 맑지 못한 증상), 설사, 류머티즘성 동통, 종기, 옴 등을 치료하는데 이용한다.

약재사용부위

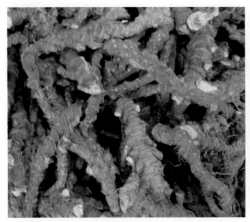

뿌리

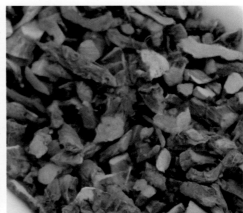

약재

처방 및 용법

하루 3~10g을 사용하는데, 물 1L 정도를 붓고 달여서 2~3회에 나누어 복용하거나 가루로 만들어 복용한다. 외용할 때는 달인 액으로 씻거나 가루를 물에 개어 환부에 붙인다. 잎에서 강한 향이 나므로 욕실용 향수나 입욕제, 비누를 만드는 데 활용해도 좋다.

> **주의사항** : 따뜻하고 매운 성질이 있으므로 진액이 부족하고 음기가 부족한 상태에서 양기가 비정상적으로 오르는 경우에는 사용할 수 없다.

장기에 미치는 작용부위

간, 위장, 폐, 신장 경락에 작용한다.

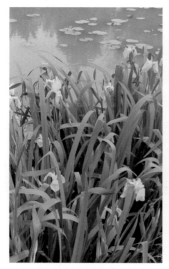

꽃창포 지상부

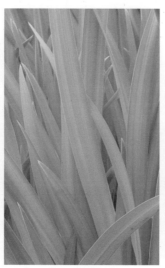

꽃창포 잎생김새

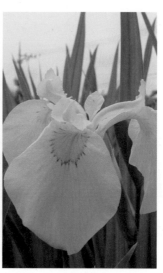

꽃창포 꽃

기능성물질 효능에 관한 특허자료

창포 잎의 수 추출물을 함유하는 항염증용 조성물

본 발명은 창포 잎의 수(水) 추출물을 함유하는 항염증용 조성물에 관한 것으로서, 상기 항염증용 조성물을 함유한 화장료 조성물을 제공함으로써, 세포 독성이 없어 피부에 안전하며 염증성 사이토카인의 생성을 억제하는 항염증 효과에 의해 알레르기성 피부의 염증 질환을 예방 및 개선할 수 있다.

〈공개번호 : 10-2009-0108257, 출원인 : 전남대학교 산학협력단〉

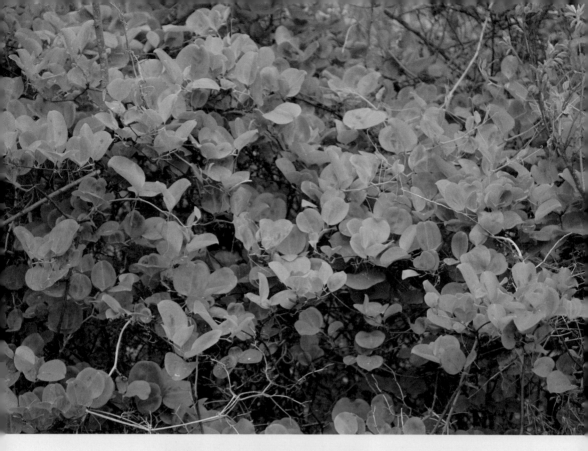

청미래덩굴

근골격계 질환
관절통, 해독, 이뇨, 혈관강화

Smilax china L. = [*Coprosmanthus japonicus* Kunth.]

생 약 명 발계(菝葜), 발계엽(菝葜葉), 토복령(土茯苓)

이명 : 망개나무, 명감나무, 매발톱가시, 종가시나무, 청열매덤불, 팔청미래

과명 : 백합과(Liliaceae)

개화기 : 5월

채취시기 : 뿌리줄기는 2, 8월에, 잎은 봄여름에 채취한다.

사용부위 뿌리줄기, 잎

성분 : 뿌리줄기에는 사포닌, 알칼로이드, 페놀류, 아미노산, 디오스게닌(diosgenin), 유기산, 당류가 함유
되어 있다. 잎에는 루틴(rutin)이 함유되어 있다.

성질과 맛 : 뿌리줄기는 성질이 따뜻하고, 맛은 달다. 잎은 성질이 따뜻하고 독이 없으며, 맛은 달다.

생태적특성

일본, 중국, 필리핀, 인도차이나 등지와 우리나라 황해도 이남의 해발 1,600m 이하의 양지바른 산기슭이나 숲 가장자리에 자생하는 낙엽활엽덩굴성 목본이다. 줄기는 마디에서 굽어 자라고 덩굴 길이가 3m에 이르며 갈고리 같은 가시가 있어 다른 나무를 기어올라 덤불을 이룬다. 잎은 어긋나며, 넓은 타원형에 두껍고 광택이 난다. 꽃은 자웅이주로, 5월에 황록색 꽃이 잎겨드랑이에 산형꽃차례에 핀다. 둥근 열매가 붉은색으로 한곳에 5~10개씩 달려 9~10월에 붉은색으로 익으며, 종자는 황갈색이다.

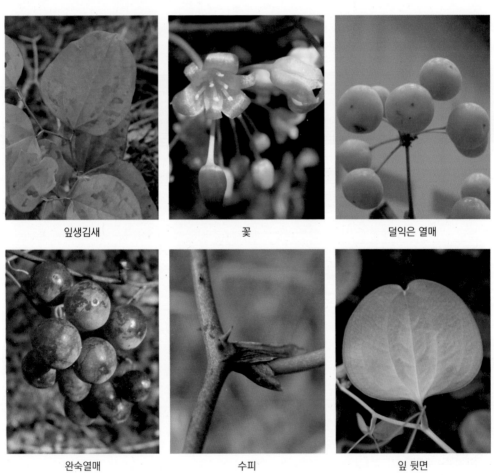

| 잎생김새 | 꽃 | 덜익은 열매 |
| 완숙열매 | 수피 | 잎 뒷면 |

약효와 효능주치

뿌리줄기는 생약명이 발계(菝葜) 또는 토복령(土茯苓)이며, 이뇨, 해독의 효능이 있고 부종, 수종(水腫), 풍습, 소변불리, 종독, 관절통, 근육 마비, 설사, 이질, 치질 등을 치료한다.

특히 수은이나 납 등 중금속 물질의 해독에 효과적이다. 잎은 생약명이 발계엽(菝葜葉)이며, 종독(腫毒), 풍독(風毒), 화상 등을 치료한다. 청미래덩굴의 추출물은 혈관질환을 예방·치료하는 데 효과적이라고 한다.

약재사용부위

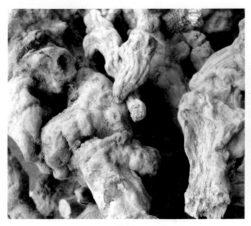
뿌리

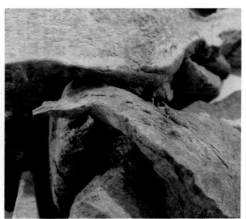
약재

처방 및 용법

뿌리줄기 1일량 30~50g을 물 900mL에 넣고 반으로 달여 2~3회 매 식후 복용하거나 술에 담가 우려 먹는다.

환이나 가루로 만들어 먹어도 된다. 잎 1일량 40~60g을 물 900mL에 넣고 반으로 달여 2~3회 매 식후 복용한다. 외용할 때는 짓찧어서 환부에 붙이거나 가루를 내어 뿌린다.

간, 대장, 방광 경락에 작용한다.

비슷한 약초

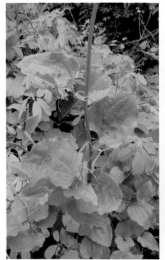

청가시덩굴 지상부

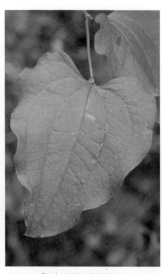

청가시덩굴 잎생김새

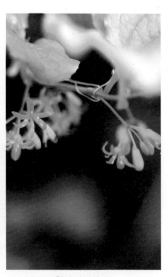

청가시덩굴 꽃

기능성물질 효능에 관한 특허자료

청미래덩굴 추출물을 함유하는 혈관질환의 예방 또는 치료용 약학 조성물

본 발명은 청미래덩굴 잎 추출물을 함유하는 약학조성물에 관한 것이다. 보다 구체적으로 본 발명의 청미래덩굴 잎 추출물은 혈관 이완과 항염증 인자 저해 효능을 가지므로 이를 함유하는 약학 조성물은 혈관질환의 예방 또는 치료를 위한 약학조성물 및 건강기능식품으로 유용하게 이용될 수 있다.

〈공개번호: 10-2012-0059832, 출원인 : 동국대학교 경주캠퍼스 산학협력단〉

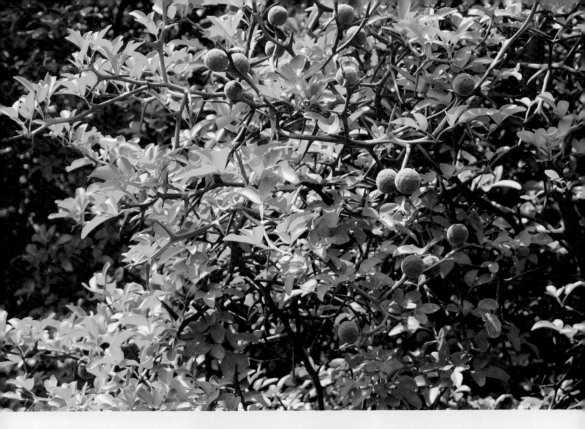

탱자나무

소화기계 질환
건위, 황달, 이뇨, 거담

Poncirus trifoliata (L.) Raf.

생 약 명 지실(枳實), 지근피(枳根皮), 구귤엽(枸橘葉)

이명 : 야등자(野橙子), 취길자(臭桔子), 취극자(臭棘子), 지수(枳樹), 동사자(銅楂子)
과명 : 운향과(Rutaceae) 개화기 : 5～6월
채취시기 : 열매는 익기 전인 8～9월, 뿌리 · 근피는 연중 수시, 잎은 봄여름에 채취한다.

사용부위 열매, 뿌리 · 근피, 잎

성분 : 열매에는 폰시린(poncirin), 헤스페리딘(hesperidin), 로이폴린(rhoifolin), 나린진(naringin), 네오헤스피리딘(neohespiridin) 등의 플라보노이드가 함유되어 있으며 알칼로이드의 스킴미아닌(skimmianine)도 함유되어 있다. 과피에 함유되어 있는 정유의 성분은 α-피넨(α-pinene), β-피넨, 미르센(myrcene), 리모넨(limonene), 캄펜, γ-테르피넨(γ-terpinene), p-시멘(p-cymene), 카리오필렌(caryophyllene) 등이 함유되어 있다. 뿌리 및 근피에는 리모닌(limonin), 마르메신(marmesin), 세셀린(seselin), β-시토스테롤(β-sitosterol), 폰시트린(poncitrin)이 함유되어 있다. 잎에는 폰시린, 네오폰시린(neoponcirin), 나린진, 적은 양의 로이폴린이 함유되어 있고 꽃에는 폰시티린(poncitirin)이 함유되어 있다.

성질과 맛 : 열매는 성질이 따뜻하고, 맛은 맵고 쓰다. 뿌리 · 잎은 성질이 따뜻하고, 맛은 맵다.

생태적특성

중부·남부지방의 마을 근처, 과수원, 울타리 등에 심어 가꾸는 낙엽활엽관목으로, 높이는 3m 내외로 자란다. 줄기와 가지가 많이 갈라지고 약간 편평하며, 3~5cm 정도의 가시가 서로 어긋나 있다.

잎은 3출 겹잎에 서로 어긋나고 작은 잎은 타원형 또는 난형에 가죽질이며 가장자리에는 톱니가 있고 잎자루에는 좁은 날개가 붙어 있다.

5~6월에 흰색 꽃이 가지 끝이나 잎겨드랑이에 1개씩 피고, 장과인 둥근 열매는 9~10월에 황색으로 익는다.

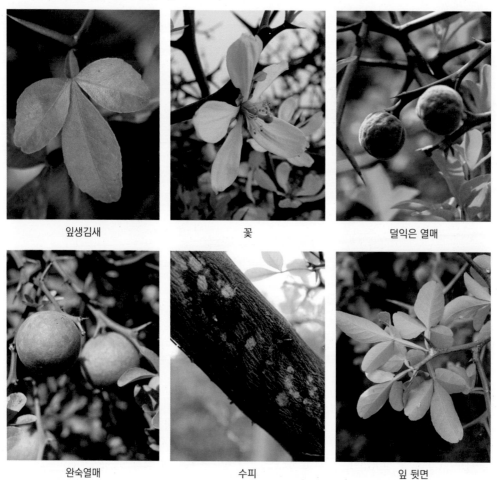

잎생김새	꽃	덜익은 열매
완숙열매	수피	잎 뒷면

🌿 약효와 효능주치

덜 익은 열매는 생약명이 구귤(枸橘) 또는 지실(枳實)이며, 진통과 건위작용이 있어 소화불량, 식욕 부진, 변비, 식적(食積), 위통, 위 하수, 자궁 하수, 치질, 타박상, 주독 등을 치료한다. 뿌리 및 근피는 생약명이 지근피(枳根皮)이며, 치통, 치질을 치료한다. 잎은 생약명이 구귤엽(枸橘葉)이며, 거풍(祛風), 제독(除毒)에 도움을 준다. 탱자나무의 추출물은 B·C형 간염 치료와 항염, 항알레르기, 살충 등의 효능이 있다.

🌾 약재사용부위

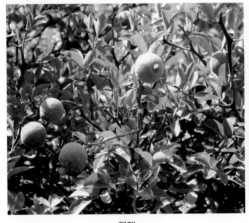

열매

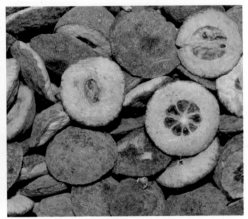

약재(지실)

🌿 처방 및 용법

덜 익은 열매 1일량 20~30g을 물 900mL에 넣고 반으로 달여 2~3회 매 식후 복용한다. 외용할 때는 달인 액으로 씻거나 달인 농축액을 환부에 바른다. 뿌리 및 근피 1일량 20~30g을 물 900mL에 넣고 반으로 달여 2~3회 매 식후 복용한다. 외용할 때는 달인 액을 입에 머금어 치료하고 치질에는 자주 씻어 준다. 잎 1일량 30~50g을 물 900mL에 넣고 반으로 달여 2~3회 매 식후 복용한다.

장기에 미치는 작용부위

비장, 위장, 대장, 신장 경락에 작용한다.

비슷한 약초

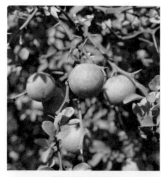
탱자나무 지상부

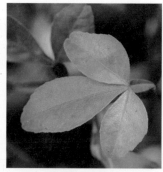
탱자나무 잎생김새

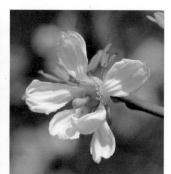
탱자나무 꽃

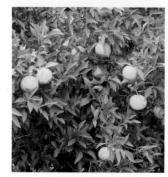
유자나무 지상부

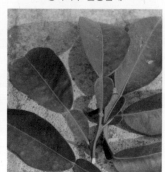
유자나무 잎생김새

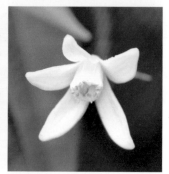
유자나무 꽃

기능성물질 효능에 관한 특허자료

탱자나무 추출물을 함유하는 B형 간염 치료제

본 발명은 간염 바이러스의 증식을 특이적으로 저해하며 간세포에 대한 독성이 적은 탱자나무의 추출물을 함유하는 B형 간염 치료제에 관한 것이다. 본 발명의 탱자나무 추출물을 유효성분으로 함유하는 B형 간염 치료제는 HBV-P에 대한 선택적이고 강한 저해작용이 있으며 HBV의 증식을 억제할 뿐만 아니라 인체에는 독성이 매우 적기 때문에 간염 치료제로서 매우 유용하다.

〈공개번호 : 10-2002-0033942, 특허권자 : ㈜내비켐〉

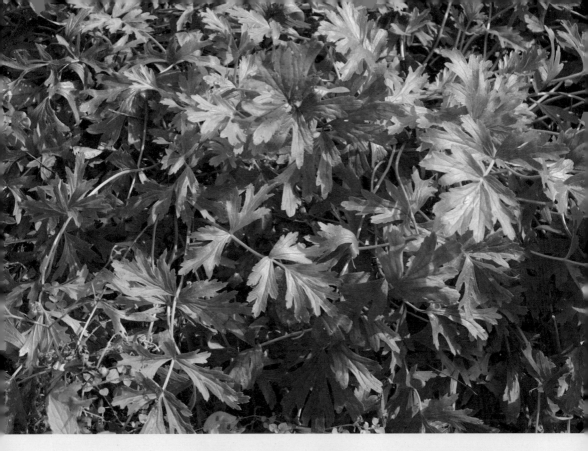

할미꽃

순환기계 질환

지혈, 지사, 신경통, 해독

Pulsatilla koreana (Yabe ex Nakai) Nakai ex Mori

생 약 명 백두옹(白頭翁)

이명 : 노고초, 조선백두옹, 할미씨까비, 야장인(野丈人), 백두공(白頭公)

과명 : 미나리아재비과(Ranunculaceae)

개화기 : 4월

채취시기 : 가을에서 이듬해 봄철 개화 전에 뿌리를 채취하여 이물질을 제거하고 햇볕에 말린다. 약 재로 가공할 때는 윤투(潤透: 습기를 주어 부드럽게 함)시킨 다음 얇게 썰어 건조하여 사용 한다.

사용부위 뿌리

성분 : 뿌리에 사포닌 9%가 함유되어 있고, 아네모닌(anemonin), 헤데라게닌(hederagenin), 올레아놀산 (oleanolicacid), 아세틸올레아놀산(acetyloleanolicacid) 등이 함유되어 있다.

성질과 맛 : 성질이 차고 맛은 쓰며 독이 조금 있다.

전국 각지의 산과 들에 분포하는 여러해살이풀로, 주로 양지쪽에 자란다. 꽃대의 높이는 30~40cm이고, 전체에 긴 털이 밀생하며 흰빛이 돈다. 잎은 뿌리에서 뭉쳐나며, 5개의 작은 잎으로 된 깃꼴겹잎이다. 4월에 적자색 꽃이 피는데, 꽃대 끝에 1개가 달려 밑을 향하고 있다. 열매는 장난형의 수과로 겉에 백색 털이 있다. 약재로 사용하는 뿌리는 원주형에 가깝거나 원추형으로 약간 비틀려 구부러졌고, 길이 6~20cm, 지름 0.5~2cm이다. 표면은 황갈색 또는 자갈색에 불규칙한 세로주름과 세로홈이 있으며, 뿌리의 머리 부분은 썩어서 움푹 들어가 있다. 뿌리의 질은 단단하면서도 잘 부스러지고, 단면의 껍질부는 흰색 또는 황갈색이며, 목부는 담황색이다.

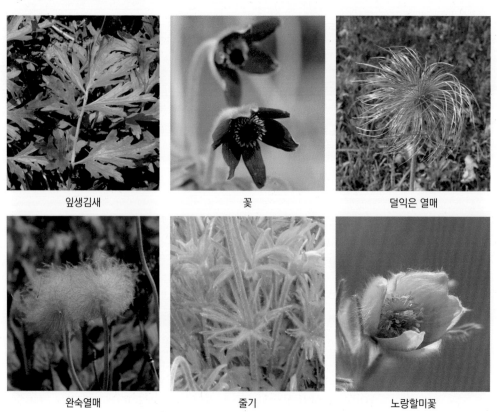

잎생김새 꽃 덜익은 열매

완숙열매 줄기 노랑할미꽃

🌿 약효와 효능주치

열을 내리고 독을 풀어 주며, 염증을 가라앉히고 유해한 균을 죽이는 등의 효능이 있어, 설사, 열독, 혈변, 음부의 가려움증과 대하를 치료하고, 그 밖에 아메바성 이질, 말라리아 등을 치료하는 데에도 이용한다.

🌿 약재사용부위

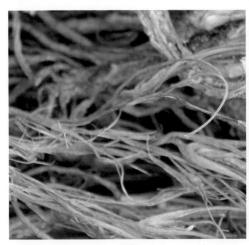
뿌리

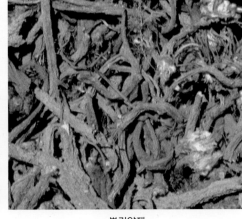
뿌리약재

🌿 처방 및 용법

말린 것으로 하루에 6~20g를 사용하는데, 말린 전초 15g에 물 700mL 정도를 붓고 끓기 시작하면 불을 약하게 줄여서 200~300mL 정도로 달여 아침저녁 2회에 나누어 복용한다. 가루 또는 환으로 만들어 복용하기도 한다. 외용할 때는 전초를 짓찧어 환부에 바른다. 민간에서는 만성 위염에 잘 말려 가루 낸 할미꽃 뿌리를 2~3g씩 하루 3회 식후에 복용한다. 15~20일간을 1주기로 하여 듣지 않으면 7일간 쉬었다가 다시 한 주기를 반복해서 복용한다. 그 밖에도 여성의 냉병이나 질염 치료에도 요긴하게 사용하는데, 말린 약재 5~10g에 물 700mL 정도를 붓고 끓기 시작하면 불을 약하게 줄여서 200~300mL로 달여 하루 2회에 나누어 복용하거나, 말린 약재를 변기에 넣고 태워서 그 김을 쏘이기도 한다.

> **주의사항 :** 독성이 있으므로 전문가와 상의해서 사용하는 것이 좋다. 또한 이 약재는 성질이 찬 약재이므로 허한(虛寒)에서 오는 설사에는 사용할 수 없다. 강력한 피부 점막 자극으로 발포, 눈물, 재채기를 유발하기도 한다. 관상용으로 심을 때는 꽃가루 알레르기가 있는 사람은 피하는 것이 좋다.

🌿 장기에 미치는 작용부위

위장, 폐, 대장 경락에 작용한다.

비슷한 약초

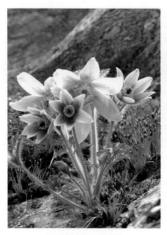

동강할미꽃 지상부

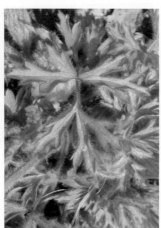

동강할미꽃 잎생김새

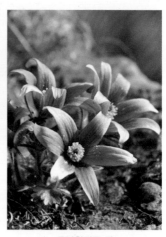

동강할미꽃 꽃

기능성물질 효능에 관한 특허자료

백두옹(할미꽃 뿌리) 추출물을 포함하는 항암제 부작용 억제용 조성물

본 발명은 백두옹(할미꽃 뿌리) 추출물을 유효성분으로 포함하는 항암제 투여로 인한 신장 독성 억제용 조성물에 관한 것이다. 보다 구체적으로, 백두옹 추출물을 유효성분으로 포함하는 항암제 투여로 인한 신장 독성 억제용 조성물, 기존 항암제와 병용 투여하여 항암 활성을 상승시키는 항암 활성 증강용 조성물에 관한 것이다.

〈공개번호 : 10-2011-0101803, 출원인 : 경희대학교 산학협력단〉

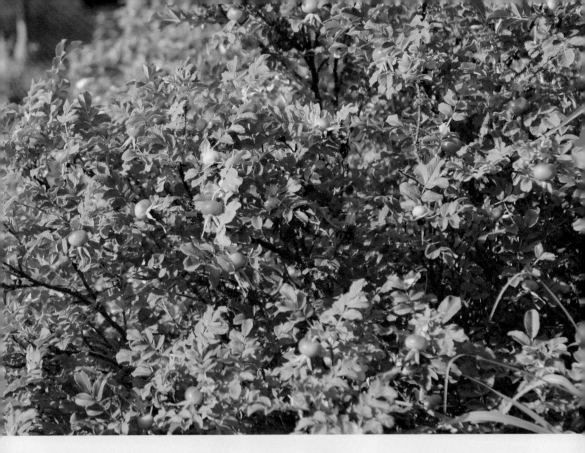

해당화

Rosa rugosa Thunb.

내분비계 질환

당뇨, 항산화, 항암, 월경

생약명 매괴화(玫瑰花)

이명 : 해당나무, 해당과(海棠果)

과명 : 장미과(Rosaceae)

개화기 : 5~6월

채취시기 : 5~6월에 막 피어난 꽃을 채취한다.

사용부위 꽃

성분 : 신선한 꽃에는 정유가 함유되어 있고, 그 주요 성분은 시트로넬롤(citronellol), 게라니올(geraniol), 네롤(nerol), 오이게놀(eugenol), 페닐에틸알코올(phenylethyl alcohol) 등이며, 그 밖에 쿼르세틴(quercetin), 타닌, 시아닌(cyanin) 고미질, 황색소, 유기산, 지방유, β-카로틴이 함유되어 있다.

성질과 맛 : 성질이 따뜻하고 독이 없으며, 맛은 달고 약간 쓰다.

생태적특성

전국의 바닷가 및 산기슭에 자생하는 낙엽활엽관목으로, 높이가 1.5m 내외로 자란다. 굵고 튼튼한 줄기에 가시와 자모(刺毛) 및 융모(絨毛)가 있으며, 가시에도 융모가 있다. 잎은 어긋나고 홀수깃꼴겹잎이며, 5~9개의 작은 잎은 타원형 또는 타원상 도란형에 잎끝이 뾰족하거나 둔하고 끝부분은 원형 또는 쐐기형에 가장자리에는 가는 톱니가 있다. 5~6월에 백색 또는 홍색 꽃이 새로운 가지 끝에 원추꽃차례를 이루며 피고, 편구형 열매는 8~9월에 등홍색 또는 암적색으로 익는다.

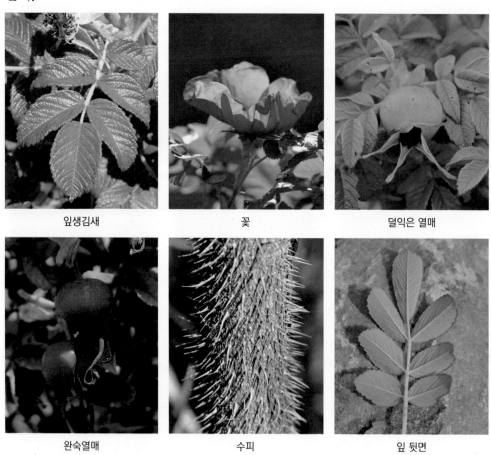

잎생김새	꽃	덜익은 열매
완숙열매	수피	잎 뒷면

🌱 약효와 효능주치

꽃은 관상용, 공업용, 밀원용으로 기르거나 약용하는데 생약명이 매괴화(玫瑰花)이며, 기를 다스려 우울한 정신을 맑게 해 주고 어혈을 풀어 주며 혈액순환을 원활하게 하는 효능이 있다. 또 치통, 관절염, 토혈, 객혈, 월경불순, 적대하, 백대하, 이질, 종독 등을 치료한다. 잎차는 당뇨의 예방과 치료 및 항산화 효과가 있고, 줄기 추출물은 항암 효과 특히 호르몬 수용체 매개암, 예를 들어 전립선 암의 예방, 개선 또는 치료에 뛰어난 효과가 있다는 연구결과도 나왔다.

🌱 약재사용부위

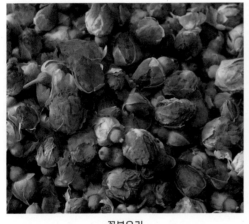

꽃봉우리

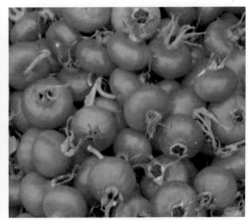

열매

🌱 처방 및 용법

하루에 꽃 20~30g을 물 900mL에 넣고 반으로 달여 2~3회 매 식후 복용한다.

🌱 장기에 미치는 작용부위

간, 담낭, 심장, 소장, 비장, 위장, 폐, 대장, 신장, 방광 경락에 작용한다.

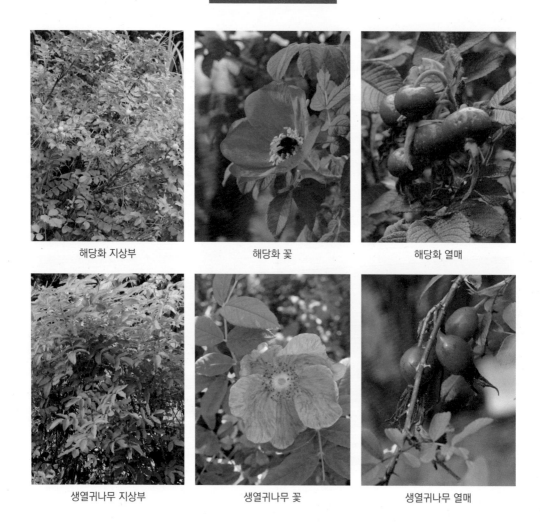

해당화 지상부

해당화 꽃

해당화 열매

생열귀나무 지상부

생열귀나무 꽃

생열귀나무 열매

기능성물질 효능에 관한 특허자료

항당뇨와 항산화 효능이 있는 해당화 잎차 제조 방법

본 발명은 해당화 잎을 이용하여 옥록차를 제조하는 방법에 있어서, 해당화의 독성을 현저히 감소시키고 항당뇨, 항
산화 및 항지질 효과를 지닌 기능성 성분이 증가되며 해당화 특유의 향과 맛이 어우러진 새로운 형태의 해당화 옥록
차를 제공하는 것에 관한 것이다.

〈공개번호 : 10–1006375–0000, 출원인 : 전라남도〉

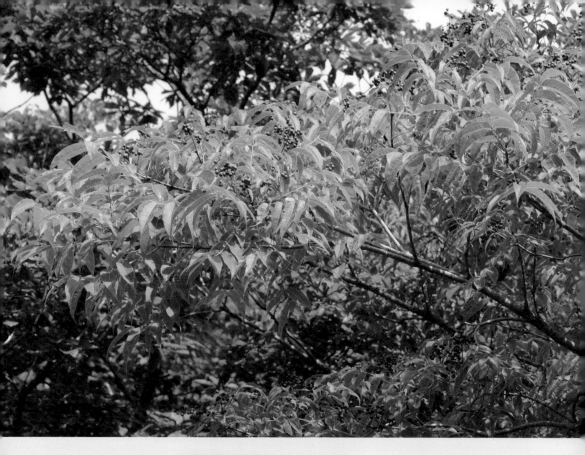

황벽나무

순환기계 질환
소염, 항균, 항염, 콜레스테롤

Phellodendron amurense Rupr.

생약명 황백(黃柏), 황벽(黃蘗), 황벽피(黃蘗皮)

이명 : 황경피나무, 황병나무, 황병피나무　　　**과명** : 운향과(Rutaceae)　　　**개화기** : 5~6월
채취시기 : 10년 이상 된 나무의 수피를 3~6월에 채취한다.

사용부위 수피

성분 : 수피에 알칼로이드가 함유되어 있으며, 주성분은 베르베린(berberine)과 팔미틴(palmitin), 자트로르
리진(jatrorrhizine), 펠로덴드린(phellodendrine), 칸디신(candicine), 메니스페르민(menispermine), 마그노
플로린(magnoflorine) 등이고, 푸로퀴놀린(furoquinoline) 타입 알칼로이드로서 딕탐민(dictamnine), γ-
파가린(γ-fagarine), 스킴미아닌(skimmianine), 리모노이드(limonoid) 고미질로서 오바쿠논(obacunone),
리모닌(limonin) 등이고 피토스테롤(phytosterol)로서 캄페스테롤(campesterol), β-시토스테롤
(β-sitosterol), 플라보노이드로서 펠로덴신 A~C(phellodensin A~C), 아무렌신(amurensin), 쿼르세
틴(quercetin), 캄페롤(kaempferol), 펠라무레틴(phellamuretin), 펠라무린(phellamurin) 등이며, 쿠마린
(coumarin)으로서는 펠로데놀 A~C(phellodenol A~C) 등이 함유되어 있다.

성질과 맛 : 성질이 따뜻하고, 맛은 달다.

🌱 생태적특성

전국에 분포하는 낙엽활엽교목으로, 높이 10m 내외로 자란다. 수피는 회색이며 두꺼운 코르크층이 발달하여 깊이 갈라지고 내피는 황색이다.

잎은 마주나고 홀수깃꼴겹잎으로, 작은 잎은 5~13개에 난형 또는 피침상 난형이고, 잎끝은 뾰족하며 밑부분은 좌우가 같지 않고 가장자리는 가늘고 둥근톱니가 있거나 밋밋하다. 꽃은 자웅이주로, 5~6월에 황색 또는 황록색 꽃이 원추꽃차례를 이루며 피고, 액과상(液果狀) 핵과인 열매는 9~10월에 검은색 또는 자흑색으로 익는다.

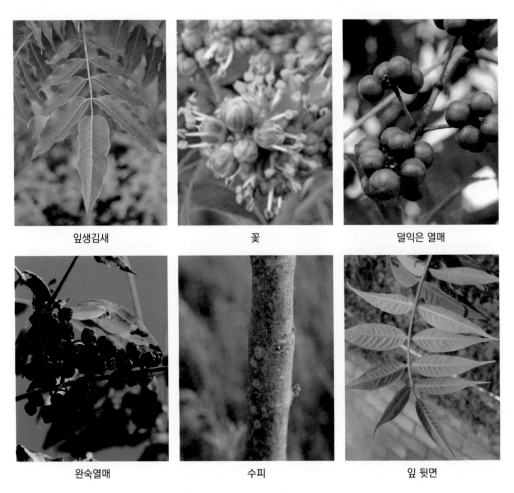

잎생김새	꽃	덜익은 열매
완숙열매	수피	잎 뒷면

🌿 약효와 효능주치

수피 중 외피의 코르크질을 제거하고 내피는 약용하는데, 생약명이 황백(黃柏) 또는 황백피(黃柏皮)이며, 건위, 지사, 정장작용이 뛰어나 고미 건위약으로 쓰고, 위장염, 복통, 황달 등의 치료제로도 쓴다. 또한 신경통이나 타박상에 외용하기도 한다. 한편 약리 실험에서는 항균, 항진균, 항염작용 등이 밝혀지기도 했으며, 그 밖에 약리 효과는 미약하지만 고혈압, 근수축력 증강작용, 해열, 콜레스테롤 저하작용 등도 밝혀졌다. 수피와 지모(知母)를 혼합하여 물로 추출한 추출물은 소염, 진통 효과가 있고, 수피 추출물은 약물 중독 예방 및 치료 효과가 있다.

🌿 약재사용부위

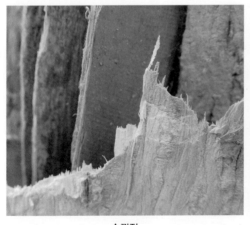

속껍질

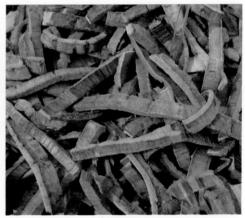

약재

🌿 처방 및 용법

하루에 수피 20~30g을 물 900mL에 넣고 반으로 달여 2~3회 매 식후 복용한다. 외용할 때는 짓찧어서 환부에 도포한다.

> **주의사항** : 비장이 허하여 설사를 하는 사람이나 위가 약하고 식욕이 부진한 사람은 사용을 금하는 것이 좋다.

장기에 미치는 작용부위

간, 위장, 대장, 신장, 방광 경락에 작용한다.

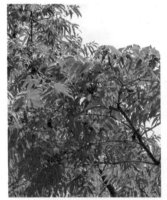

황벽나무 지상부

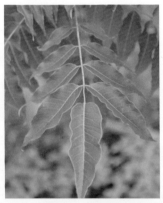

황벽나무 잎생김새

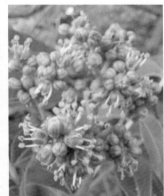

황벽나무 꽃

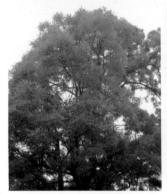

회화나무 지상부

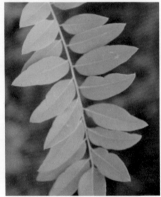

회화나무 잎생김새

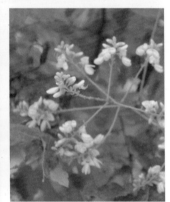

회화나무 꽃

기능성물질 효능에 관한 특허자료

황백을 이용한 약물 중독 예방 및 치료를 위한 약제학적 조성물

본 발명은 황백에서 추출한 물질로서, 중독성 약물의 반복 투여에 따라 증가되는 도파민의 작용을 억제시키는 물질을 유효성분으로 포함하는 황백을 이용한 약물 중독 예방 및 치료를 위한 약제학적 조성물을 제공한다.

〈공개번호 : 10-2004-0097425, 출원인 : 심인섭〉

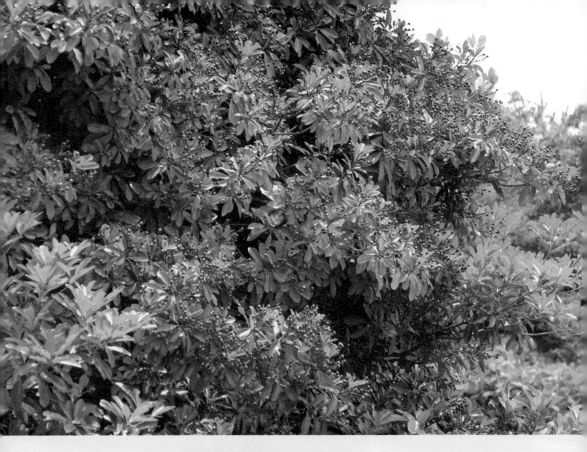

후박나무

내분비계 질환

보간, 천식, 수렴, 항암

Machilus thunbergii Siebold & Zucc.

생약명 한후박(韓厚朴), 홍남피(紅楠皮)

이명 : 왕후박나무, 홍남(紅楠), 저각남(猪脚楠), 상피수(橡皮樹), 홍윤남(紅潤楠)

과명 : 녹나무과(Lauraceae)

개화기 : 5~6월

채취시기 : 여름에 근피 · 수피를 채취한다.

사용부위 근피와 수피

성분 : 수피와 근피에는 타닌과 수지, 다량의 점액질이 함유되어 있으며, 리그난(lignan)의 아쿠미나틴 (acuminatin), 세사민(sesamin), 갈벨긴(galbelgin), 마칠린 A~I(machilin A~I), 리카린(licarin) A와 B, 부탄올리드(butanolide)에는 리트세놀라이드 A2, B1, B2(litsenolide A2, B1, B2), 플라보노이드에는 나린제닌(naringenin), 퀘르세틴(quercetin), 캠페롤(kaempferol), 알칼로이드 등이 함유되어 있다.

성질과 맛 : 성질이 따뜻하고, 맛은 맵고 쓰다.

남부지방에 분포하는 상록활엽교목으로, 높이가 20m 내외로 자란다. 잎은 어긋 나고 도란상 타원형 또는 도란상 긴 타원형에 길이는 7~15cm이며 잎끝은 뾰족 하고 가장자리는 밋밋하다.

5~6월에 황록색 양성화가 잎겨드랑이에서 원추꽃차례로 피고, 열매는 다음 해 7~8월에 흑자색으로 익는다.

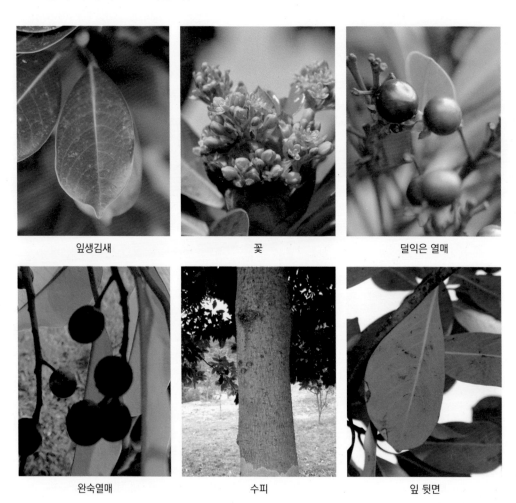

잎생김새	꽃	덜익은 열매
완숙열매	수피	잎 뒷면

🌿 약효와 효능주치

근피 및 수피는 생약명이 한후박(韓厚朴) 또는 홍남피(紅楠皮)이며, 간세포 보호 작용과 해독작용으로 간염 치료에 도움을 주고, 정장, 지사, 수렴의 효능이 있어 위장병의 복부 팽만감, 소화불량, 변비, 습진, 궤양, 타박상 등을 치료한다.

🌿 약재사용부위

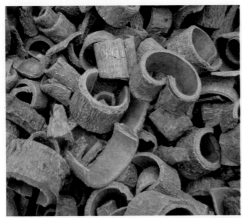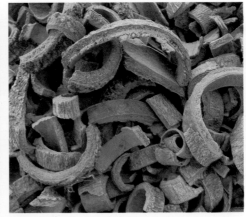

수피 약재

🌿 처방 및 용법

하루에 근피 및 수피 20~30g을 물 900mL에 넣고 반으로 달여 2~3회 매 식후 복용한다. 외용할 때는 생것을 짓찧어서 환부에 도포한다.

🌿 장기에 미치는 작용부위

위장, 대장 경락에 작용한다.

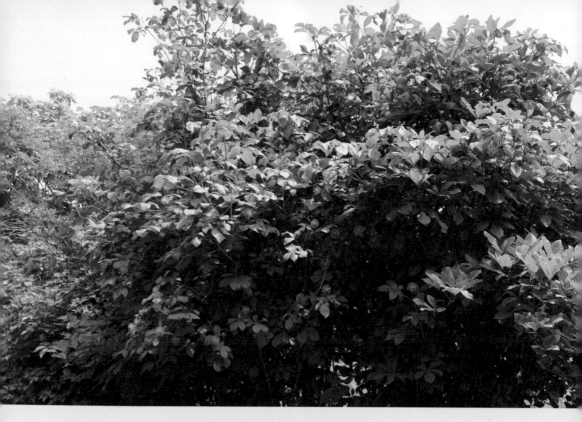

가시오갈피

순환기계 질환
거풍습, 강근골, 이수소종

Eleutherococcus senticosus (Rupr. & Maxim.) Maxim. = [*Acanthopanax senticosus*]

생약명 자오가(刺五加), 오가엽(五加葉), 오가피(五加皮)

이명: 가시오갈피나무, 민가시오갈피, 왕가시오갈피, 왕가시오갈피나무, 자화봉(刺花棒), 자노아자(刺老鴉子), 자괴봉(刺拐棒), 자침(刺針)

과명: 두릅나무과(Araliaceae)   **개화기**: 7월

채취시기: 근피는 가을 이후, 수피는 봄부터 초여름, 열매는 가을(11월), 잎은 여름에 채취한다.

사용부위 근피, 수피, 열매, 잎

성분: 다종(多種)의 배당체를 함유하는데, 그중에 시린진(syringin), 다우코스테롤(daucosterol), 세사민(sesamin),다당류도 함유되어 있다. 그 밖에 강심 배당체, 사포닌, β－시토스테롤(β－sitosterol), 글루코시드(glucoside), 정유, 4－메틸살리실알데히드(4－methyl salicylaldehyde), 타닌, 팔미트산(palmitic acid), 리놀렌산(linolenic acid), 비타민 A · B, 사비닌(savinin) 등을 함유하고 있다. 그리고 시린가레시놀(syringaresinol), 아칸토사이드 B, D(acantoside B, D), 엘레우테로사이드(eleutheroside) E · I · K · L～M · B1, 안토사이드(antoside), 캠페리트린(kaempferitrin), 캠페롤－7－람노사이드(kaempferol－7－rhamnoside), 이소쿼르시트린(isoquercitrin), 클로로겐산(chlorogenic acid), 코니페린(coniferin), 코니페릴알코올(coniferyl alcohol), 카페산(caffeic acid) 등이 함유되어 있다.

성질과 맛: 성질이 따뜻하고, 맛은 맵다.

🌱 생태적특성

전국 각지의 산지에 분포하는 낙엽활엽관목으로, 높이는 2~3m이다. 가지는 적게 갈라지고, 전체에 가늘고 긴 가시가 밀생하며 회갈색이다. 잎은 손바닥처럼 생긴 겹잎에 서로 어긋나고, 작은 잎은 3~5개로 타원상 도란형 또는 긴 타원형이며 가장자리에는 뾰족한 겹톱니가 있다.

잎자루는 3~8개 정도로 가시가 많이 있다. 7월에 자황색 꽃이 가지 끝에 1개씩 달리거나 밑부분에서 갈라지며 산형꽃차례로 피고, 둥근 열매는 10~11월에 검은색으로 익는다.

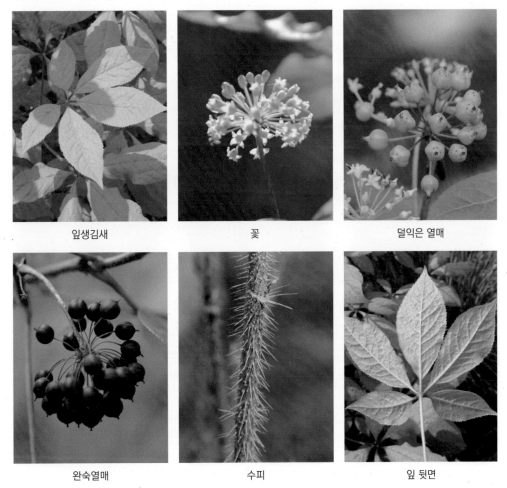

잎생김새

꽃

덜익은 열매

완숙열매

수피

잎 뒷면

🌿 약효와 효능주치

수피 및 근피는 생약명이 오가피(五加皮) 또는 자오가(刺五加)이며, 주된 효능은 강장작용인데 인삼이나 오갈피나무보다 효과가 큰 것으로 알려져 있다. 또한 심근경색을 예방하고 혈당 강하작용으로 당뇨병의 혈당을 조절하며 면역증강작용으로 질병에 대한 저항력을 높여준다. 그 밖에 항염, 항암, 강심, 진경, 진정, 해열, 진통, 보간, 보신, 강정의 효능이 있어 중풍, 고혈압, 신경통, 관절염 등을 치료한다. 열매는 생약명이 오가과(五加果)이며, 차(茶)를 끓여 마신다. 잎은 생약명이 오가엽(五加葉)이며, 종기, 타박상, 종통(腫痛) 등을 치료한다.

🌿 약재사용부위

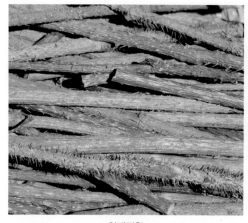

약재전형

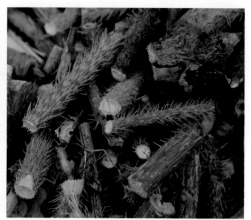

약재

🌿 처방 및 용법

하루에 수피 및 근피 20~30g을 물 900mL에 넣고 반으로 달여 2~3회 매 식후 복용한다. 잎은 외용하는데, 생것 적당량을 짓찧어서 환부에 붙여 치료한다.

장기에 미치는 작용부위

폐, 신장, 경락에 작용한다.

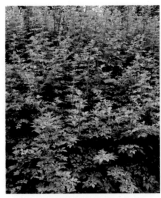

오갈피 지상부

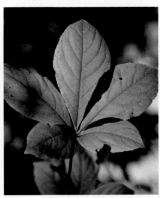

오갈피 잎생김새

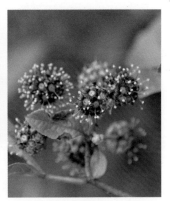

오갈피 꽃

가시오갈피와 오갈피나무

가시오갈피는 가지가 적게 갈라져 올라가고 전체에 가늘고 긴 가시가 밀생하며, 꽃은 자황색이다. 오갈피나무는 뿌리 근처에서 가지가 많이 갈라져서 사방으로 뻗어 나가고 가지에는 약간의 가시가 드문드문 나 있으며 꽃은 자주색이다. 성분은 오갈피나무나 가시오갈피가 거의 같고 약효도 같은 용도로 사용되고 있으나, 오갈피나무속 종류 중에서 가시 오갈피의 효능이 가장 좋은 것으로 알려져 있다.

기능성물질 효능에 관한 특허자료

가시오갈피 추출물을 함유하는 당뇨병의 예방 및 치료용 조성물

본 발명은 가시오갈피 추출물을 함유하는 당뇨병의 예방 및 치료용 조성물에 관한 것으로, 본 발명의 가시오갈피 추출물은 고지방 식이 유도 고혈당 마우스에서 혈당 상승 억제 활성, 인슐린 저항성 개선 활성 및 경구 당부하 실험에서 혈중 포도당 및 혈중 인슐린 농도를 떨어뜨리는 활성을 나타내므로, 당뇨병의 예방 및 치료용 의약품 및 건강 기능 식품으로 사용할 수 있다. 〈공개번호 : 10-2005-0080810, 출원인 : ㈜한국토종약초연구소〉

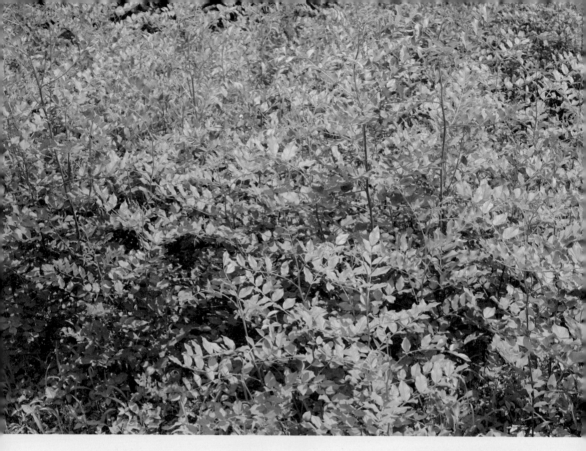

감 초

내분비계 질환
건위, 소염, 해독

Glycyrrhiza uralensis Fischer et D.C.

생 약 명 감초(甘草)

이명 : 우랄감초, 만주감초, 국로(國老), 첨초(恬草)

과명 : 콩과(Leguminosae)

개화기 : 7월

채취시기 : 가을에 채취하여 적당히 잘라 햇볕에 말린다.

사용부위 뿌리 또는 뿌리줄기

성분 : 주성분은 감미 성분인 글리시르리친(glycyrrhizin)이며, 서당, 포도당, 능금산, 플라보노이드의 리퀴리틴(liquiritin), 리퀴리토사이드(liquiritoside), 리퀴리티게닌(liquiritigenin), 아스파라긴, 리코리시딘(licoricidin) 등을 함유한다.

성질과 맛 : 성질이 평하고, 독이 없으며, 맛은 달다.

생태적특성

감초는 콩과의 여러해살이풀이지만 줄기가 자라면서 기부(基部)가 목질화하여 가지가 많이 생기므로 이 책에서는 '목본류'에 포함시켰다. 전주(全株)에 가는 털이 밀생하고, 잎은 깃꼴겹잎이며 장난원형에 끝이 뾰족하다. 7월경에 담자색 꽃이 피고 열매는 꼬투리로 맺히며 주로 뿌리를 약용한다. 주 산지는 중국, 러시아, 스페인이며 근래에는 우리나라에서도 재배하고 있다. 스페인감초, 러시아감초, 우랄감초 등 여러 종류가 있다.

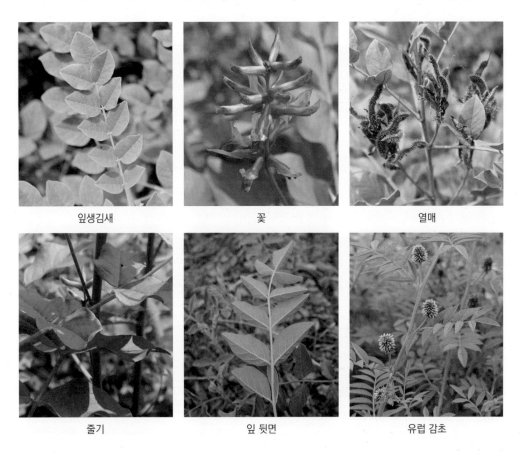

| 잎생김새 | 꽃 | 열매 |
| 줄기 | 잎 뒷면 | 유럽 감초 |

약효와 효능주치

비장의 기능을 보하고 중초(소화기관)를 조화롭게 하며, 기를 더해주고 모든 약성을 조화롭게 하며, 진통, 진해, 해독, 소종 등의 효능이 있다. 예부터 '약방의 감초'라는 말이 있는데, 이는 감초가 약재로 아주 흔히 쓰이고 있다는 뜻이다. 감초는 다른 생약에 비해서 현대 과학적 약리작용의 연구가 많이 보고되어 있다. 그중 중요한 것 몇 가지만 소개하여 보면, 글리시르리친은 일종의 사포닌 배당체로서 분해되어 글루쿠론산(glucuronic acid)을 생성하여 간장에서 유독물질과 결합, 해독작용을 하기 때문에 간장 기능을 회복시켜 주며 약물중독, 간염, 두드러기, 피부염, 습진 등에 유효하다. 그리고 진해 거담 작용과 항히스타민, 항아세틸콜린 작용도 있다. 근육이나 조직이 급격하게 긴장하여 생기는 통증을 풀어주고 체중 증가, 백혈구 증가, 이뇨작용, 항염증작용 등의 효능이 있으며, 특히 리퀴리틴, 리퀴리티게닌 등의 성분은 소화성 궤양의 발생을 억제한다. 이에 대한 치료효과는 독일, 일본 등지의 학자에 의하여 많이 연구되었으며, 최근에 소화성 궤양 치료제로 나오는 신약의 성분에 감초말(末)이나 글리시르리친이 들어 있는 것이 많은 것은 이런 이유 때문이다. 《동의보감(東醫寶鑑)》에 보면, 감초는 모든 약의 독성을 해소하며 72종의 석약(石藥: 광물성약)과 1,200종의 초약(草藥) 등을 서로 조화시켜 약효가 잘 나타나게 하는 작용이 있으므로 별명을 국로(國老)라 했다고 한다. 국로라고 하면 나라의 원로라는 뜻이며, 감초는 약 중의 원로급이 된다는 뜻이다.

🌿 약재사용부위

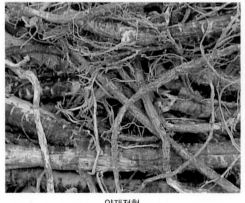

약재전형

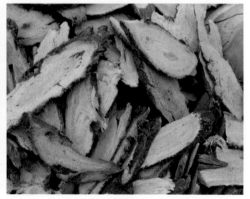

약재

🌿 처방 및 용법

물 1L에 건조한 뿌리 15g을 넣고 반으로 달여서 아침저녁 2회에 나누어 복용한다.

🌿 장기에 미치는 작용부위

간, 비장, 위장, 폐 경락에 작용한다.

비슷한 약초

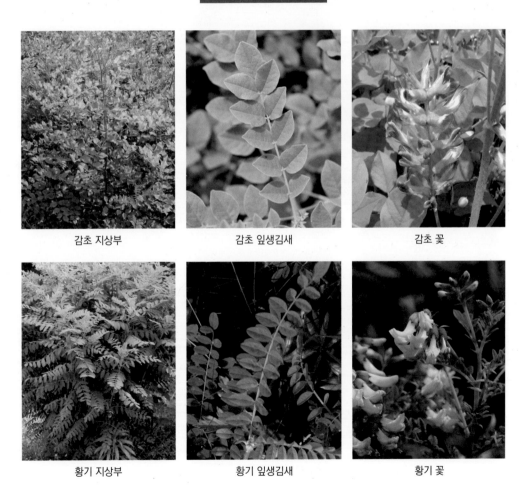

감초 지상부

감초 잎생김새

감초 꽃

황기 지상부

황기 잎생김새

황기 꽃

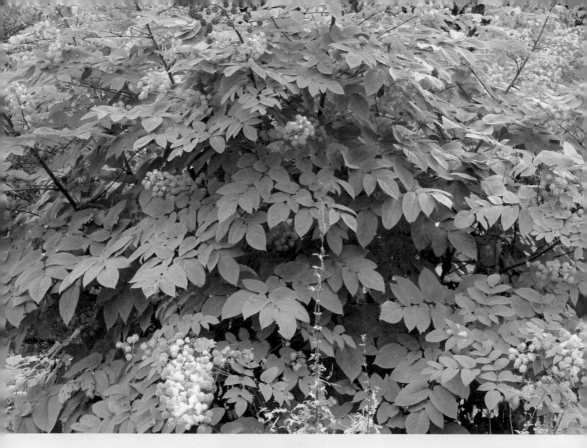

강 활

Ostericum koreanum (Max.) Kitagawa

근골격계 질환
관절염, 신경통

생 약 명 강활(羌活)

이명 : 강청(羌靑), 호강사자(護羌使者), 호왕사자(胡王使者), 강활(羌滑)

과명 : 산형과(Umbelliferae)

개화기 : 7∼8월

채취시기 : 가을에 잎과 줄기가 마른 뒤에 채취하여 햇볕이나 건조기에 말린다.

사용부위 뿌리

성분 : 정유 및 쿠마린(cumarin) 유도체, 베르갑텐(bergapten), 크산토실(xanthosyl), 이소임페라토
린(isoimperatorin), 옥시포이세다닌(oxypeucedanin), 프란골라린(prangolarine), 임페라토린
(imperatorin)이 알려져 있고 그 밖에 서당을 함유한다. 열매에는 임페라토린, 베르갑텐 등이 함유
되어 있다.

성질과 맛 : 성질이 따뜻하고, 맛은 맵고 쓰며, 독은 없다.

🌿 생태적특성

중국 원산의 여러해살이풀로, 한국, 일본 등지에 분포하며 중북부 산간 지대 서늘한 곳이 기후상 적당하여 많이 재배하고 있다. 사양(斜陽)이 드는 곳이나 습기가 적은 곳에서는 생육이 좋지 못하다. 잎은 세운 깃 모양으로 갈라졌고, 갈라진 잎은 도란형 또는 긴 타원형에 끝이 뾰족하며 가장자리에 톱니가 있다. 7~8월에 작은 흰꽃이 우산을 펼쳐놓은 듯한 겹산형꽃차례로 모여 핀다. 경엽(莖葉)은 백지와 거의 같으나 약간 작은 편이고, 잎이 거세지 않고 연해 보이며 뿌리는 묵은 뿌리가 개화 결실 후 썩어 없어져도 뿌리 옆에서 나는 싹, 즉 노두가 새로 생겨서 다시 자란다. 이 뿌리를 약용한다.

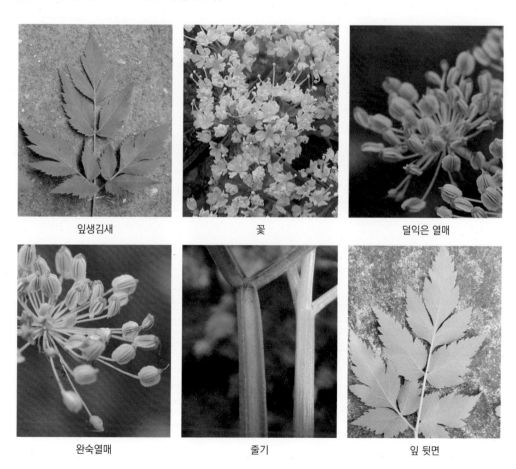

| 잎생김새 | 꽃 | 덜익은 열매 |

| 완숙열매 | 줄기 | 잎 뒷면 |

🌿 약효와 효능주치

강활은 신경통, 관절염 등의 구풍(驅風) 요약으로 해열, 진통 등에 쓰인다. 전신통, 하지통 등으로 몸이 무겁고 권태증을 일으킬 때 달여 먹으면 기분이 상쾌해지고 몸이 아주 가벼워진다. 발한, 해열, 진통, 진경(鎭痙), 거풍(祛風), 경신(輕身) 등의 효능이 있어 감기, 두통, 각종 신경통, 풍습으로 인하여 결리고 아픈 통증, 풍습성 관절염, 중풍 등에 이용한다. 신경통과 하지신경통 등에 대강활탕(大羌活湯: 강활, 승마 각 5g, 독활 3.75g, 창출, 방기, 위령선, 백출, 당귀, 적복령, 택사, 감초 각 3g)을 복용한다.

🌿 약재사용부위

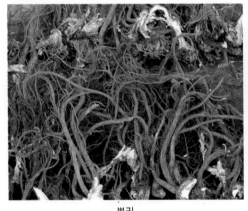

뿌리

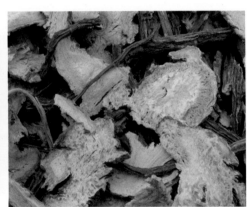

약재

🌿 처방 및 용법

물 1L에 건조한 뿌리 15g을 넣고 반으로 달여서 하루 2~3회로 나누어 복용한다.

주의사항 : 해열, 두통 등에 효과가 있으나, 빈혈증으로 인한 두통에는 복용을 해서는 안 된다.

🌿 장기에 미치는 작용부위

심장, 폐 경락으로 작용한다.

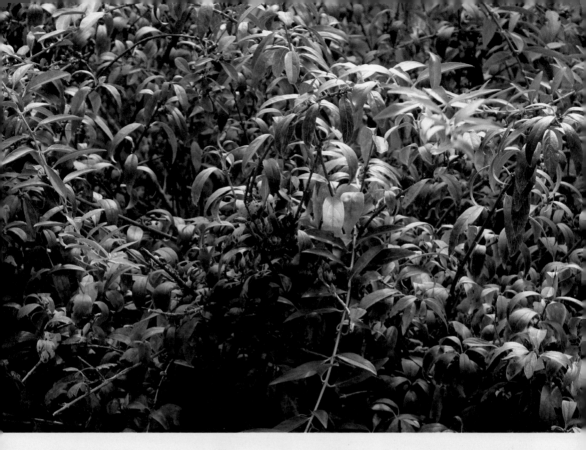

개나리

피부계 질환
피부염, 해열, 해독

Forsythia koreana (Rehder) Nakai

생약명 연교(連翹), 연교경엽(連翹莖葉)

이명 : 가을개나리, 개나리나무, 신리화, 어사리, 서리개나리, 개나리꽃나무, 한련자(旱蓮子), 대교자(大翹子), 어사리, 신화화, 황수단(黃壽丹)

과명 : 물푸레나무과(Oleaceae) **개화기** : 3~4월

채취시기 : 열매는 9~10월, 줄기와 잎은 봄여름에 채취한다.

사용부위 열매, 줄기와 잎

성분 : 열매에는 포르시톨(forsythol), 플라보놀(flavonol) 배당체, 악티게닌(arctigenin), 악티인(arctiin), 스테롤 화합물, 사포닌, 마타이레시노사이드(matairesinoside) 등이 함유되어 있고, 열매껍질에는 올레아놀산(oleanolic acid)이 함유되어 있다. 익지 않은 푸른 열매에는 필리게닌(phylligenin), 피노레시놀(pinoresinol), 바이세폭시리그난(bisepoxylignan) 등이 함유되어 있다. 잎에는 포르시틴(forsythin), 루틴(rutin) 등이 함유되어 있다.

성질과 맛 : 성질이 시원하고, 맛은 쓰다.

생태적특성

전국 각지에 야생으로 자라거나 심어 가꾸는 낙엽활엽관목으로, 높이는 3m 내외이며 가지가 옆으로 뻗어나가고 덩굴처럼 옆으로 처진다. 잎은 서로 어긋나고, 난상 피침형 또는 난상 타원형에 잎끝이 뾰족하고 밑부분은 넓은 쐐기형 또는 원형이며 가장자리에는 불규칙한 톱니가 있다. 잎자루의 길이는 8~20mm 정도 된다. 3~4월에 노란 꽃이 잎보다 먼저 피고, 꽃받침잎은 4개로 갈라지며 타원형이다.

수술은 2개, 암술은 1개이고 자방(子房, 씨방)은 난원형이며 주두는 2개로 갈라진다. 열매는 7~8월에 익는데, 좁은 달걀형에 약간 편평하고 성숙하면 2개로 갈라진다.

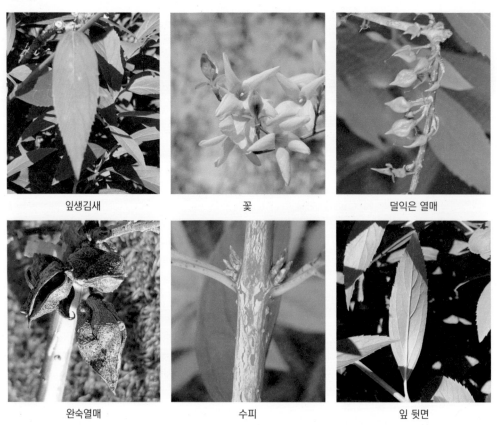

| 잎생김새 | 꽃 | 덜익은 열매 |
| 완숙열매 | 수피 | 잎 뒷면 |

🌿 약효와 효능주치

열매는 생약명이 연교(連翹)이며, 항균, 항바이러스, 항알레르기, 강심, 진토작용이 있으며 해열, 해독, 소염, 배농(排膿), 이뇨 등의 효능이 있어 종기, 단독, 피부발진, 옹종(癰腫), 종독(腫毒), 염증성 질환 등을 치료한다.

줄기와 잎은 생약명이 연교경엽(連翹莖葉)이며, 모세혈관을 튼튼히 해주는 강장제로 심폐의 적열(積熱)을 치료하고 고혈압, 뇌출혈, 각종 출혈 예방에 도움을 준다.

그 외 항암, 골다공증 치료, 피부 노화 억제 등에도 효과가 있다.

🌿 약재사용부위

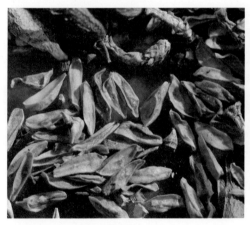

씨앗

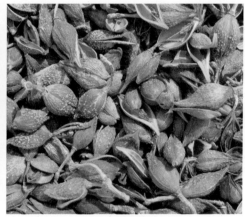

열매

🌿 처방 및 용법

열매 1일량 30~50g을 물 900mL에 넣고 반으로 달여 하루 2~3회 매 식후에 복용하고, 외용할 때는 달인 액으로 환부를 씻어준다. 줄기와 잎 1일량 20~30g을 물 900mL에 넣고 반으로 달여 매 식후 복용한다.

장기에 미치는 작용부위

심장, 폐 경락으로 작용한다.

비슷한 약초

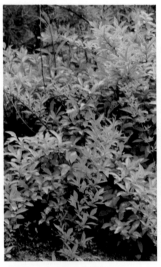

황금개나리

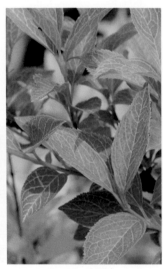

노랑무늬개나리

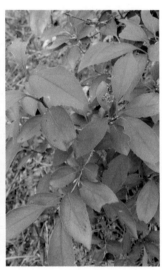

산개나리

기능성물질 효능에 관한 특허자료

개나리 열매로부터 마타이레시놀 및 악티게닌의 분리 및 정제 방법

본 발명은 개나리 열매(연교)로부터 마타이레시놀 및 악티게닌의 분리 및 정제 방법에 관한 것으로, 본 발명의 분리 및 정제 방법은 연교로부터 식물성 여성 호르몬 유사 성분인 마타이레시놀 및 악티게닌을 대량 생산할 수 있을 뿐만 아니라 향후 이들 성분을 암, 심장병 및 골다공증 치료제 및 피부 노화 억제용 화장품 신소재로서 널리 사용할 수 있다.

〈공개번호 : 10-2006-0103040, 출원인 : (주)대평 · 최상원〉

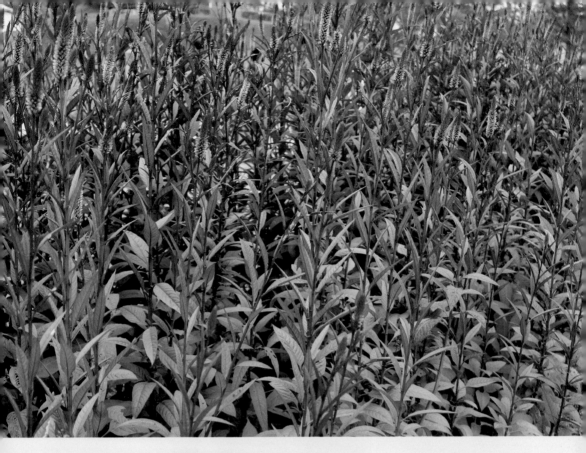

개맨드라미

순환기계 질환

청간, 명목

Celosia argentea L.

생 약 명 청상자(靑箱子)

이명 : 초결명(草決明)

과명 : 비름과(Amaranthaceae)

개화기 : 7～8월

채취시기 : 가을철 과실 성숙기에 채취하여 햇볕에 말린다.

사용부위 종자

성분 : 개맨드라미의 줄기와 잎에 함유된 성분은 다량의 옥살산으로, 아직 연구가 미진하다. 종자에는
지방유와 황산 칼륨, 니코틴산이 함유되어 있다.

성질과 맛 : 성질이 약간 차며, 맛은 쓰고 독은 없다.

들맨드라미라고도 한다. 인도 원산의 한해살이풀로, 우리나라에 들어와 제주도와 남부지방의 길가나 밭, 인가 근처에 자생하고 있으며, 가정의 정원이나 화분 등에 관상용으로 심어 가꾸기도 한다. 높이가 60~80cm이며, 줄기는 곧게 서고 녹색 또는 적자색에 가지가 여러 갈래로 갈라져 있다. 잎은 서로 어긋나고 피침형 또는 타원상 피침형에 잎끝이 뾰족하며 가장자리는 밋밋하다. 7~8월에 작은 꽃들이 밀생하여 원주형 또는 원추형의 수상꽃차례를 이루는데, 처음에는 담홍색으로 피어 차츰 은백색으로 변한다. 종자는 8~9월에 익으며 편원형에 검은색으로 윤택이 나면서 반질반질하다.

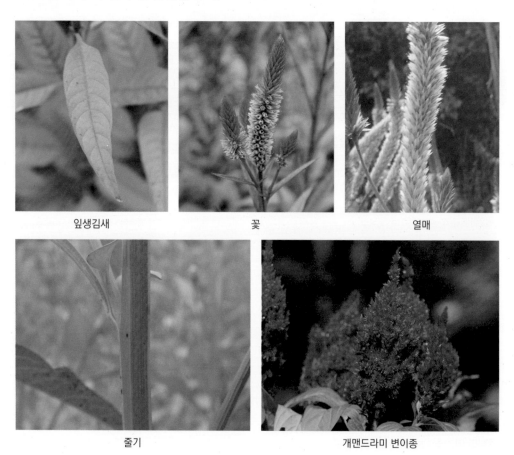

잎생김새　　　　　　　　　꽃　　　　　　　　　　열매

줄기　　　　　　　　　　　개맨드라미 변이종

🌿 약효와 효능주치

풍사를 없애고 간열을 맑게 하며 염증을 가라앉히는 등의 효능이 있어 안질환, 풍열로 인한 피부의 소양(瘙痒), 목적(目赤), 종통(腫痛), 예장(翳障: 시력장애가 있는 안질), 창양(瘡瘍: 종기와 부스럼), 고혈압 등의 치료에 이용한다. 종자는 생약명이 청상자이며, 음(陰)에 속하는 소염 수렴약(消炎收斂藥)으로 결막염, 망막 출혈, 악창(惡瘡) 등을 치료한다. 한방의 고방(古方)에는 모든 열병에 많이 이용하고 치안명목(治眼明目)은 결명자와 비슷하다. 꽃은 생약명이 청상화이며, 눈을 밝게 해주고 혈액순환을 원활하게 하며 월경불순, 두풍, 백대하, 혈붕(血崩)을 치료한다.

🌿 약재사용부위

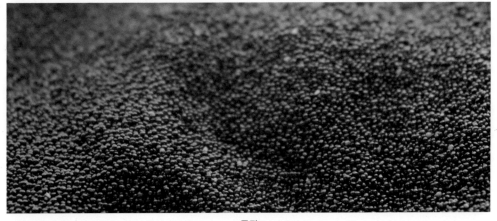

종자

🌿 처방 및 용법

한방에서 안질환(眼疾患)에 청상자환(靑箱子丸: 청상자·생지황 각 70g, 토사자·충울자·방풍·현삼·시호·택사·차전자·복령 각 38g, 오미자·세신 각 12g)을 처방하여 복용한다. 민간약으로는 여름에 더위를 먹어 기운이 없고 나른하여 만사가 귀찮을 때 개맨드라미를 채취하여 열탕으로 달여서 아침저녁으로 마신다.

간, 심장 경락에 작용한다.

비슷한 약초

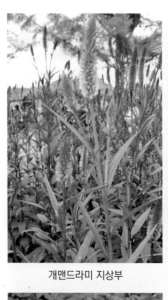

개맨드라미 지상부

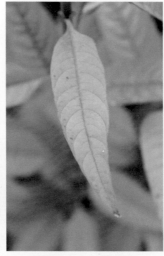

개맨드라미 잎생김새

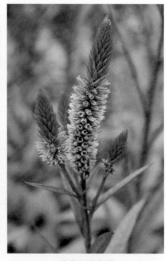

개맨드라미 꽃

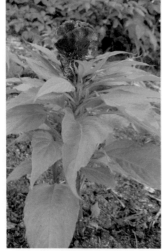

맨드라미 지상부

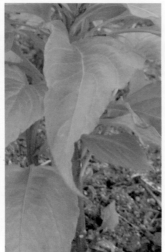

맨드라미 잎생김새

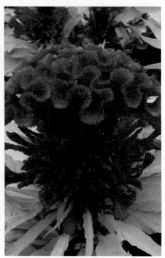

맨드라미 꽃

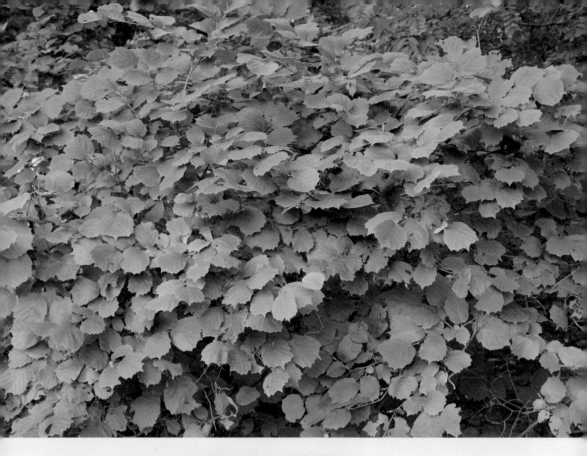

개암나무

소화기계 질환

개위, 명목, 강장

Corylus heterophylla var. thunbergii BL.

생약명 진인(榛仁), 진자(榛子)

이명 : 개얌나무, 물개암나무, 깨금나무, 난퇴물개암나무, 쇠개암나무, 난티잎개암나무, 진수(榛樹), 산백과(山白果), 진율(榛栗), 진자수(榛子樹)

과명 : 자작나무과(Betulaceae)

개화기 : 3~4월

채취시기 : 가을철(9~10월)에 잘 익은 열매를 채취한다.

사용부위 종인

성분 : 종인에는 탄수화물, 단백질, 지방, 회분이 함유되어 있으며 열매에는 전분, 잎에는 타닌이 함유되어 있다.

성질과 맛 : 성질이 평하고, 맛은 달다.

🌿 생태적특성

전국 각지의 산기슭이나 산야에 자생하는 낙엽활엽소교목 또는 관목으로, 높이는 5m 내외이며 수피는 회갈색이고 작은 가지에 털이 있다. 잎은 어긋나고 도란상 긴 타원형 또는 장원형으로 잎 뒷면에 털이 있으며 측맥은 5~7쌍이고 가장자리에 불규칙한 겹톱니가 있다. 자웅동주로 3~4월에 꽃이 피는데, 수꽃은 2~7개가 전년도 가지에 총상으로 달리고 암꽃은 겨울눈 같은 붉은 암술대가 나온다. 열매는 구형의 견과로 2~6개가 모여 달리거나 1개씩 달리며 9~10월에 갈색으로 익는다.

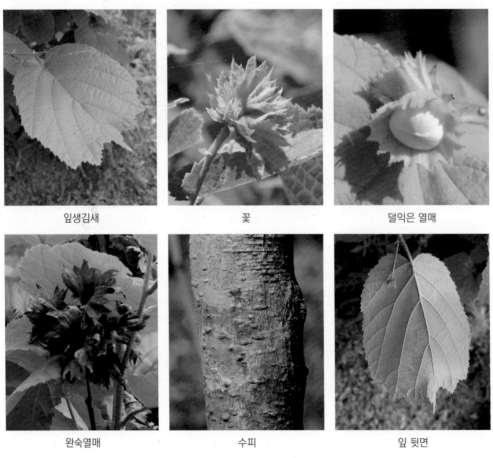

잎생김새	꽃	덜익은 열매
완숙열매	수피	잎 뒷면

🌿 약효와 효능주치

장의 기운을 돋우며 비위를 튼튼하게 하고 눈을 밝게 하는 등의 효능이 있어 신체 허약, 비위 허약, 식욕 부진, 안정(眼睛)의 피로, 목혼(目昏) 등의 치료에 이용한다.

🌿 약재사용부위

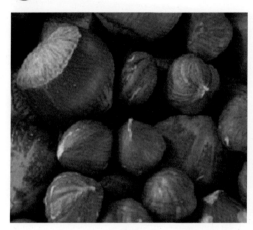

열매

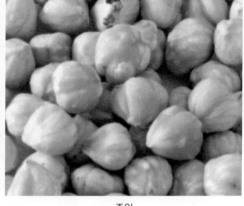

종인

🌿 처방 및 용법

하루에 종인 30g을 물 900mL에 넣고 반으로 달여서 2~3회 매 식후 복용하거나 생것으로 또는 가루를 내어 복용해도 된다.

🌿 장기에 미치는 작용부위

간, 비장 경락에 작용한다.

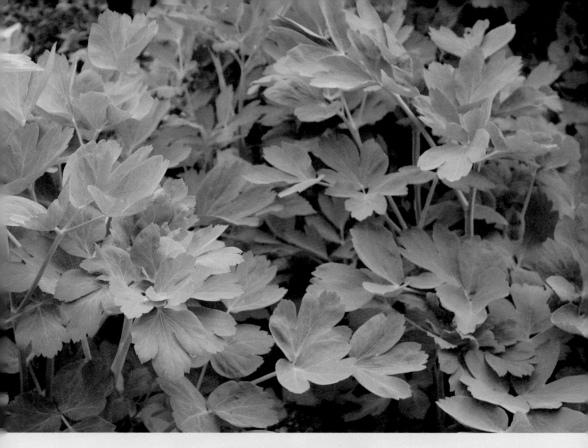

갯기름나물

Peucedanum japonicum Thunb.

순환기계 질환

중풍, 해열, 발한, 진통

생약명 식방풍(植防風)

이명 : 개기름나물, 목단방풍

과명 : 산형과(Umbelliferae)

개화기 : 6~8월

채취시기 : 봄과 가을에 꽃대가 나오지 않은 것을 채취하여 수염뿌리와 모래, 흙 등 이물질을 제거하고 햇볕에 말려서 사용한다.

사용부위 뿌리

성분 : 뿌리 50g에 정유가 0.5mL 이상 함유되어 있고, 퓨신(peucin), 베르갑텐(bergapten), 아세틸안젤로일켈락톤(acetylangeloylkhellactone), 퍼세다롤(percedalol), 움벨리페론(umbelliferone) 등도 함유되어 있다.

성질과 맛 : 성질이 따뜻하고 맛은 쓰고 매우며 독이 조금 있다.

생태적특성

바닷가 또는 냇가 근처에 자생하는 숙근성 여러해살이풀로, 높이는 60~100cm 이고 줄기가 곧게 자란다. 줄기 끝부분에 짧은 털이 있으며, 그 밖의 부분은 넓고 평평하다. 뿌리는 굵고 목질부에 섬유가 있다. 잎은 어긋나고 2~3회 깃꼴겹잎이 며, 잎자루는 길고 회록색에 흰 가루를 칠한 듯하다. 6~8월에 흰색 꽃이 가지 끝 과 원줄기 끝에 겹산형꽃차례를 이루며 피고, 꽃차례는 10~20개의 소산편으로 갈라져서 끝에 각각 20~30개의 꽃이 달린다. 가을에 지상부는 시들지만 뿌리는 살아남아서 이듬해 다시 싹이 난다.

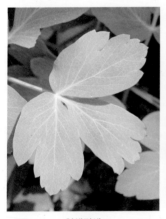

잎생김새

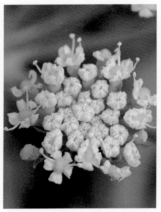

꽃

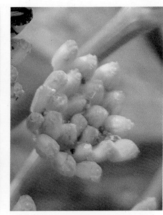

열매

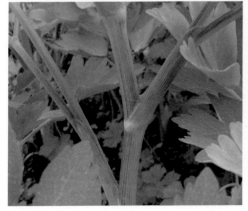

줄기

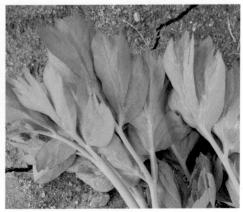

잎 뒷면

🌿 약효와 효능주치

발한, 해열, 진통의 효능이 있어서 감기 발열, 두통, 신경통, 중풍, 안면 신경마비, 습진 등의 치료에 응용할 수 있다.

🌿 약재사용부위

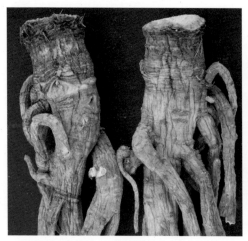

뿌리

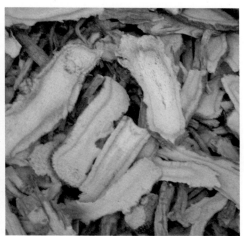

약재

🌿 처방 및 용법

사용하는 용도에 따라서 전처리, 즉 포제(炮製: 약재를 이용 목적에 맞게 가공하는 방법으로서 찌고, 말리고, 볶아주는 등의 처리 과정)를 해주어야 하는데, 가려움증이나 종기 등을 치료하는 데는 꿀물을 흡수시켜 볶아주고[밀자(蜜炙)], 두창에는 술로 씻어서[주세(酒洗)] 사용하며, 설사를 멈추고자 할때는 볶아서 사용한다[초용(炒用)]. 말린 식방풍 6~12g을 물 600~700mL를 붓고 끓기 시작하면 불을 약하게 줄여서 200~300mL로 줄 때까지 달여서 복용하거나, 물 2L를 붓고 끓기 시작하면 불을 약하게 줄여 2시간 정도 끓여서 거른 뒤 기호에 따라서 가미하여 차로 복용한다. 민간요법으로 방풍과 구릿대[백지(白芷)]를 1:1로 섞어서 가루 내어 적당량의 꿀을 섞고 콩알 크기로 환을 만들어 1회에 20~30알씩 하루 3회, 식후 1시간 정도에 따뜻한 물과 함께 먹어 두통을 치료하기도 한다.

> **주의사항 :** 풍을 흩어지게 하고 습사를 다스리는 효능이 있으므로 몸 안의 진액(津液: 몸 안의 체액을 통틀어서 말함. 혈액, 임파액, 조직액, 정액, 땀, 콧물, 눈물, 침, 가래, 장액 등)이 고갈되어 화기가 왕성한 음허화왕(陰虛火旺)의 증상, 혈이 허하여 발생된 경기(驚氣)에는 사용을 피한다.

장기에 미치는 작용부위

간, 폐 경락에 작용한다.

비슷한 약초

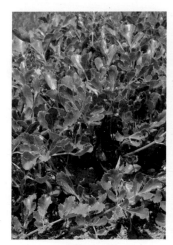 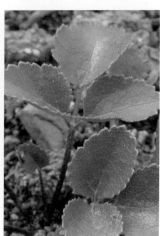 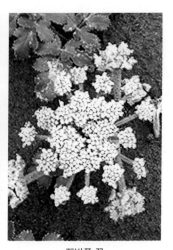

| 갯방풍 지상부 | 갯방풍 잎생김새 | 갯방풍 꽃 |

기능성물질 효능에 관한 특허자료

갯기름나물 추출물을 유효 성분으로 포함하는 스트레스 또는 우울증의 예방 또는 치료용 약학적 조성물

본 발명의 갯기름나물 추출물을 포함하는 조성물은 항스트레스 및 항우울 활성을 가지고, 인체에 부작용을 발생시키지 않으므로, 스트레스 또는 우울증과 같은 정신 질환을 예방, 치료 또는 개선하기 위한 의약품 또는 건강 기능 식품에 효과적으로 적용하여 이용할 수 있다. 〈공개번호 : 10-2015-0004159, 출원인 : 경희대학교 산학협력단〉

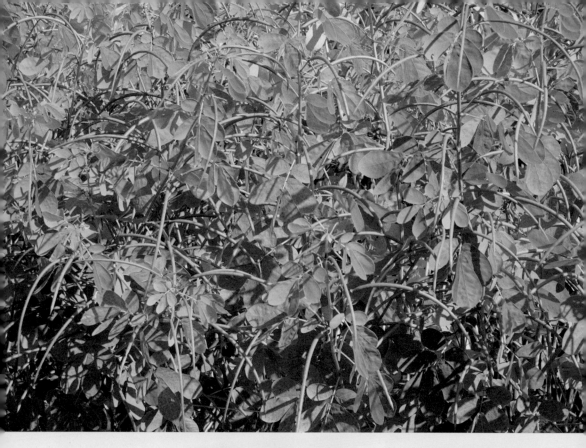

결명자

소화기계 질환
변비, 고혈압, 당뇨, 시력

Cassia tora L.

생 약 명 결명자(決明子)

이명 : 긴강남차, 결명차, 초결명

과명 : 콩과(Leguminosae) 개화기 : 6〜8월

채취시기 : 가을철 종자 성숙기에 전초를 베어 햇볕에 말린 뒤, 종자를 털어 정선한 다음 다시 햇볕
에 말린다.

사용부위 종자

성분 : 에모딘(emodin), 옵투신(obtusin), 토라크리손(torachryson), 옵투시폴린(obtusifolin), 크리소옵투
신(chrysoobtusin), 크리소파놀(chrysophanol), 아우란티오옵투신(aurantioobtusin), 알로에에모딘
(aloeemodin), 단백질, 지방유, 점액질 등이 함유되어 있음이 확인되었고, 에모딘 성분은 완하작용(緩
下作用)이 있음이 현대 약리학적으로 밝혀졌을 뿐 아직 명목에 대해서는 입증되지 않았다.

성질과 맛 : 성질이 차고 맛은 달고 쓰며, 독은 없다.

생태적특성

북아메리카 원산의 한해살이풀로, 전국 각지의 산야에 자생하고 있으며 농가에서도 재배하고 있다. 높이는 1.5m 정도이며, 줄기 전체에 짧은 털이 나 있다. 잎은 어긋나고, 짝수깃꼴겹잎으로 2~4쌍의 작은 잎이 달린다. 작은 잎은 도란형이고 잎끝이 뭉툭하거나 약간 볼록 내밀었으며 밑은 날카롭거나 원형으로 되어 있다. 하부의 작은 잎 한 쌍 사이에 긴 선채가 있다. 6~8월에 노란색 꽃이 잎겨드랑이에서 피고, 열매는 활 모양 협과를 맺는데 그 안에 종자가 일렬로 배열되어 있다. 황갈색 종자를 완전히 말려서 약이나 차로 쓰고, 부드러운 잎은 나물로 만들어 먹는다.

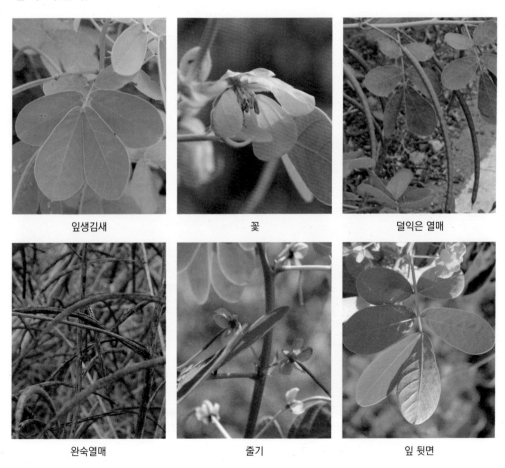

잎생김새   꽃   덜익은 열매

완숙열매   줄기   잎 뒷면

약효와 효능주치

민간에서는 야맹증, 녹내장 등에 사용하는데 어떤 성분의 효능인지는 아직 밝혀지지 않았다. 또한 가정에서 흔히 차로 끓여 마시는데 건위, 정장, 이뇨 작용이 있으며 변비증에도 좋아 인도에서는 오래전부터 커피 대신 음료수로 사용하고 있다.

결명자차(茶)를 애용하는 일본에서는 변비, 만성 위장병, 소화불량, 위하수, 위산과다, 위경련, 구내염, 황달, 신장염, 신우신염, 심장병, 각기, 당뇨병, 부인병, 폐결핵, 늑막염, 신경통, 안질 등에 효과가 있다고 여겨진다. 그런데 이 모든 병에 특효약이 된다는 뜻이 아니라 좋은 음료가 될 수 있다는 정도로 풀이하는 것이 옳을 것이다.

《본초서(本草書)》에는 결명자가 녹내장 및 눈이 충혈되고 아프며 눈물이 나는 것을 다스린다고 되어 있고, 결명자를 베개에 넣어 늘 베고 자면 눈이 밝아진다고 하였다. 잎사귀도 눈을 밝게 하며 오장을 이롭게 하니 나물이나 국을 끓여 먹으면 아주 좋다고 하였다.

약재사용부위

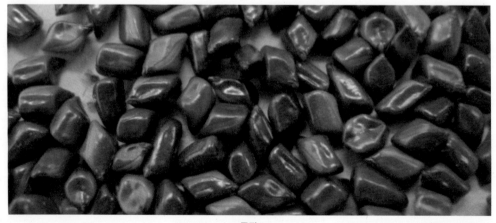

종자

🌿 처방 및 용법

물 1L에 종자 10g을 넣고 달여서 하루 2~3회로 나누어 마신다.

> **주의사항 :** 성질이 차서 장기 복용하면 위장이 허랭한 사람에게는 좋지 않으므로, 차를 끓이기 전 프라이팬에 약한 불로 오랫동안 덖어서 사용하면 좋다.

🌿 장기에 미치는 작용부위

간, 신장, 대장 경락에 작용한다.

비슷한 약초

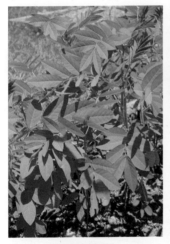

석결명 지상부

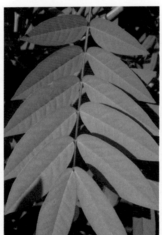

석결명 잎생김새

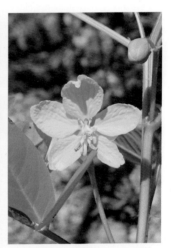

석결명 꽃

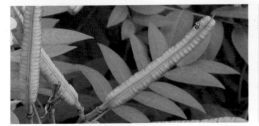

석결명 덜익은 열매

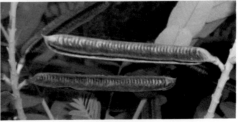

석결명 익은 열매

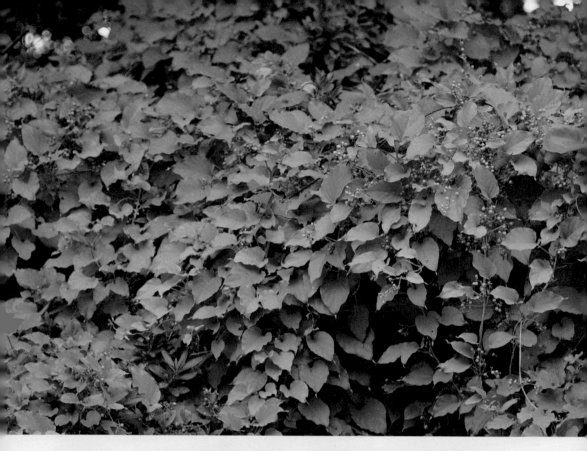

계 요 등

Paederia scandens (Lour.) Merr.

내분비계 질환

황달, 이질, 진통

생약명 계요등(鷄尿藤), 계시등(鷄屎藤)

이명 : 계뇨등, 구렁내덩굴, 산지과(山地瓜), 계각등(鷄脚藤)

과명 : 꼭두서니과(Rubiaceae)

개화기 : 7~8월

채취시기 : 여름부터 가을에 채취한다.

사용부위 줄기와 잎

성분 : 일리도이드(illidoid) 배당체, 올레아놀산(oleanolic acid), β-시토스테롤(β-sitosterol), 알부틴(arbutin), 정유, 파에데로사이드(paederoside) 등이 함유되어 있다.

성질과 맛 : 성질이 평하고, 맛은 달고 시다.

🌿 생태적특성

중부·남부 지방의 산기슭 및 해안가에 자생하는 낙엽덩굴성 목본으로, 길이가 5~7m 정도로 뻗어나가고 작은 가지는 백색의 부드러운 털로 덮여 있다.
잎은 마주나고 난형 또는 난상 피침형에 잎자루가있으며, 잎끝이 날카롭고 밑부분은 심장형으로 양면에 모두 백색 털이 덮여 있다. 7~8월에 백자색 꽃이 잎겨드랑이 및 덩굴 끝에 원추꽃차례로 피며, 핵과인 열매는 9~10월에 황색으로 익는다.

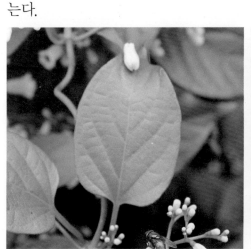
잎생김새

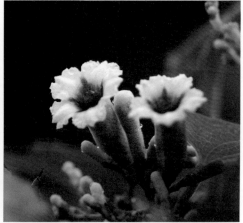
꽃

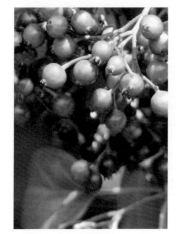
덜익은 열매

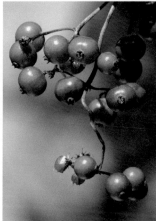
완숙열매

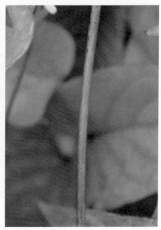
수피

🌿 약효와 효능주치

풍사를 없애고 통증을 가라앉히며, 혈액순환을 돕고 독을 풀어주며 종기를 삭이는 등의 효능이 있어 신경통, 풍습성 비통, 관절염, 소화불량, 위통, 장염, 간염, 기관지염, 해수, 타박상, 골수염, 림프샘염, 기타 화농성 염증 질환 등의 치료에 이용한다.

🌿 약재사용부위

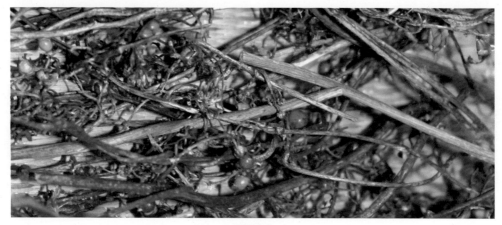

전목약재

🌿 처방 및 용법

하루에 뿌리를 포함한 전목 30~50g을 물 900mL에 넣고 반으로 달여 2~3회 매 식후 복용한다.

🌿 장기에 미치는 작용부위

심장, 간, 비장, 대장 경락으로 작용한다.

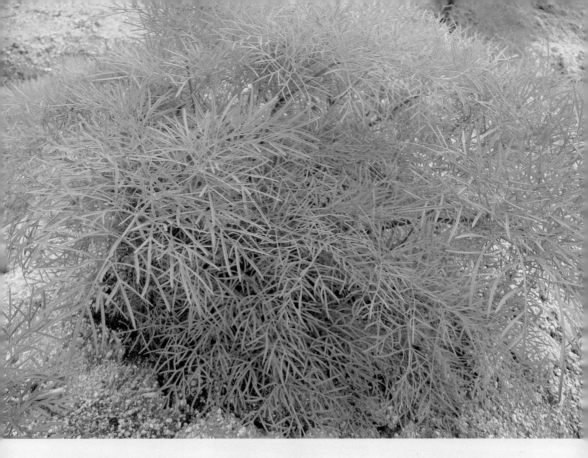

고 본

Angelica tenuissima Nakai

호흡기계 질환
감기, 몸살

생약명 고본(藁本)

이명 : 고번

과명 : 산형과(Umbelliferae)

개화기 : 8~9월

채취시기 : 봄에서 가을까지 뿌리를 채취하여 말린다.

사용부위 뿌리

성분 : β-시토스테롤(β-sitosterol), 이소임페라토린(isoimperatorin), 수크로스(sucrose), 크니딜라이드 (cnidilide) 등을 함유하고 있다.

성질과 맛 : 성질이 따뜻하고, 맛은 매우며 독이 없다.

🌱 생태적특성

가야산, 대둔산, 지리산, 제주, 경기(광릉, 천마산), 평북, 함남, 함북 일대의 깊은 산과 산기슭에서 자생하는 여러해살이풀로, 공중 습도가 높은 곳의 바위틈이나 경사지의 반그늘에서 자라며 물 빠짐이 좋고 부엽질이 많은 곳에서 자란다. 키는 30~80cm이고, 줄기는 전체에 털이 없고 향기가 강하다. 잎은 어긋나고, 3회 깃꼴겹잎으로 갈라지며 열편은 선형이다. 근생엽과 밑부분 잎은 잎자루가 길고 경엽에는 잎집이 있다. 8~9월에 흰색 꽃이 원줄기 끝과 가지 끝에 겹산형꽃차례로 피고, 꽃잎은 5개이며 안으로 굽은 도란형이다. 씨방은 녹색에 길이가 0.5~1.5cm인 타원형이고, 수술은 5개이며 꽃밥은 자주색이다. 열매는 9~10월경에 익는데, 가장자리에 날개가 있는 길이 약 0.4cm의 편평한 타원형이다.

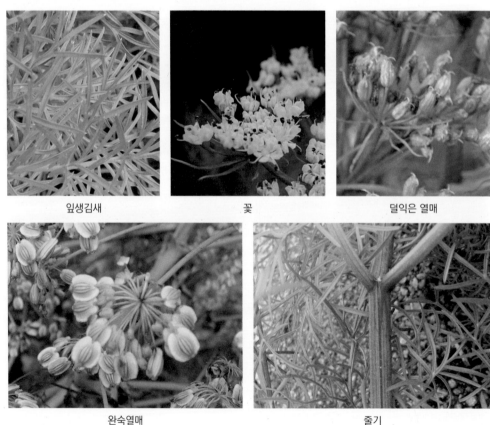

잎생김새

꽃

덜익은 열매

완숙열매

줄기

🌿 약효와 효능주치

표사(表邪)를 흩어지게 하고 풍을 제거하며 통증을 멈추게 하는 효능이 있다. 신경통, 풍사와 한사로 인한 풍한두통(風寒頭痛), 머리 정수리에 오는 두정통(頭頂痛), 한사와 습사로 인하여 배가 아픈 한습복통(寒濕腹痛), 설사, 풍사와 한사가 하초에 뭉쳐서 생기는 산가(疝瘕: 전립선염), 풍사와 습사로 인하여 아프고 가려운 풍습통양(風濕痛痒), 머리가 아프고 눈에 종기가 나는 두통목종(頭痛目腫)에 사용하고, 달인 액은 피부 진균 억제작용을 한다. 민간에서는 전초를 신경통에 사용한다.

🌿 약재사용부위

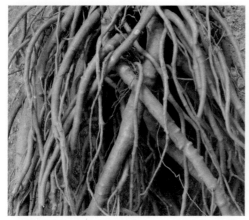

뿌리

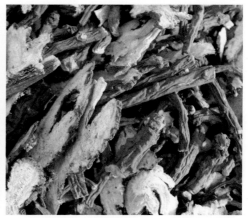

약재

🌿 처방 및 용법

하루에 3~12g을 복용하는데 물 1L 정도를 붓고 달여서 3회로 나누어 복용한다. 외용할 때는 뿌리를 달인 액으로 환부를 씻는다.

> **주의사항 :** 맵고 따뜻하여 온조(溫燥)한 성질이 있으므로 혈허(血虛) 또는 열증(熱症)에 속한 두통에는 사용할 수 없다.

장기에 미치는 작용부위

간, 대장 경락으로 작용한다.

비슷한 약초

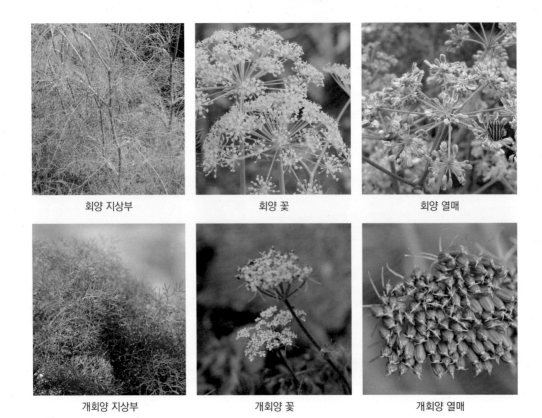

회양 지상부

회양 꽃

회양 열매

개회양 지상부

개회양 꽃

개회양 열매

기능성물질 효능에 관한 특허자료

신경 보호 활성을 갖는 고본 추출물 또는 이로부터 분리된 스코폴레틴 유도체를 함유하는 조성물
본 발명은 고본 추출물 또는 이로부터 분리된 스코폴레틴(scopoletin) 유도체 화합물을 함유하는 신경 보호 활성을 갖는 조성물에 관한 것으로서, 본 발명의 화합물은 허혈성 신경계 질환을 유의성 있게 차단하여 중풍 또는 뇌졸중 등의 신경계 질환의 예방 및 치료에 유용한 의약품 및 건강 기능 식품으로 제공할 수 있다.

〈공개번호 : 10-2005-0008324, 출원인 : 경희대학교 산학협력단〉

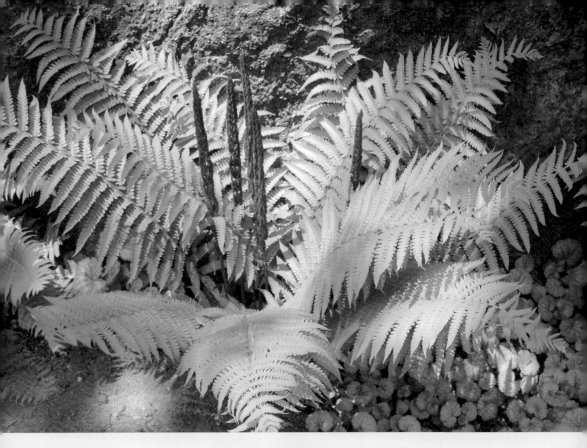

고비

호흡기계 질환

감기, 몸살

Osmunda japonica Thunb.

생 약 명　자기(紫萁)

이명 : 고비

과명 : 고비과(Osmundaceae)

개화기 : 포자번식

채취시기 : 가을에서 이듬해 봄 사이에 뿌리를 채취하여 수염뿌리와 줄기를 제거하고 햇볕에 말린다.

사용부위　뿌리줄기

성분 : 뿌리줄기에 포나스테론 A(ponasterone A), 엑디스테론(ecdysterone), 쿠스트엑디손(Custecdyson), 엑디손(ecdyson) 등을 함유하고 있다.

성질과 맛 : 성질이 차고, 맛은 쓰다.

🌿 생태적특성

평안도와 함경도를 제외한 우리나라 전역과 일본, 중국에 분포하는 여러해살이풀로, 산허리 이하의 숲 가장자리 또는 계곡이나 냇가 근처에 자란다. 키는 50~100cm 정도로 곧게 자라며, 근경(根莖)은 짧고 굵은 덩이 모양이고 여러 개의 싹이 나온다. 잎은 뭉쳐나고 2회 깃꼴겹잎으로 작은 깃 조각은 장타원상 피침형에 둔한 톱니가 있으며 끝이 뾰족한 편이다. 어린잎은 똬리처럼 말려 백색 비단같은 털로 덮여 있으며 생식엽(生殖葉)은 포자낭이 빽빽하게 붙어 있다.

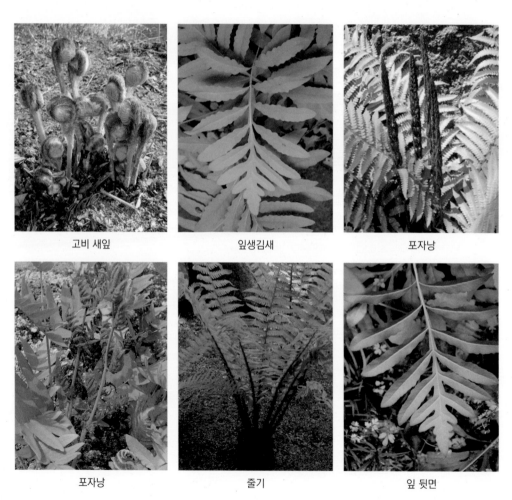

고비 새잎 　　　　　　　　잎생김새 　　　　　　　　포자낭

포자낭 　　　　　　　　줄기 　　　　　　　　잎 뒷면

약효와 효능주치

열을 내려주고 출혈을 멎게 하며 기생충을 없애는 등의 효능이 있어 감기, 토혈,
육혈(衄血: 코피), 변혈(便血: 변에 피가 섞여 나오는 증상), 월경 과다, 대하(帶下), 조충
(條蟲)의 구제 등에 이용한다.

약재사용부위

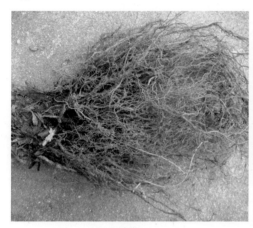

뿌리

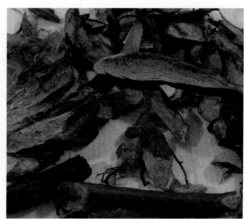

줄기

처방 및 용법

하루에 6~12g을 복용하는데 물 1L 정도를 붓고 달여서 3회로 나누어 복용한다.
환(丸)으로 만들어 복용하기도 한다.

> **주의사항** : 차고 쓴 성질이 있으므로 속이 냉한 사람은 신중하게 사용한다.

장기에 미치는 작용부위

심장, 폐, 위장 경락으로 작용한다.

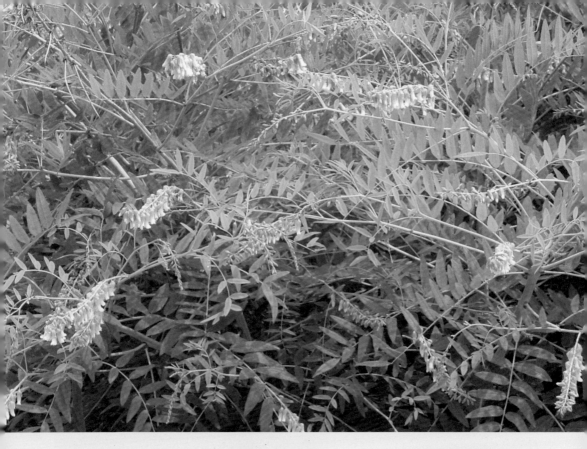

고 삼

Sophora flavescens Aiton

소화기계 질환
소화, 식욕부진, 황달

<table>
<tr><td>생 약 명</td><td colspan="2">고삼(苦蔘)</td></tr>
</table>

이명 : 도둑놈의지팡이, 수괴(水槐), 지괴(地槐), 토괴(土槐), 야괴(野槐), 천삼(川蔘)

과명 : 콩과(Leguminosae)　　　　　　　　　　**개화기** : 6~8월

채취시기 : 봄과 가을에 채취하여 이물질을 제거하고, 남아 있는 줄기도 제거한 다음 흙을 깨끗이 씻어 버리고 물에 적셔서 수분이 잘 스미게 한 다음, 얇게 잘라서 햇볕에 말리거나 건조기에 말려서 사용한다.

<table>
<tr><td>사용부위</td><td>뿌리</td></tr>
</table>

성분 : 뿌리에 알칼로이드류인 마트린(matrine), 옥시마트린(oxymatrine), 트리테르페노이드(triterpenoid)류인 소포라플라비오사이드(sophoraflavioside)와 소야사포닌(soyasaponin), 플라보노이드류인 쿠라놀(kurarnol)과 비오카닌(biochanin), 그리고 퀴논(quinone)류인 쿠쉔퀴논(kushenquinone) 등이 함유되어 있다.

성질과 맛 : 성질이 차고, 맛은 쓰며 독이 없다.

생태적특성

전국 각지에 분포하는 여러해살이풀로, 높이 1m 정도이고 줄기는 곧게 자란다. 잎은 어긋나고, 홀수깃꼴겹잎으로 긴 타원형 또는 장난형에 가장자리가 밋밋하다. 6~8월에 연노란색 꽃이 원줄기 끝과 가지 끝에 총상꽃차례로 피고, 꽃잎은 기판의 끝이 위로 구부러진다. 약재로 사용하는 뿌리는 긴 원주형으로 하부가 갈라져 있고, 길이 10~30cm, 지름 1~2cm이다. 뿌리의 표면은 회갈색 또는 황갈색으로 가로주름과 세로로 긴 피공(皮孔)이 있다. 외피는 얇고 파열되어 반대로 말려 있으며 쉽게 떨어지고 떨어진 곳은 황색으로 넓다. 질은 단단하여 절단하기 어렵고, 단면은 섬유질이다.

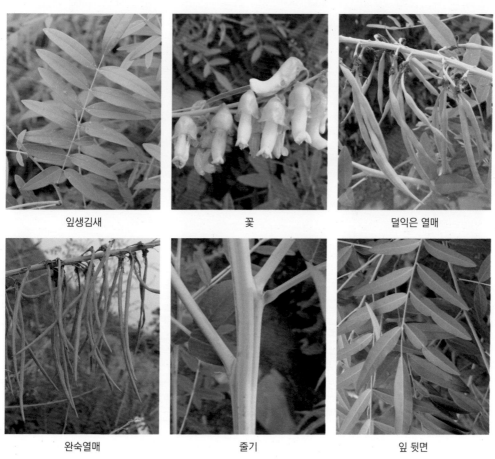

| 잎생김새 | 꽃 | 덜익은 열매 |
| 완숙열매 | 줄기 | 잎 뒷면 |

약효와 효능주치

위를 튼튼하게 하고 열을 내려주며, 습(濕)을 말려주고 풍을 제거하며 충(蟲)을
죽이는 효능이 있어 소화불량, 식욕 부진, 신경통, 간염, 황달, 감적(疳積: 어린이
의 영양 장애로 인한 소화불량), 소변불리, 편도염, 폐렴, 이질, 대장 출혈, 치루, 탈
항, 악창, 개선(疥癬: 옴), 습진(濕疹) 등의 치료에 이용한다.

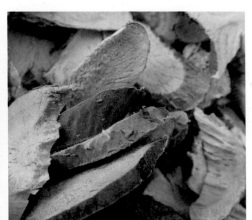 **약재사용부위**

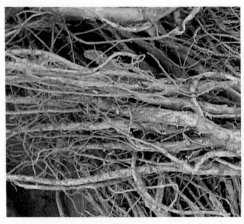

뿌리

약재

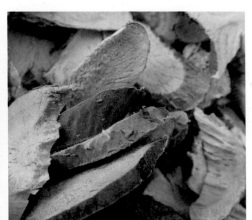 **처방 및 용법**

말린 것으로 하루에 6~12g을 사용하는데, 건조한 고삼 5~10g에 물 600~
700mL 정도를 붓고 끓기 시작하면 약한 불로 줄여 200~300mL 정도가 될 때
까지 달여서 2회에 나누어 복용하거나, 가루 또는 환(丸)을 만들어 복용한다. 맛
이 쓰기 때문에 차로 이용하기는 부적합하다. 고삼(苦蔘)은 이름처럼 매우 쓴 약
재이다. 따라서 고삼을 사용할 때는 먼저 찹쌀의 진한 쌀뜨물에 하룻밤 재워두고
이튿날 아침 비린내와 수면 위에 뜨는 것이 없어질 때까지 깨끗한 물로 여러 차
례 헹구어 잘 말린 다음 얇게 썰어서 사용한다.

주의사항 : 성미가 쓰고 차서 비위가 허하고 찬 경우에는 사용을 삼가고, 여로(黎蘆: 박새)와는 상반작용(相反作用: 두 가지 이상의 약재를 함께 사용할 때 약성이 나빠지거나 부작용이 심하게 나타나는 현상)을 하므로 함께 사용하면 안 된다.

장기에 미치는 작용부위

간, 위장, 폐, 대장, 신장 경락으로 작용한다.

비슷한 약초

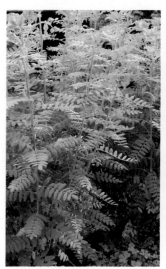

황기 지상부

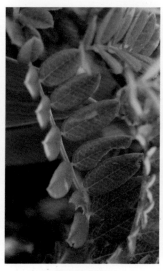

황기 잎생김새

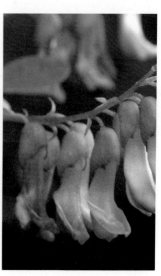

황기 꽃

기능성물질 효능에 관한 특허자료

고삼 추출물을 유효 성분으로 포함하는 면역 증강용 조성물

본 발명은 화학식 1 내지 8로 표시되는 화합물, 또는 이들을 포함하는 고삼 추출물, 이의 분획물을 유효 성분으로 포함하는 인터페론 베타 발현 유도를 통한 면역 증강용 조성물, 이를 포함하는 사료 첨가제, 사료용 조성물, 약학적 조성물, 식품 조성물, 의약외품 조성물 및 상기 조성물의 투여를 통한 면역 증강 방법에 관한 것이다.

〈공개번호 : 10-2012-0031861, 출원인 : 한국생명공학연구원〉

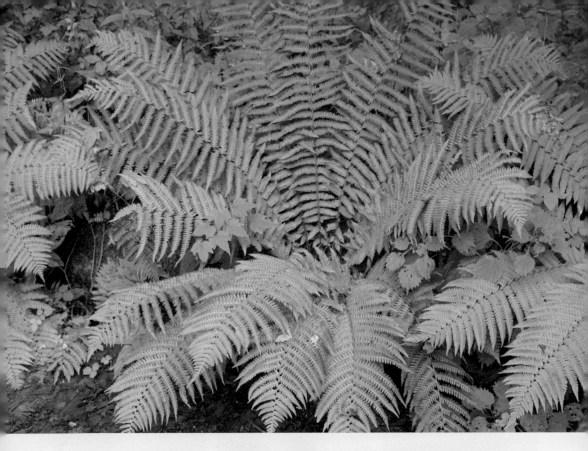

관 중

Dryopteris crassirhizoma Nakai

여성(부인병) 질환

혈붕, 양혈, 지혈, 청열

생약명 관중(貫中)

이명 : 호랑고비, 면마(綿馬), 관중(管仲)

과명 : 면마과(Dryopteridaceae)　　　　　　개화기 : 포자번식

채취시기 : 가을에 뿌리째 채취하여 잎자루와 수염뿌리를 제거한 다음 이물질을 제거하고 씻어서 햇볕에 말린다. 말린 것을 그대로 쓰거나 초탄(炒炭: 까맣게 태움)해서 사용한다.

사용부위 뿌리줄기와 잎자루의 밑부분

성분 : 뿌리에 함유된 플로로글루시놀(phloroglucinol)계 성분은 촌충을 구제하는 물질이고, 이 중 필마론(filmaron)이 가장 강하다. 플라바스피드산 AB(flavaspidic acid AB), 플라바스피드산 PB(flavaspidic acid PB)는 충치균에 대한 항균작용이 강하며, 그 외에도 오고닌(wogonin), 바이칼린(baicalin), 바이칼레인(baicalein) 등의 플라보노이드계 성분이 함유되어 있다.

성질과 맛 : 성질이 시원하고, 맛은 쓰며 독이 약간 있다.

🌱 생태적특성

전국 각지에 분포하는 숙근성 양치식물인 여러해살이풀로, 높이는 50~100cm 이고 굵은 뿌리줄기는 끝에서 잎이 모여난다. 잎은 길이 1m 내외, 너비 25cm 정도이며 잎몸은 깃 모양으로 깊게 갈라지고 깃 조각은 대가 없다. 건조한 약재는 길이 10~20cm, 지름 5~8cm으로 긴 원추형에 윗부분은 무딘 원형이고 아랫부분은 약간 뾰족하며 구부러져 있다. 표면은 황갈색 또는 검은빛을 띠는 진한 갈색으로 비늘잎이 밀포되어 있다. 질은 단단한데 횡단면은 약간 편평하고 갈색이며 유관속 5~7개가 황백색의 점상을 이루고 둥그런 환을 형성하면서 배열되어 있다.

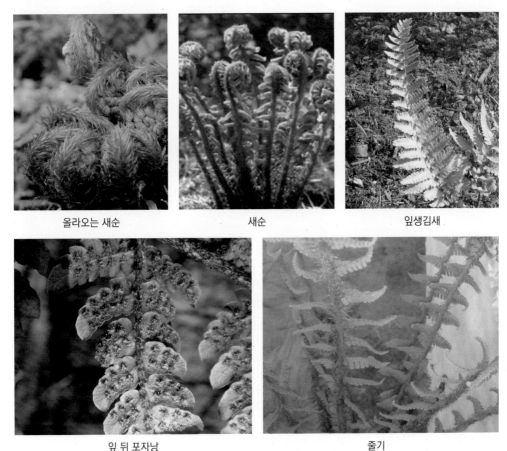

올라오는 새순

새순

잎생김새

잎 뒤 포자낭

줄기

약효와 효능주치

회충, 조충, 요충을 죽이며, 열을 내리고 독을 풀어주며, 혈액을 맑게 하고 출혈을 멈추게 하는 등의 효능이 있어서 풍열감기(풍사와 열사로 인한 감기)를 낮게 하고, 토혈이나 코피, 혈변을 치료하는 데 요긴하게 사용될 수 있고 여성들의 혈붕(血崩)이나 대하(帶下)를 치료한다.

약재사용부위

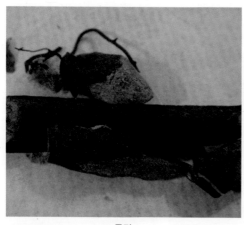

줄기

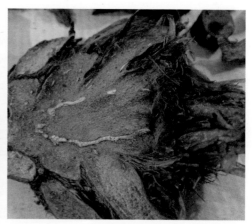

약재

 ## 처방 및 용법

말린 것으로 하루에 5~12g 정도 사용하는데, 말린 뿌리줄기 5~10g에 물 600~700mL 정도를 붓고 끓기 시작하면 약한 불로 줄여서 200~300mL 정도가 되도록 달여 2회로 나누어 복용하거나, 가루 또는 환(丸)으로 만들어 복용한다. 시력장애나 혈뇨, 혼수, 실명 등의 우려가 있으므로 과다 복용하면 안 되며, 비위가 약한 사람이나 임산부는 복용하면 안 된다. 또한 귤피(橘皮), 백출 등과 배합하여 관중환(貫中丸)을 만들어 복용하면 기(氣)를 이롭게 하고 비장을 튼튼하게 하여 기와 혈을 잘 돌려주는 작용이 있다.

장기에 미치는 작용부위

간, 심장, 위장 경락으로 작용한다.

비슷한 약초

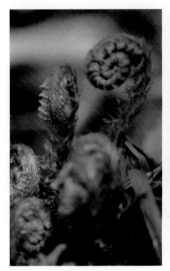

비닐고사리 새잎

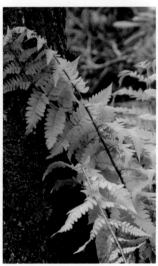

비닐고사리 잎생김새

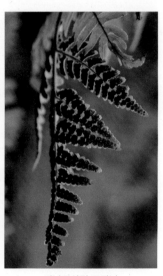

비닐고사리 포자낭

기능성물질 효능에 관한 특허자료

관중 추출물로부터 분리되는 화합물을 유효 성분으로 함유하는 후천성 면역 결핍증의 예방 및 치료용 조성물

본 발명은 관중 추출물로부터 분리된 화합물을 유효 성분으로 함유하는 후천성 면역 결핍증의 예방 및 치료용 조성물에 관한 것으로, 본 발명의 화합물은 HIV-1 단백질 분해 효소의 활성에 대한 강력한 저해 효과를 나타내므로, 후천성 면역 결핍증의 예방 및 치료용 약학 조성물 및 건강 기능 식품으로 유용하게 이용될 수 있다.

〈공개번호 : 10-2010-0012927, 출원인 : 이지숙〉

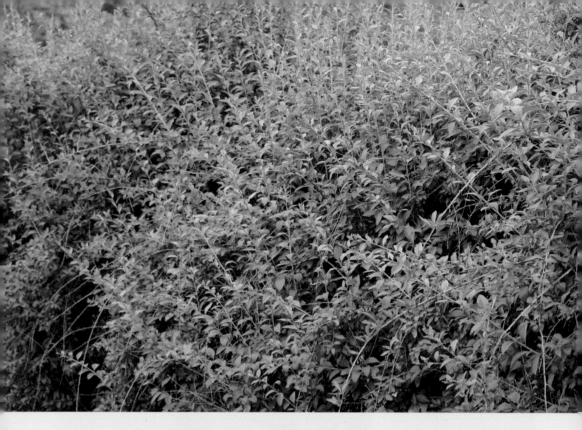

구기자나무

내분비계 질환

당뇨, 고혈압, 양혈

Lycium chinense Mill. = [*Lycium rhombifolium* (Moench) Dippel.]

생약명 　구기자(拘杞子), 지골피(地骨皮), 구기엽(拘杞葉)

이명 : 감채자(甘菜子), 구기자(拘杞子), 구기근(拘杞根), 구기근피(拘杞根皮), 지선묘(地仙苗), 천정초(天庭草), 구기묘(拘杞苗), 감채(甘菜)

과명 : 가지과(Solanaceae)　　　　　　　　　**개화기** : 6～9월

채취시기 : 열매는 가을에 열매가 익었을 때, 근피는 이른 봄, 잎은 봄여름에 채취한다.

사용부위 　열매, 근피, 잎

성분 : 열매에는 카로틴, 리놀레산(linoleic acid), 비타민 B1, B2, 비타민 C, β-시토스테롤(β-sitosterol) 등이 함유되어 있고, 근피에는 계피산 및 다량의 페놀류 물질, 베타인(betaine)이 함유되어 있다. 뿌리에는 비타민 B1의 합성을 억제하는 물질이 함유되어 있지만 그 억제작용은 시스테인(cystein) 및 비타민 E에 의해서 해제된다. 근피에는 β-시토스테롤(β-sitosterol), 멜리스산(melissic acid), 리놀레산, 리놀렌산(linolenic acid) 등도 함유되었다. 잎에는 베타인, 루틴(rutin), 비타민 E, 이노신(inosine), 히포크산틴(hypoxanthine), 시티딜산(cytidylic acid), 우리딜산(uridylic acid), 극히 소량의 숙신산(succinic acid), 피로글루탐산(pyroglutamic acid), 옥살산(oxalic acid) 및 다량의 글루탐산(glutamic acid), 아스파르트산(aspartic acid), 프롤린(proline), 세린(serine), 티로신(tyrosine), 아르기닌(arginine) 등이 함유되어 있다.

성질과 맛 : 열매는 성질이 평하고, 독이 없으며, 맛은 달다. 근피는 성질이 차고, 맛은 달다. 잎은 성질이 시원하고, 맛은 쓰고 달다.

🌱 생태적특성

전국의 울타리나 인가 근처 또는 밭둑에서 자라거나 재배하는 낙엽활엽관목으로, 높이가 1~2m 정도로 줄기가 많이 갈라지고 비스듬하게 뻗어나가며 다른 물체에 기대어 3~4m 이상 자라는 것도 있다.

줄기 끝이 밑으로 처지고 가시가 있으며, 잎은 서로 어긋나거나 2~4개가 짧은 가지에 모여나는데 광난형 또는 난상 피침형에 가장자리는 밋밋하고 잎자루 길이가 1cm 정도이다. 6~9월에 꽃이 피는데, 1~4개씩 단생하거나 잎겨드랑이에서 나오고 꽃부리는 자주색이다. 열매는 장과로 난상 타원형이며 7~10월에 선홍색으로 익는다.

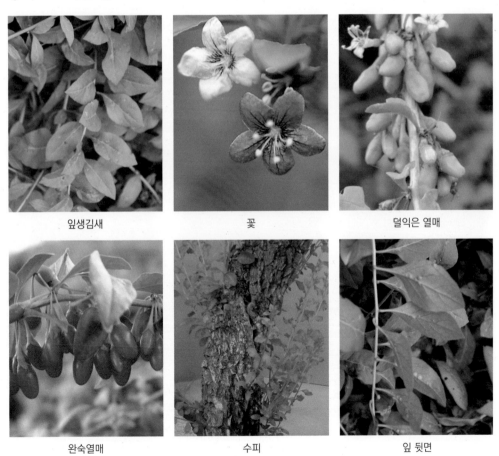

잎생김새	꽃	덜익은 열매
완숙열매	수피	잎 뒷면

🌿 약효와 효능주치

열매는 간장, 신장을 보함으로써 허로손상을 도와 주는 효능이 있다. 허약해 어지럽고 정신이 없으며 눈이 침침할 때 눈을 밝게 하며 정력을 왕성하게 해준다. 또한 음위증과 유정, 관절통, 몸이 지끈지끈 아플 때, 신경 쇠약, 당뇨병, 기침, 가래 등을 치료한다. 구기자 엑기스는 피부 미용, 고지혈증, 고콜레스테롤증, 기억력 향상 등의 약효가 있는 것으로 밝혀졌다. 근피는 생약명이 지골피(地骨皮)이며, 땀과 습기를 다스리고 열을 내리며 자양 강장, 해열, 소염 등의 효능이 있어 신경통, 타박상, 고혈압, 당뇨병, 폐결핵 등의 치료에 효과적이다. 잎은 생약명이 구기엽(拘杞葉)이며, 보허, 익정, 청열, 소갈, 거풍, 명목의 효능이 있고 허로발열, 번갈, 충혈, 열독창종 등을 치료한다.

🌿 약재사용부위

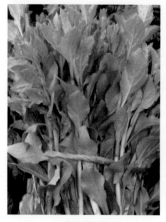
새순 채취품

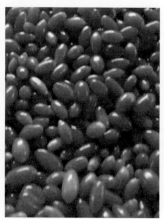
열매

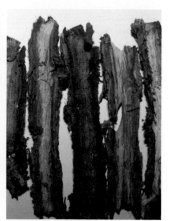
뿌리(근피)

🌿 처방 및 용법

열매 1일량 20~30g을 물 900mL에 넣고 반으로 달여 2~3회 매 식후에 복용한다. 근피 1일량 20~30g을 물 900mL에 넣고 반으로 달여 2~3회 매 식후에 복용

한다. 외용할 때는 근피를 가루 내어 참기름에 혼합하여 환부에 도포한다. 잎 1
일량 20~30g을 물 900mL에 넣고 반으로 달여 2~3회 매 식후에 복용한다.

주의사항 : 버터류와 치즈류의 유락(乳酪, 우유로 만든 식품)과는 상오(相惡: 서로 싫어하여 약효를 덜어뜨리는 작용)이므로 배합을 금   한다.

🌿 장기에 미치는 작용부위

간, 비장, 신장 경락으로 작용한다.

비슷한 약초

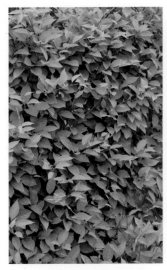

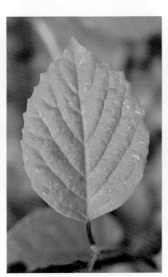

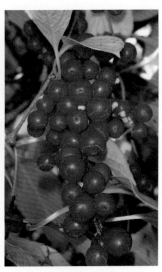

| 오미자나무 지상부 | 오미자나무 잎생김새 | 오미자나무 열매 |

기능성물질 효능에 관한 특허자료

구기자 추출물을 포함하는 식품 조성물

본 발명의 구기자 추출물은 천연물에서 유래한 것으로, 부작용이 없으며 고지혈증, 고콜레스테롤증을 현저하게 개선
하므로 관련 질환의 치료용 식품 성분으로 이용할 수 있다.

〈공개번호 : 10-2007-0112546, 출원인 : 동신대학교 산학협력단〉

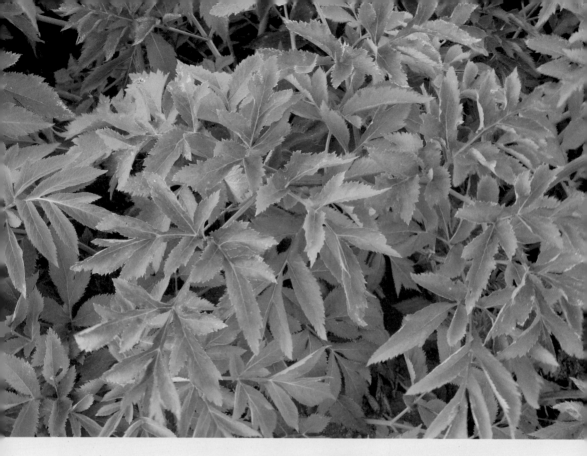

구 릿 대

내분비계 질환

편두통, 거풍, 진통, 조습

Angelica dahurica (Fisch. ex Hoffm.) Benth. & Hook. f. ex Franch. & Sav.

생 약 명 백지(白芷)

이명 : 구리때, 백채, 방향, 두약, 택분, 삼려, 향백지

과명 : 산형과(Umbelliferae)

개화기 : 6~8월

채취시기 : 가을에 파종한 것은 이듬해 가을 9~10월경 잎과 줄기가 다 마른 뒤에, 그리고 봄에 파종한 것은 그해 가을 9~10월에 채취하여 이물질을 제거하고 햇볕에 말린다.

사용부위 뿌리

성분 : 비야크앙겔리신(byakangelicin), 비야크앙겔리콜(byakangelicol), 임페라토린(imperatorin), 옥시포이세다닌(oxypucedanin), 마르메신(marmecin), 스코폴레틴(scopoletin), 크산토톡신(xanthotoxin) 등이 함유되어 있다.

성질과 맛 : 성질이 따뜻하고, 맛은 맵다.

🌱 생태적특성

전국 각지의 산골짜기에 자생하거나 농가에서 재배하는 2~3년생 풀로, 1~2m 정도로 곧게 자라며, 줄기는 원주형이고 뿌리는 굵고 거친데 뿌리 부근은 자홍색을 띤다. 근생엽은 잎자루가 길며, 2~3회 우상으로 갈라지고 끝부분의 소엽은 다시 3개로 갈라진다.

깃 조각은 긴 타원형 또는 난상 긴 타원형으로 가장자리에 톱니가 있고 끝이 뾰족하다. 6~8월에 흰색 꽃이 꽃대 끝에 산형꽃차례를 이루며 피고, 열매는 9~10월에 익는다.

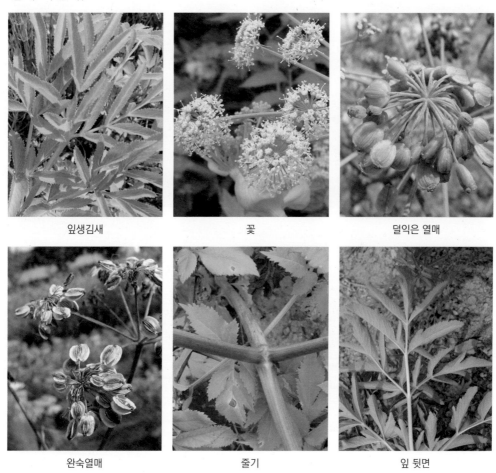

잎생김새	꽃	덜익은 열매
완숙열매	줄기	잎 뒷면

약효와 효능주치

풍을 제거하고 통증을 멈추게 하며, 몸 안의 습사(濕邪)를 제거하고 종기를 가라앉히는 등의 효능이 있어서 두통, 편두통, 목통(目痛), 치통, 각종 신경통, 복통, 비연(鼻淵), 적백대하(赤白帶下), 대장염, 치루(痔漏), 옹종(癰腫) 등을 치료한다. 웅황(雄黃)이나 유황(硫黃)의 독성을 해독하는 데에도 유효하다.

약재사용부위

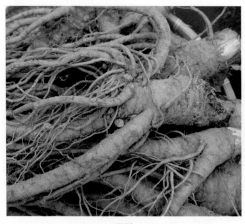

뿌리

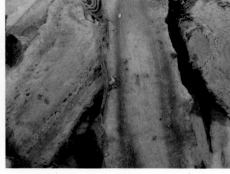

약재

처방 및 용법

말린 것으로 하루에 3~9g을 사용하는데, 보통 말린 뿌리 5~10g에 물 600~700mL 정도를 붓고 200mL로 달여서 아침저녁 2회에 나누어 복용한다. 또는 가루나 환으로 만들어 복용하기도 한다.

주의사항 : 성미가 맵고 따뜻하며 건조하고 열이 있는 약재이므로 혈허(血虛)하며 열이 있는 경우, 음허양항(陰虛陽亢: 음적인 에너지 소스는 부족한데 헛된 양기가 항진된 증상으로서 음허화왕과 같은 의미)의 두통에는 사용을 삼간다.

장기에 미치는 작용부위

비장, 위장, 폐 경락으로 작용한다.

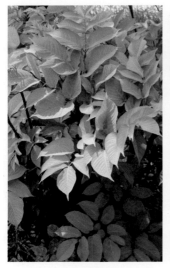

독활 지상부

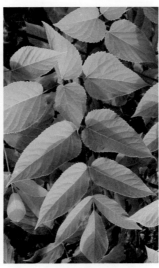

독활 잎생김새

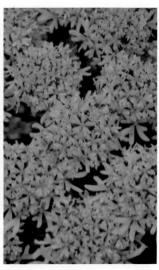

독활 꽃

기능성물질 효능에 관한 특허자료

백지 추출물을 유효 성분으로 함유하는 척수 손상 치료용 조성물

본 발명은 척수 신경 손상 후 세포 내에서의 항산화 및 항염증 효과, 소교 세포 활성화 억제 효과, 희소 돌기 아교 세포의 사멸 억제 효과 및 운동 기능 회복 효과를 나타내는 백지 추출물의 효능을 이용한 척수 손상 예방 및 치료용 조성물에 관한 것이다. 또한 본 발명의 백지 추출물을 유효 성분으로 포함하는 조성물은 산화적 스트레스 및 염증을 수반하는 중추 신경계 염증성 질환에 대한 예방 및 치료제로 사용될 수 있고, 아울러 척수 속상 및 중추 신경계 염증성 질환의 예방 및 개선용 건강 식품으로 사용될 수 있다.

〈공개번호 : 10-2011-0093128, 출원인 : 경희대학교 산학협력단〉

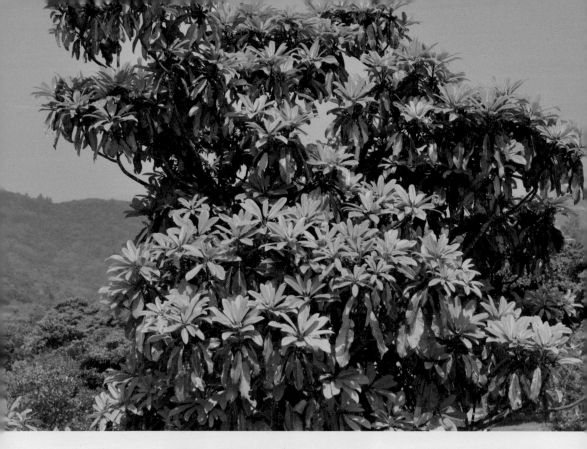

굴거리나무

소화기계 질환

건위, 식욕부진

Daphniphyllum macropodum Miq.

생 약 명 　교양목(交讓木)

이명 : 굴거리, 만병초, 청대동

과명 : 굴거리나무과(Daphniphyllaceae)

개화기 : 4~5월

채취시기 : 잎은 여름, 열매는 가을·겨울에 채취한다.

사용부위 　꽃, 뿌리

성분 : 잎과 열매에는 루틴(rutin), 퀘르세틴(quercetin), 다프니마크린(daphnimacrin), 다프니필린 (daphniphylline) 등이 함유되어 있다.

성질과 맛 : 성질이 시원하고, 맛은 쓰다.

🌱 생태적특성

전라남북도, 제주도, 안면도 등지에 분포하는 상록활엽소교목 또는 교목으로, 높이는 10m 정도이다. 줄기는 굵고 녹색이며 어린가지는 붉은빛을 띤다. 잎은 어긋나고, 긴 타원형에 가죽질인데, 표면은 녹색이고 뒷면은 회백색이며 잎자루는 연한 홍색이 돈다.

4~5월에 화피가 없는 녹색 단성화가 잎겨드랑이에 총상꽃차례로 피는데, 수꽃은 8~10개의 수술이 있고 암꽃은 2개의 암술대와 헛수술이 있다. 열매는 긴타원형의 핵과이며, 10~11월에 암벽색으로 익는다.

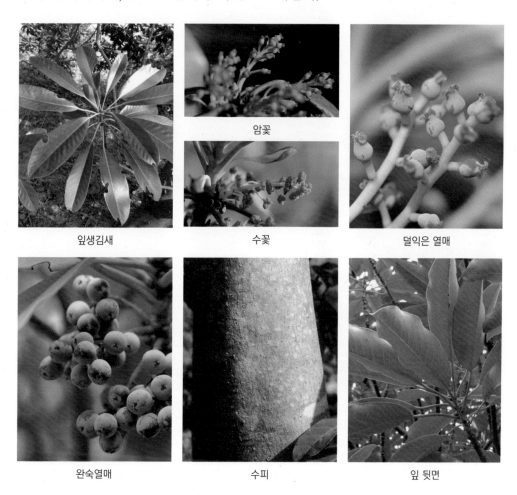

잎생김새

암꽃

수꽃

덜익은 열매

완숙열매

수피

잎 뒷면

🌿 약효와 효능주치

소화가 안 되어 속이 불편하거나 식욕이 없을 때 잎이나 열매를 열탕으로 달여 먹는다. 구더기를 구제하는 살충 효과가 있어, 잎과 나무줄기를 잘라서 재래식 화장실에 넣기도 하였다. 민간약으로 회충 등 기생충의 구충에 사용한다.

🌿 약재사용부위

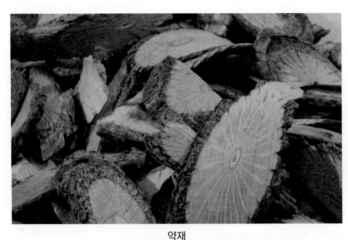

약재

🌿 처방 및 용법

잎 또는 열매 15g을 물 900mL에 넣고 반으로 달여 2~3회 매 식후 복용한다. 단 구충제로 사용할 때는 아침저녁 식전에 복용한다.

🌿 장기에 미치는 작용부위

간, 신장 경락으로 작용한다.

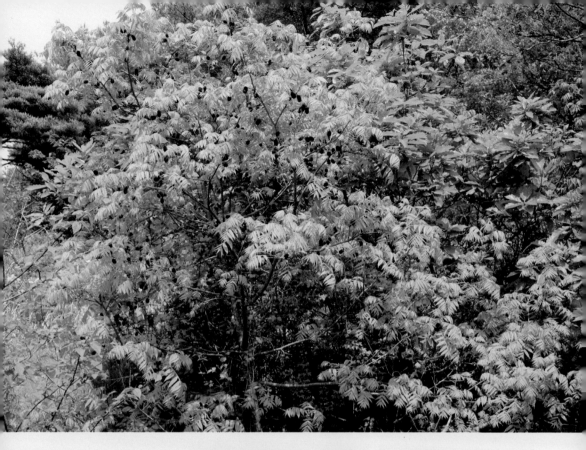

굴피나무

피부계 질환
창상, 습진, 진통

Platycarya strobilacea Siebold et Zucc.

생 약 명　화향수(化香樹)

이명 : 굴태나무, 꾸정나무, 산가죽나무, 굴황피나무

과명 : 가래나무과(Juglandaceae)

개화기 : 5~6월

채취시기 : 열매는 가을·겨울, 잎은 봄부터 가을에 채취한다.

사용부위　열매, 잎

성분 : 잎에는 아스코르브산이 함유되어 있고, 목재에는 엘라그산(ellagic acid)과 몰식자산이 함유되어 있다.

성질과 맛 : 성질이 차고 독이 조금 있으며, 맛은 맵고 쓰다.

생태적특성

중부·남부 지방의 산과 들에 분포하는 낙엽활엽소교목으로, 높이가 15~20m 정도이며 수피는 회색으로 얇게 갈라진다. 잎은 어긋나고 홀수깃꼴겹잎이며, 작은 잎은 7~19개이고 난상 피침형에 길이 4~10cm이며 가장자리에 날카로운 톱니가 있다. 5~6월에 노란빛을 띤 녹색 꽃이 가지 끝에 피는데, 수꽃은 여러 개가 위를 향하여 미상꽃차례로 피고 암꽃은 타원형으로 수꽃에 싸여 위를 향해 핀다. 견과인 열매는 난상 타원형이며 10~11월에 흑갈색으로 익는다.

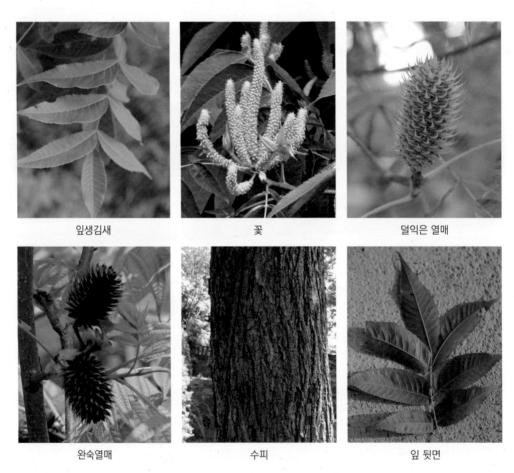

잎생김새　　　　　　　꽃　　　　　　　덜익은 열매

완숙열매　　　　　　　수피　　　　　　　잎 뒷면

🌼 약효와 효능주치

열매는 생약명이 화향수과(化香樹果)이며, 진통, 거풍, 살충 등의 효능이 있고 종기, 근골동통, 치통, 습진, 종창, 가려움증 등을 치료하나 독성이 약간 있으므로 주의를 요한다. 열매 추출물은 염증성 장질환과 피부 미백, 항노화작용이 있는 것이 밝혀졌다. 잎은 생약명이 화향수엽(化香樹葉)이며, 창상, 창독의 치료 효과가 있으나 독성이 약간 있으므로 내복하기보다는 외용으로 치료하는 것이 바람직하다.

🌿 약재사용부위

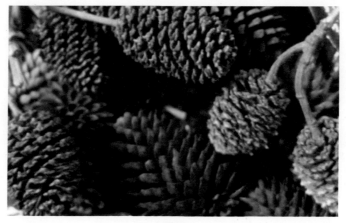

열매

🌼 처방 및 용법

열매 1일량 40~60g을 물 900mL에 넣고 반으로 달여 2~3회 매 식후 복용한다. 옛날에는 내복하였으나 독성이 약간 있으므로 주로 외용한다. 외용할 때는 달이거나 가루를 내어 환부에 바른다. 잎은 독성이 있으므로 내복하지 않는 것이 좋고, 외용할 때는 짓찧어서 환부에 붙인다.

장기에 미치는 작용부위

간 경락으로 작용한다.

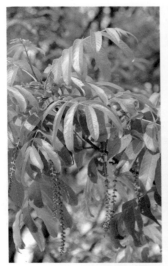

중국 굴피나무 지상부

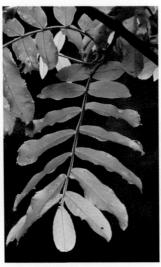

중국 굴피나무 잎생김새

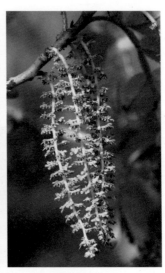

중국 굴피나무 꽃

기능성물질 효능에 관한 특허자료

굴피나무 추출물을 유효 성분으로 함유하는 염증성 장질환 치료 및 예방용 약학 조성물

본 발명은 굴피나무 추출물을 유효 성분으로 함유하는 염증성 장질환 치료 및 예방용 약학 조성물에 관한 것으로, 상기 굴피나무 추출물은 천연 물질로서 부작용이 적으면서도 대장 세포에서 단핵구 부착 등을 억제시키고, 염증성 사이토카인 예를 들어 MCP-1, IL-8의 발현을 감소시킴으로써 염증성 장질환의 치료제로 유용하게 사용할 수 있다.

〈출원번호 : 10-2007-0089395, 특허권자 : 영남대학교 산학협력단〉

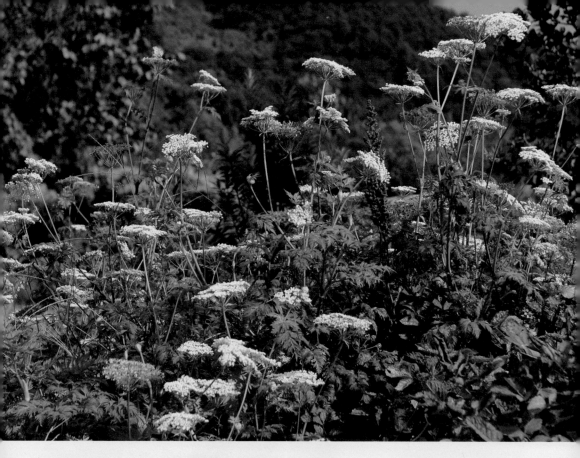

궁궁이

Angelica polymorpha Maxim.

생약명　토천궁(土川芎)

이명 : 천궁, 개강활, 제주사약채, 백봉천궁, 토천궁

과명 : 산형과(Umbelliferae)

개화기 : 8~9월

채취시기 : 이른 봄에 어린순을 채취하고, 가을에 시든 줄기를 제거한 후 뿌리를 채취하여 햇볕에 말린다.

사용부위　어린순, 뿌리

성분 : 천궁산(川芎酸), 크니디움락톤(cnidium lacton), 네오크니딜라이드(neocnidilide), 리구스틸라이드(ligustilide), 쿠마린(coumarin), 만니톨(mannitol) 등을 함유한다.

성질과 맛 : 성질이 따뜻하고, 맛은 맵다.

🌿 생태적특성

전국 각지의 밭에서 재배되는 여러해살이풀로, 원산지는 중국이며 우리나라에는 약용 재배 식물로 들어왔지만 현재는 그 씨앗이 많이 퍼져 야산에서 자생하는 경우가 많다. 키는 80~150cm이며, 줄기에 털이 없고 곧게 자란다.

잎은 당근 잎처럼 갈라져서 나오고 잎끝은 뾰족하며 가장자리에 톱니가 있다.

8~9월에 흰색 꽃이 겹산형꽃차례로 피는데, 20~40개 정도의 작은 꽃들이 줄기 끝에 뭉쳐 달린다.

10~11월경에 납작한 타원형 열매를 맺는데 길이는 0.4~0.5cm이고 날개가 달려있다.

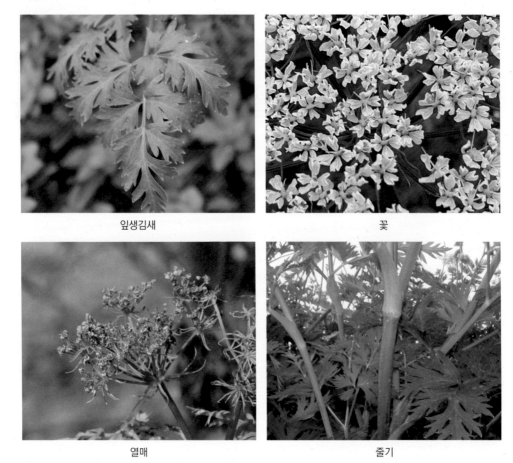

잎생김새

꽃

열매

줄기

🌿 약효와 효능주치

통증을 멎게 하고 경련을 진정시키며, 풍사를 제거하고 기혈의 순환을 도우며 혈액순환을 원활하게 하는 효능이 있어서 풍한두통, 편두통, 월경불순, 모든 풍병(風病), 기병(氣病), 허로증(虛勞症), 혈병(血病) 등을 치료한다. 또한 오래된 어혈을 풀어주고 조혈을 도우며 토혈, 코피, 혈뇨 등을 멎게 한다. 궁궁이 싹을 강리(江籬)라고 부르는데, 풍사(風邪), 두풍(頭風), 현기증에 사용하며 사기(邪氣), 악기(惡氣)를 물리치고 고독(蠱毒: 기생충의 감염으로 발생하는 병)을 없애며 삼충(三蟲: 장충, 적충, 요충)을 죽이는 데 약재로 쓴다.

🌿 약재사용부위

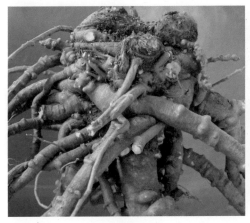

뿌리

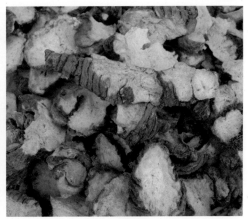

약재

🌿 처방 및 용법

하루에 6~12g을 사용하는데, 물 1L 정도를 붓고 달여서 2~3회에 나누어 복용한다. 또는 환이나 가루로 만들어 복용하기도 한다. 주요 한약재로서 여러 가지 처방에 들어간다.

> **주의사항** : 토천궁은 물에 담가서 휘발성 정유 성분을 우려내야(거유, 祛油) 두통을 방지할 수 있다.

장기에 미치는 작용부위

간, 담낭, 심장 경락으로 작용한다.

비슷한 약초

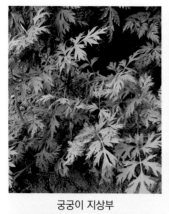
궁궁이 지상부

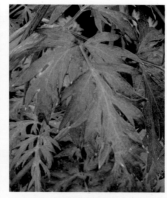
궁궁이 잎생김새

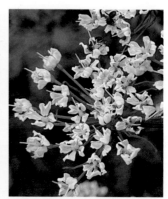
궁궁이 꽃

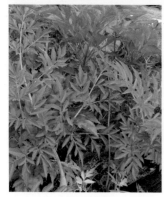
구릿대 지상부

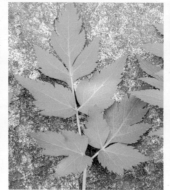
구릿대 잎생김새

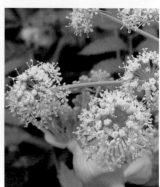
구릿대 꽃

기능성물질 효능에 관한 특허자료

궁궁이 뿌리 추출물을 포함하는 항암제 조성물

본 발명은 궁궁이의 추출물을 유효 성분으로 함유하는 항암제 조성물 및 이를 포함하는 건강 기능성 식품 조성물에 관한 것이다. 〈공개번호 : 10-2012-0000240, 출원인 : 한림대학교 산학협력단〉

370

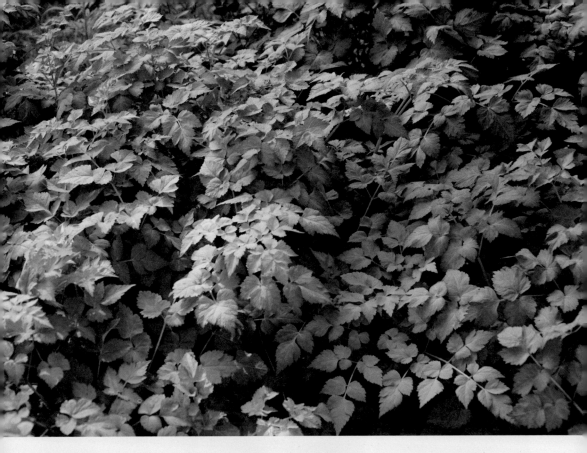

기름나물

호흡기계 질환

감기, 기관지염, 중풍

Peucedanum terebinthaceum (Fisch.) Fisch. ex DC.

생 약 명 석방풍(石防風)

이명 : 참기름나물

과명 : 산형과(Umbelliferae)

개화기 : 7~9월

채취시기 : 4~5월경에 어린순을, 가을에서 겨울에 걸쳐 뿌리를 채취한 후 깨끗이 씻어 햇볕에 말
린다.

사용부위 어린순, 뿌리

성분 : β-시토스테롤(β-sitosterol), 베르갑텐(bergapten), 움벨리페론(umbelliferone) 등이 함유되어 있고
뿌리와열매에는 마르메신(marmesin), 노다케닌(nodakenin) 등이 들어 있다.

성질과 맛 : 성질이 시원하고, 맛은 쓰고 맵다.

🌿 생태적특성

전국 각지의 산지에 분포하는 여러해살이풀로, 물이 잘 빠지고 햇볕이 잘 드는 곳에서 자란다. 키는 50~90cm이며, 잎은 어긋나고 길이 5~10cm에 끝이 뾰족하고 넓은 난형이다. 작은 잎은 길이 3~5cm에 삼각형이며 아래쪽으로 처져 있다. 7~9월에 흰색 꽃이 원줄기와 가지 끝에 겹산형꽃차례를 이루며 피는데, 20~30개의 작은 꽃들이 10~15개의 가지에 뭉쳐 달린다. 열매는 길이 0.5cm 내외의 납작한 타원형이며 10월경에 익는다.

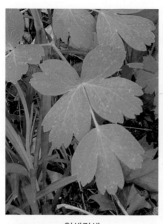
잎생김새

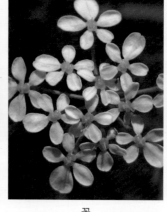
꽃

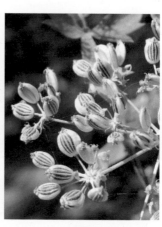
열매

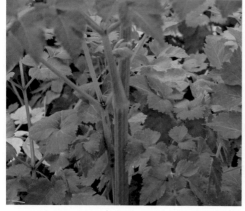
줄기

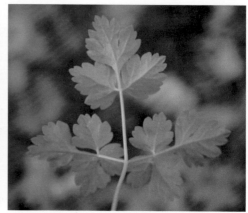
잎 뒷면

🌿 약효와 효능주치

열을 내리고 기침을 멎게 하며 풍사(風邪)를 없애서 풍을 치료하는 효능이 있어 감기, 기관지염, 임신부의 해수, 풍사로 인하여 머리가 어지럽고 통증이 있는 두풍현통(頭風眩痛), 가슴과 옆구리가 부풀어 오르면서 아픈 흉협창만(胸脇脹滿), 천식, 중풍, 신경통 등을 치료한다.

🌿 약재사용부위

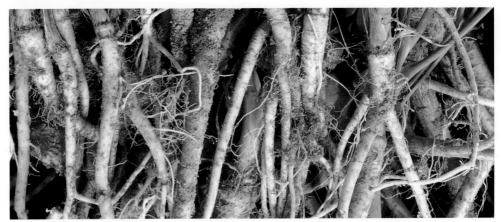

뿌리

🌿 처방 및 용법

하루에 6~12g을 사용하는데, 물 1L 정도를 붓고 달여서 2~3회로 나누어 복용한다.

> **주의사항** : 비위가 허약한 사람은 많이 먹지 않도록 주의한다.

🌿 장기에 미치는 작용부위

심장, 폐, 대장 경락으로 작용한다.

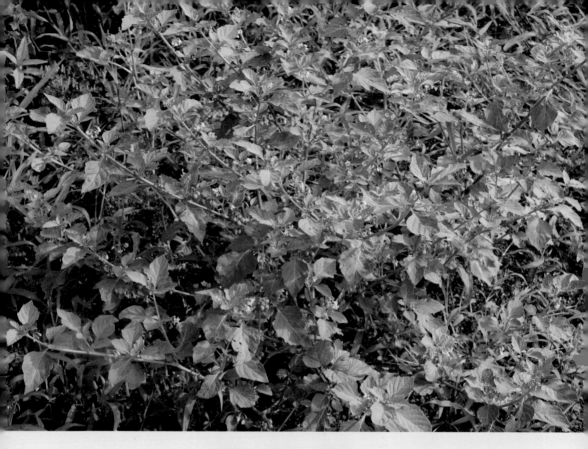

까마중

호흡기계 질환

만성 기관지염, 편도염

Solanum nigrum L. var. nigrum

생약명 용규(龍葵)

이명 : 가마중, 강태, 깜푸라지, 먹딸기, 먹때꽐, 까마종
과명 : 가지과(Solanaceae)　　　　　　개화기 : 5～7월
채취시기 : 4～5월경에 어린순을, 가을에 전초를 채취하여 햇볕에 말린다.

사용부위 열매, 전초

성분 : 솔라닌(solanine), 솔라소닌(solasonine), 솔라마르긴(solamargine), 디오스게닌(diosgenin), 티고네닌(tigonenin), 팔미트산(palmitic acid), 스테아르산(stearic acid), 올레산(oleic acid), 리놀레산(linoleic acid), 2-아미노아디프산(2-aminoadipic acid), 12-β-히드록시솔라소딘(12-β-hydroxysolasodine), 클로로겐산(chlorogenic acid), 데스갈락토티고닌(desgalactotigonin), 이소히페로사이드(Isohyperoside), 이소퀘르시트린(Isoquercitrin), n-메틸솔라소딘(n-methylsolasodine), 퀘르세틴(quercetin), 사카로핀(saccharopine), 스플라마진(splamargine), 솔라노캅신(solanocapsine), 솔라소딘(solasodine), 토마티데놀(tomatidenol) 등을 함유한다.

성질과 맛 : 성질이 차고, 맛은 쓰다.

생태적특성

전국 각지의 들이나 길가에 자생하는 한해살이풀로, 양지와 반그늘에서 자란다. 키는 20~90cm이며, 잎은 어긋나고 길이 6~10cm, 폭 4~6cm에 난형이며 가장 자리가 밋밋하거나 파상 톱니가 있다. 5~7월에 흰색 꽃이 산형꽃차례로 피는데, 지름은 약 0.6cm이고 작은꽃줄기가 있으며 정상부에 3~8송이가 달린다. 장과 인 열매는 9~11월경에 검게 익는다.

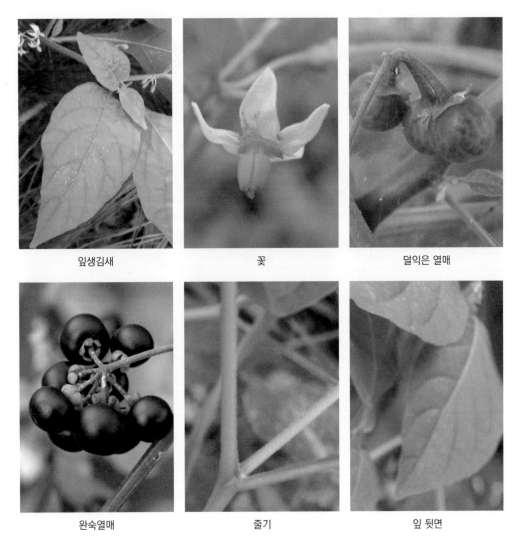

잎생김새   꽃   덜익은 열매

완숙열매   줄기   잎 뒷면

🌿 약효와 효능주치

전초는 생약명이 용규(龍葵)이며, 열을 내리고 독을 풀어주며, 혈액순환을 원활하게 하고 종기를 가라앉히는 효능이 있어 기혈의 순환이 나빠 피부나 근육에 국부적으로 생기는 부스럼이나 종기, 화상과 같이 피부가 벌겋게 되면서 화끈거리고 열이 나는 데, 타박염좌(打撲捻挫), 만성 기관지염, 급성 신염(腎炎)을 치료한다. 뿌리는 생약명이 용규근(龍葵根)이며, 이질, 임탁(淋濁: 임질. 소변이 자주 나오면서 아프고 고름처럼 탁한 것이 나오는 병증), 백대(白帶), 타박상, 옹저종독(癰疽腫毒: 피부 화농증, 즉 종기로 인한 독성)을 치료한다. 종자는 생약명이 용규자(龍葵子)이며, 급성 편도염을 치료하고 눈을 밝게 한다.

🌿 약재사용부위

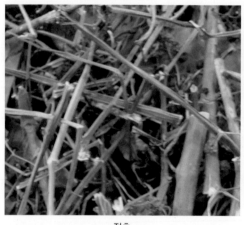

전초

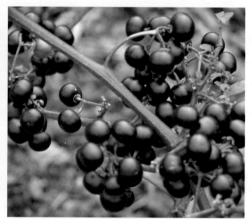

열매

🌿 처방 및 용법

하루에 15~40g을 사용하는데, 물 1L 정도를 붓고 달여서 2~3회로 나누어 복용한다. 외용할 때는 짓찧어 환부에 바르거나 가루를 내어 고루 바른다.

주의사항 : 성질이 차므로 비위가 허약한 사람은 신중하게 사용한다.

장기에 미치는 작용부위

심장, 폐, 신장 경락으로 작용한다.

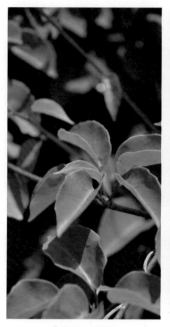

흑오미자 지상부

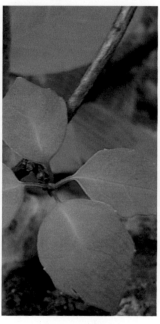

흑오미자 잎생김새

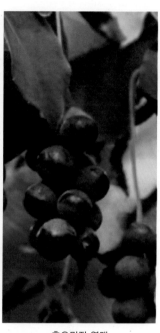

흑오미자 열매

기능성물질 효능에 관한 특허자료

까마중 추출물과 자몽 추출물을 이용한 피로 회복 및 노화 억제에 좋은 음료의 제조 방법

본 발명은 까마중 추출물과 자몽 추출물을 이용한 피로 회복 및 노화 억제에 좋은 음료의 제조 방법에 관한 것으로, 더욱 상세하게는 피로 회복 및 노화 억제에 좋은 까마중 추출물과 자몽 추출물에 활성 산소에 대한 항산화 작용이 우수한 알칼리 이온수를 첨가하여 피로를 억제하며 인체에 유익한 건강 음료를 제조하는 것이다.

〈공개번호 : 10-2014-0134956, 출원인 : 장하진〉

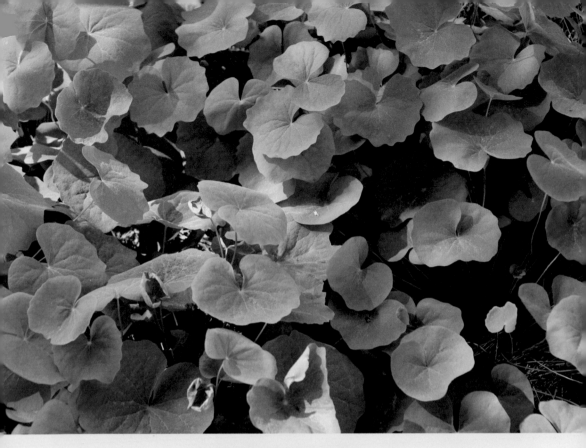

깽깽이풀

소화기계 질환

소화, 장염, 구내염, 안질

Jeffersonia dubia (Maxim.) Benth. & Hook. f. ex Baker & S. Moore

생 약 명 선황련(鮮黃連)

이명 : 깽이풀, 황련, 조황련, 선황련

과명 : 매자나무과(Berberidaceae)

개화기 : 4~5월

채취시기 : 9~10월경에 전초를 채취하여 지상부와 수염뿌리를 제거하고 햇볕에 말린다.

사용부위 뿌리

성분 : 베르베린(berberine), 콥티신(coptisine), 자트로르리진(jatrorrhizine), 팔마틴(palmatine), 워레닌(worenine), 폴리베르베린(polyberberine), 마그노플로린(magnoflorine), 오바쿠논(obacunone), 오바쿠락톤(obaculactone) 등을 함유하고 있다.

성질과 맛 : 성질이 차고, 맛은 쓰다.

378

전국 각지의 숲에 분포하는 여러해살이풀로, 비옥한 토양의 반그늘에서 자란다. 키는 20~30cm 정도이며, 원줄기가 없고 짧은 근경이 옆으로 자란다. 잎은 밑동에서 모여나고, 길이와 폭이 각 9cm에 원심형이며 가장자리가 조금 들어가 있다. 전체가 딱딱하며 연잎처럼 물에 젖지 않는다. 4~5월에 홍자색 꽃이 피는데, 1~2개의 꽃줄기가 잎보다 먼저 나오고 끝에 꽃이 1개씩 달려 핀다. 개화 후 꽃잎은 약한 바람에도 떨어지기 때문에 다른 꽃보다 빨리 꽃이 진다. 7월경에 넓은 타원형 열매가 달리고 종자는 검은색이다.

자생지를 가면 한 줄로 길게 자생하는 것을 볼 수 있는데, 이는 땅에 떨어진 종자를 개미와 같은 매개충이 옮기는 과정에서 일렬로 줄지어 이동하는 습성으로 인해 생겨난 현상으로 추정하고 있다. 또한 많은 자생지가 훼손된 것은 한약재의 중요 재료로 이용될 뿐만 아니라, '조황련' 또는 '선황련'이라 불리는 우리나라 깽깽이풀의 약성이 중국이나 일본에서 생산되는 것보다 월등히 우수하다는 데에 기인한다.

황련이라는 생약명은 꽃 모양이 연꽃을 닮았고, 뿌리줄기가 노란빛을 띠어 붙여진 것으로 보인다.

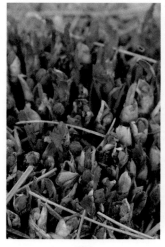

새싹

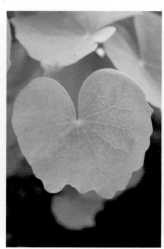

잎생김새

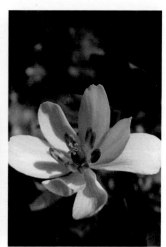

꽃

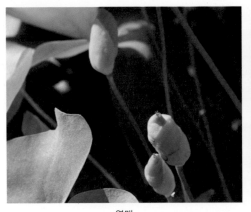
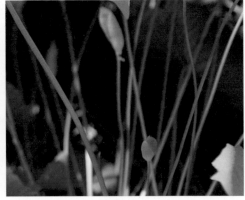

열매	줄기

 약효와 효능주치

위를 튼튼하게 하고 설사를 멎게 하며, 열을 내리고 독을 풀어주는 효능이 있어 소화불량, 식욕 감퇴, 오심, 장염, 이질, 유행성 열병, 장티푸스, 가스가 차서 답답하고 구역질이 나오는 비만구역(痞滿嘔逆), 세균성 설사, 구내염, 안질 등의 치료에 이용한다.

 약재사용부위

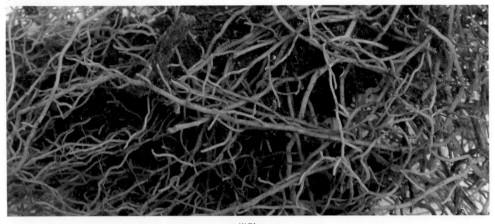

뿌리

하루에 6~12g을 사용하는데, 물 1L 정도를 붓고 달여서 2~3회로 나누어 복용한다. 가루나 환으로 만들어 복용한다. 외용할 때는 끓인 액으로 환부를 닦아낸다.

> **주의사항 :** 성질이 차고 쓴 약재이므로 비위가 허하고 찬 사람은 신중하게 사용하여야 한다.

 장기에 미치는 작용부위

위장, 폐, 대장 경락으로 작용한다.

비슷한 약초

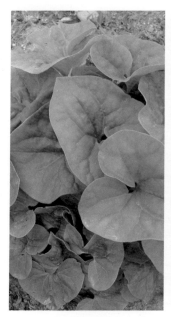

족도리풀 지상부

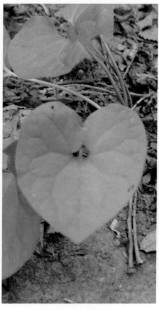

족도리풀 잎생김새

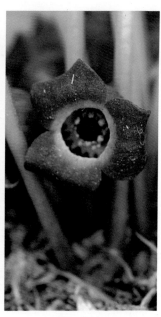

족도리풀 꽃

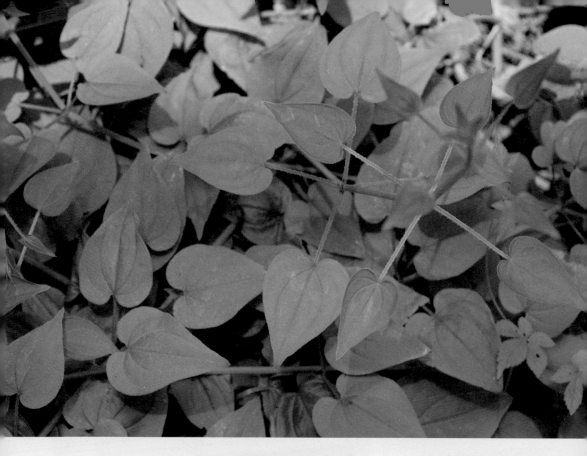

꼭두서니

근골격계 질환
관절염, 신경통, 간염

Rubia akane Nakai

생 약 명 천초근(茜草根)

이명 : 꼭두선이, 가삼자리

과명 : 꼭두서니과(Rubiaceae)

개화기 : 7~8월

채취시기 : 이른 봄에 어린순을 채취하고, 가을에 전초를 채취하여 햇볕에 말린다.

사용부위 어린순, 전초

성분 : 뿌리에 푸르푸린(purpurin), 문지스틴(munjistin), 루베리트르산(ruberythric acid) 등이 함유되어 있다.

성질과 맛 : 성질이 차고, 맛은 쓰다.

🌱 생태적특성

전국 각지에 분포하는 덩굴성 여러해살이풀로, 습지를 제외한 어디서나 잘 자란다. 길이는 1m 정도이며, 원줄기는 네모나고 아래를 향한 가시가 있어 물체에 잘달라붙는다. 잎은 줄기를 따라 4개씩 돌려나는데, 2개는 정상엽이고 2개는 탁엽이다.

길이 3~7cm, 폭 1~3cm에 심장형 또는 장난형이며 가장자리에는 잔가시가 있다. 7~8월에 연황색 꽃이 원줄기 끝에 원추꽃차례로 피며, 지름 0.4cm 정도이다. 장과인 열매는 10월경에 검게 익는다. 예전부터 쪽과 함께 염료 식물로 많이 이용되어 왔다.

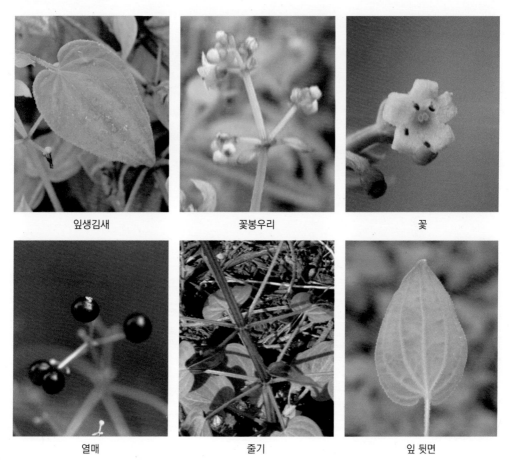

잎생김새	꽃봉우리	꽃
열매	줄기	잎 뒷면

약효와 효능주치

혈분의 열사를 제거하여 피를 맑게 하며 월경을 잘 통하게 하고, 출혈을 멎게 하며 종기를 가라앉히는 효능이 있어서 관절염, 신경통, 월경불순, 토혈, 코피, 변혈(便血), 자궁 출혈, 간염, 황달, 만성 기관지염, 종기나 부스럼 등을 치료하는 데 이용한다.

 ## 약재사용부위

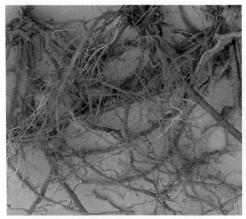

뿌리

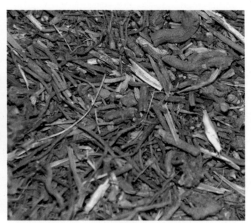

약재

 ## 처방 및 용법

하루에 9~15g을 사용하는데, 물 1L 정도를 붓고 달여서 2~3회로 나누어 복용한다. 가루나 환으로 만들어 복용하기도 하며 술을 담가 마시기도 한다.

> **주의사항** : 성질이 차고 쓰기 때문에 비위가 허하고 찬 사람은 신중하게 복용한다.

 ## 장기에 미치는 작용부위

간, 심장 경락으로 작용한다.

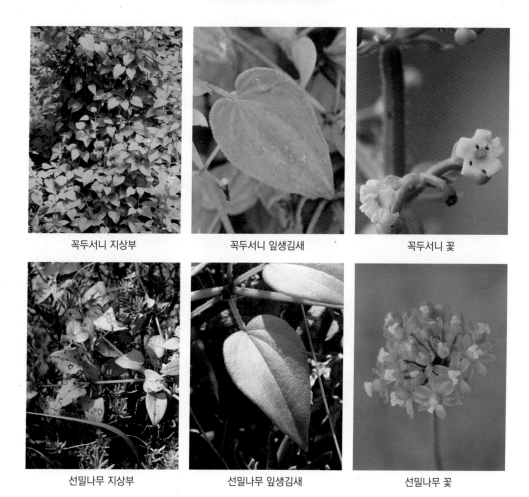

꼭두서니 지상부   꼭두서니 잎생김새   꼭두서니 꽃

선밀나무 지상부   선밀나무 잎생김새   선밀나무 꽃

기능성물질 효능에 관한 특허자료

천초근(꼭두서니 뿌리) 추출물로부터 분리된 몰루긴을 유효 성분으로 함유하는 비만의 예방 및 치료용 조성물

본 발명은 천초근 추출물로부터 분리되는 몰루긴(mollugin)을 유효 성분으로 함유하는 조성물에 관한 것으로서, 상세하게는 몰루긴은 전지방 세포의 지방으로의 분화 억제 및 지방 세포, 성숙 지방 세포의 세포 사멸 효과를 나타내는 바, 비만의 예방 및 치료용 약학 조성물 및 분자 세포 생물학적 연구를 위한 약학 조성물로 유용하게 사용될 수 있다.

〈공개번호 : 10-2012-0021358, 출원인 : 경북대학교 산학협력단〉

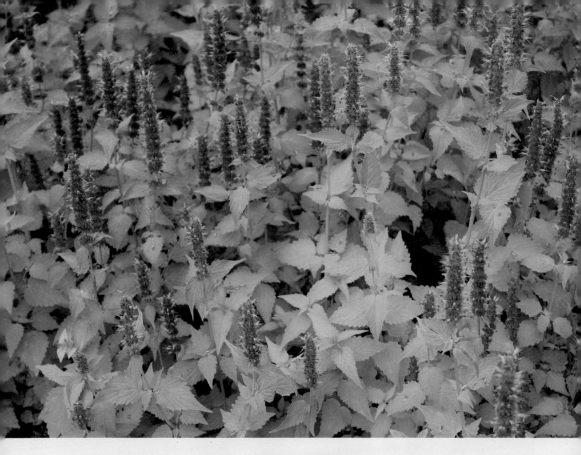

꽃향유

소화기계 질환
복통, 설사, 구토, 열병

Elsholtzia splendens Nakai

생약명 향유(香薷)

이명 : 붉은향유   과명 : 꿀풀과(Labiatae)   개화기 : 9~10월

채취시기 : 여름에서 가을에 걸쳐 종자가 성숙하면 지상부를 절취하여 햇볕에 말리거나 그늘에서 말린다.

사용부위 전초

성분 : 엘솔치디올(elsholtzidiol), 엘솔치아케톤(elsholtzia ketone), 나지나타케톤(naginataketone), α-피넨(α-pinene), 시네올(cineole), p-시멘(p-cymene), 이소발레르산(isovaleric acid), 이소부틸-이소발레레이트(isobutyl-isovalerate), α-β-나지나틴(α-β-naginatene), 리날로올(linalool), 장뇌, 게라니올(geraniol), n-카프로산(n-caproic acid), 이소카프로산(isocaproic acid), 올레산(oleic acid), 리놀레산(linoleic acid), α-테르피네올(α-terpineol), β-비사볼렌(β-bisabolene), 카르바크롤(carvacrol), ɣ-테르피넨(ɣ-terpinene), 티몰(thymol) 등이 함유되어 있다.

성질과 맛 : 성질이 따뜻하고, 맛은 맵다.

🌱 생태적특성

중부 이남에 자생하는 한해살이풀로, 양지 또는 반그늘의 습기가 많은 풀숲에서 자란다. 높이는 50cm 정도이고, 네모난 줄기가 뭉쳐나며 흰 털이 나 있다. 잎은 마주나고, 길이 8~12cm에 난형이며 가장자리에는 치아 모양의 둔한 톱니가 있다. 9~10월에 분홍빛이 도는 자주색 꽃이 줄기 한쪽 방향으로 빽빽하게 치우쳐 이삭 꽃차례를 이루며 핀다. 열매는 소견과로, 11월에 꽃이 떨어진 자리에 작은 씨가 많이 맺힌다.

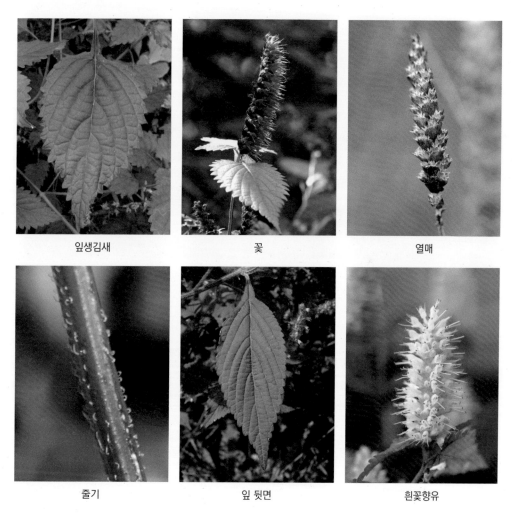

잎생김새	꽃	열매
줄기	잎 뒷면	흰꽃향유

🌿 약효와 효능주치

땀을 내보내고 열을 내리며, 소변이 잘 나가게 하고 위를 편안하게 하며 풍사를 제거하는 등의 효능이 있어 감기, 오한발열, 두통, 무한(無汗: 땀이 안 나는 증세), 복통, 구토, 설사, 전신 부종, 각기(脚氣), 창독(瘡毒: 부스럼) 등을 치료한다. 더운 여름에 끓여서 차 대신 마시면 열병을 낫게 하고 비위(脾胃)를 조정하며 위를 따뜻하게 한다. 또한 즙으로 양치질을 하면 구취가 없어진다.

🌿 약재사용부위

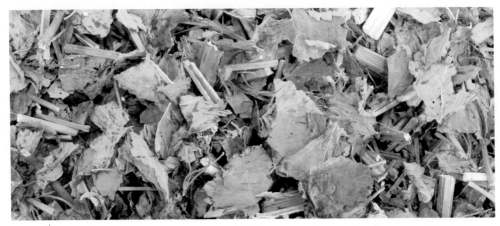

전초

🌿 처방 및 용법

하루에 6~12g을 물 1L 정도에 넣고 달여서 2~3회로 나누어 복용하거나 가루를 내어 복용한다. 외용할 때는 짓찧어 환부에 붙이거나 달여서 환부를 닦아낸다.

🌿 장기에 미치는 작용부위

위장, 폐 경락으로 작용한다.

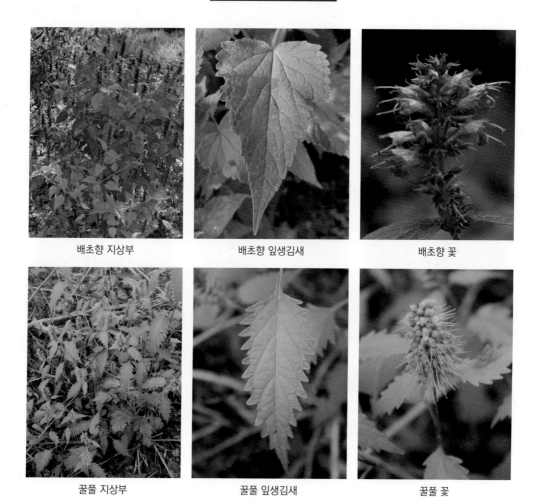

배초향 지상부

배초향 잎생김새

배초향 꽃

꿀풀 지상부

꿀풀 잎생김새

꿀풀 꽃

기능성물질 효능에 관한 특허자료

항산화 활성을 갖는 꽃향유 추출물

본원 발명에 따른 꽃향유 추출물은 낮은 농도에서는 활성 산소 종의 생성으로 세포 신호 전달을 자극하여 세포 성장을 촉진하는 효과가 있고, 높은 농도에서는 세포 성장을 유의성 있게 감소시키지 않으면서 활성 산소 종의 생성을 억제하였다. 또한, 본원 발명에 따른 꽃향유 추출물은 카탈라제와 CuZnSOD와 MnSOD mRNA 발현을 촉진하여 활성산소 종을 제거하는 항산화 활성이 있다.

〈공개번호 : 10-2009-0062342, 출원인 : 덕성여자대학교 산학협력단〉

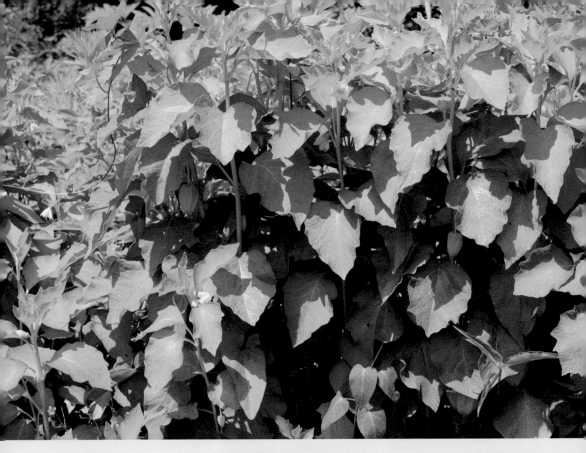

꽈리

내분비계 질환

간, 해독, 황달

Physalis alkekengi var. *francheti* (Masters) Hort.

생 약 명 산장(酸漿)

이명 : 초장(醋漿), 한장(寒漿), 등롱초(燈籠草), 등롱아(燈籠兒), 산장초(酸漿草)

과명 : 가지과(Solanaceae)

개화기 : 7~10월

채취시기 : 여름에서 가을 사이에 채취하여 햇볕에 말리거나 생것으로 그대로 사용한다.

사용부위 전초와 열매

성분 : 열매에는 피살린 A, B, C(physalin A, B, C), 사포닌, 루테올린(luteolin), 루테올린-7-글루
코시드(luteolin-7-glucoside)등이 함유되어 있고, 뿌리에는 3α-티글로일록시트로판(3α
-tigloyloxytropane)이 함유되어 있다.

성질과 맛 : 성질이 차며, 맛은 시고 쓰다.

생태적특성

마을 근처 길가나 빈터에서 자라거나 심어 가꾸는 여러해살이풀로, 높이는 40~100cm이고 줄기는 곧게 서며 땅속줄기가 옆으로 뻗어 번식한다. 잎은 어긋나고, 2개의 잎이 한 마디에서 나오는데 광난형에 잎끝이 뾰족하며 가장자리에 톱니가 있다. 7~10월에 흰색 꽃이 피고, 장과인 열매는 8~10월에 붉게 익는다. 열매는 식용하며 관상용으로 기르기도 한다.

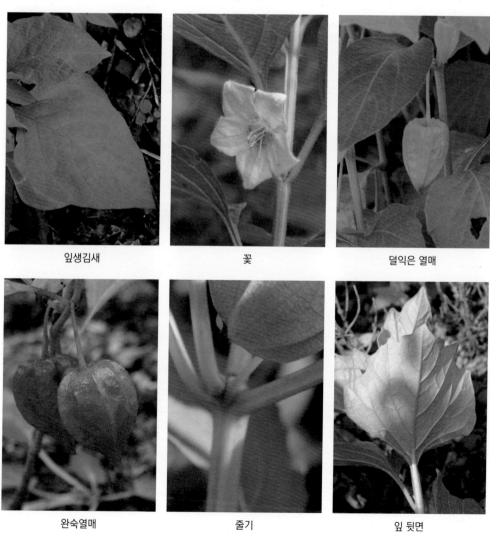

잎생김새 꽃 덜익은 열매

완숙열매 줄기 잎 뒷면

🌿 약효와 효능주치

열을 내리고 소변이 잘 나가게 하며 종기를 가라앉히는 등의 효능이 있어 감기, 인후염, 편도염, 간염, 황달, 수종(水腫), 하리(下痢), 치질, 종독(腫毒) 등의 치료에 이용한다.

🌿 약재사용부위

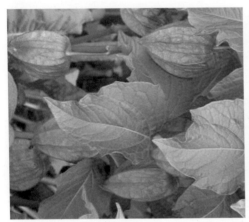

채취품

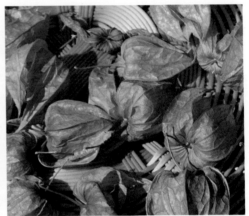

열매

🌿 처방 및 용법

하루에 말린 약초 10~20g 정도를 사용하는데, 물 1L를 붓고 반으로 달여서 매 식후에 마신다.

🌿 장기에 미치는 작용부위

간, 폐, 대장, 방광 경락으로 작용한다.

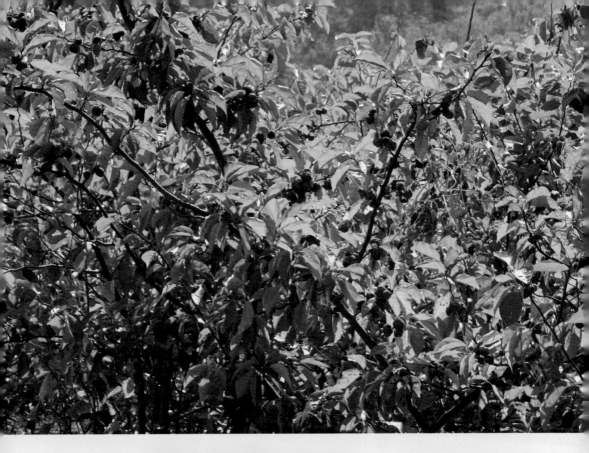

꾸지뽕나무

내분비계 질환

항암, 진통, 거풍

Cudrania tricuspidata (Carr.) Bureau ex Lavallee

생 약 명 **자목백피(柘木白皮)**

이명 : 구지뽕나무, 굿가시나무, 활뽕나무, 자수(柘樹)

과명 : 뽕나무과(Moraceae)

개화기 : 5~6월

채취시기 : 목부와 수피·근피는 연중 수시, 잎은 봄여름, 열매는 9~10월에 채취한다.

사용부위 **목부, 수피와 근피, 잎, 열매**

성분 : 모린(morin), 루틴(rutin), 캠페롤-7-글루코시드(kaempherol-7-glucoside), 즉 포풀닌(populnin), 스타키드린(stachydrine) 및 프롤린(proline), 글루탐산(glutamic acid), 아르기닌(arginine), 아스파라긴산(asparaginic acid)이 함유되어 있다.

성질과 맛 : 목부는 성질이 따뜻하고 독이 없으며, 맛은 달다. 근피·수피는 성질이 평하고, 맛은 쓰다. 잎은 성질이 시원하고, 맛은 약간 달다. 열매는 성질이 평하고, 맛은 달고 쓰다.

🌿 생태적특성

전국 각지의 산과 들에 자생하거나 재배하는 낙엽활엽소교목 또는 관목으로, 양지바른 산기슭이나 마을 근처에서 잘 자란다. 뿌리는 황색이고, 가지는 많이 갈라지며 검은 녹갈색에 억센 가시가 있다. 잎은 서로 어긋나며, 3갈래로 갈라진 것과 가장자리가 밋밋한 것이 있다. 난형 또는 도란형으로 가죽질에 가깝고 밑부분은 원형이며 잎끝이 뭉툭하거나 날카롭다. 윗면은 암녹색에 털이 있으나 성장하면서 중앙의 맥에만 조금 남고 그 외에는 털이 없어진다. 자웅 이주 단성화로, 5~6월에 황색 꽃이 두상 꽃차례를 이루며 핀다. 수과인 열매들이 모여 둥근 덩어리를 이루는데, 육질이며 9~10월에 홍색으로 익는다.

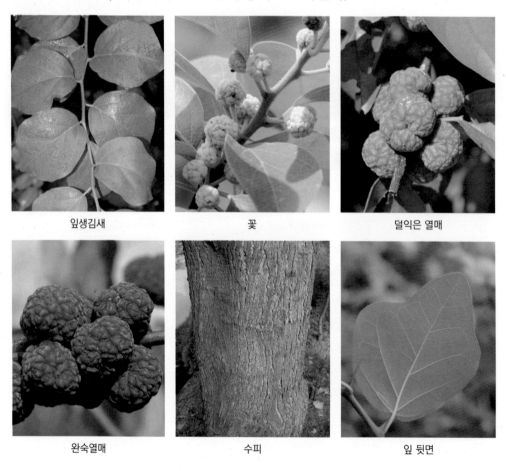

잎생김새   꽃   덜익은 열매

완숙열매   수피   잎 뒷면

🌿 약효와 효능주치

목부는 생약명이 자목(柘木)이며, 여성의 붕중(崩中), 혈결(血結), 말라리아 등을 치료한다. 수피와 근피는 생약명이 자목백피(柘木白皮)이며, 요통, 유정(遺精), 객혈, 구혈(嘔血), 타박상을 치료하고 혈관강화와 아토피 치료에도 효과적이다. 특히 근래에는 항암 작용이 밝혀졌다. 줄기와 잎은 생약명이 자수경엽(柘樹莖葉)이며, 소염, 진통, 거풍, 활혈의 효능이 있고 습진, 유행성 귀밑샘염, 폐결핵, 만성 요통, 종기, 급성 관절의 염좌 등을 치료한다. 특히 잎의 추출물은 췌장암의 예방과 치료에 더욱 효과적이다. 열매는 생약명이 자수과실(柘樹果實)이며, 청열, 진통, 양혈(凉血)의 효능이 있고 타박상을 치료한다.

🌿 약재사용부위

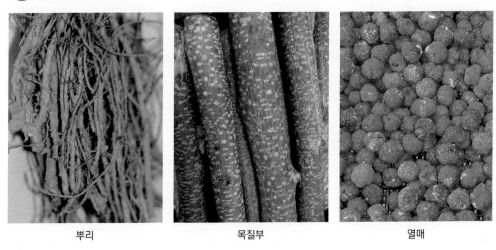

| 뿌리 | 목질부 | 열매 |

🌿 처방 및 용법

목질부와 수피, 근피 1일량 100~150g을 물 1L에 넣고 반으로 달여 2~3회 매 식후 복용한다. 외용할 때는 수피나 근피를 짓찧어서 환부에 도포하거나 달인 액으로 환부를 씻어준다. 줄기와 잎 1일량 30~50g을 물 1L에 넣고 반으로 달여 2~3

회 매 식후 복용한다. 외용할 때는 잎을 짓찧어서 환부에 도포한다. 열매 1일량 30~50g을 물 1L에 넣고 반으로 달여 2~3회 매 식후 복용한다. 외용할 때는 잘 익은 열매를 짓찧어서 환부에 붙인다.

장기에 미치는 작용부위

간, 심장 경락으로 작용한다.

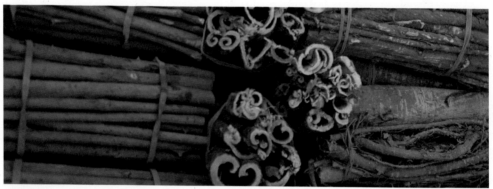

목질부　　　　　　　　　　　껍질　　　　　　　　　　　뿌리

꾸지뽕나무와 뽕나무

꾸지뽕나무와 뽕나무는 뽕나무과에 속하는 낙엽활엽수이며 잎이 양잠 누에의 먹이로 이용된다. 꾸지뽕나무는 줄기와 가지에 억세고 딱딱한 가시가 돋아나 있고, 뽕나무의 햇가지에는 부드러운 털이 나 있다. 두 나무의 잎이나 가지를 자르면 우윳빛 유액이 흘러나온다. 뽕나무와 꾸지뽕나무는 약효 성분도 다르고 약효 적용도 다소 다르다. 뽕나무는 뿌리부터 가지, 잎, 목부, 열매, 나무껍질 등 나무 전체를 약용하며 혈압 강하, 혈당 강하, 항암, 항균, 항염 등의 효능이 있고, 꾸지뽕나무는 강력한 항암작용이 있다.

기능성물질 효능에 관한 특허자료

꾸지뽕나무 줄기 추출물을 함유하는 아토피 질환 치료용 조성물

본 발명은 꾸지뽕나무 추출물을 유효 성분으로 함유하는 조성물에 관한 것으로, 보다 구체적으로는 꾸지뽕나무 줄기 추출물을 함유하는 아토피 유사 피부 질환 예방 및 치료용 약학 조성물 또는 건강 기능성 식품에 관한 것이다.

〈공개번호 : 10-2013-0019352, 출원인 : 한양대학교 산학협력단〉

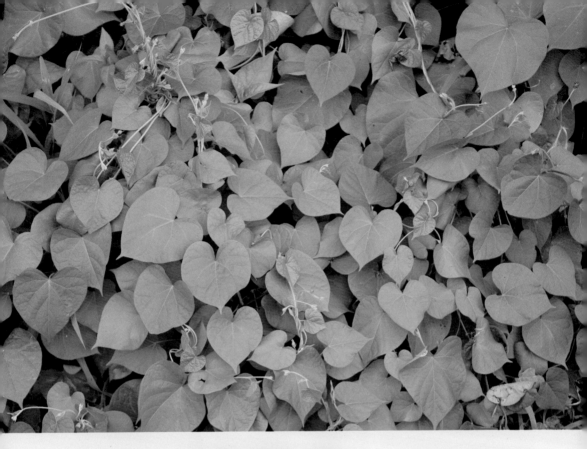

나 팔 꽃

소화기계 질환
사하, 살충, 변비, 이뇨

Pharbitis nil Choisy

생 약 명 흑축(黑丑), 백축(白丑), 견우자(牽牛子)

이명 : 천가(天茄), 금령(金鈴), 흑견우(黑牽牛), 백견우(白牽牛), 초금령(草金鈴), 가군자(假君子)

과명 : 메꽃과(Convolvulaceae)

개화기 : 7~8월

채취시기 : 8~9월 과실 성숙기에 채취하여 햇볕에 말린다.

사용부위 종자

성분 : 종자에는 수지 배당체로 파르비틴(pharbitin)과 그 외 지방유로 올레인(olein), 팔미틴(palmitin), 스
테아린(stearin)이 함유되어 있고 지상부의 색소에는 펠라르고닌(pelargonin), 페오닌(paeonin) 등의
성분이 함유되어 있다.

성질과 맛 : 성질이 차고 독이 없으며 맛은 쓰다.

생태적특성

한국, 일본, 대만 등지에 분포하는 덩굴성 한해살이풀로, 인가의 울타리나 정원에서 흔히 볼 수 있다. 줄기는 길이가 2m 내외이고 왼쪽으로 감아 올라가며 식물체 전체에 거친 털이 나 있다. 잎은 어긋나고, 심장형에 잎끝이 3열로 갈라져 있으며 가장자리는 밋밋하고 톱니가 없다. 7~8월에 남자색, 백색 등 여러 빛깔의 꽃이 잎겨드랑이에서 나온 꽃대에 1~3송이씩 달린다. 삭과인 열매는 10월에 성숙하는데, 이 열매를 말린 것을 약용한다. 꽃잎의 생김새가 나팔과 흡사하여 나팔꽃이라는 이름이 붙여졌으며, 원산지가 열대 아시아, 중국 남서부나 히말라야 산기슭이라고도 하나 확실하지 않다. 1500년 전 중국 송(宋)나라 때에 이 씨앗을 약으로 썼는데, 우리나라에도 그 무렵 건너온 것으로 추측된다.

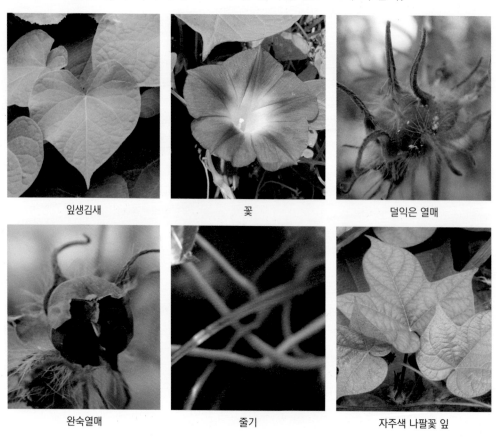

잎생김새   꽃   덜익은 열매

완숙열매   줄기   자주색 나팔꽃 잎

🌾 약효와 효능주치

강한 설사를 유발하고 소변이 잘 나가게 하며 기를 내려주는 등의 효능이 있어 대소변이 잘 나가지 않는 증상, 수종(水腫), 복수(腹水), 오래된 식체 등의 치료에 이용한다.

종자인 견우자는 완하약(緩下藥)으로 우수한 약효를 지니고 있어 대소변을 원활하게 하고, 수종, 각기, 부종, 독충 교상(咬傷)에는 생즙을 내어 사용한다. 검게 태운 견우자로 가루를 내어 참기름에 반죽하여 종기 태독(胎毒)에 사용하며, 전초를 달여서 복용하면 류머티즘에 효과적이다. 또한 신장염으로 인한 부종에 이뇨제로 쓰며 하초울열(下焦鬱熱)이나 허탈 증상에 견우자를 달여서 오래 복용하면 잘 낫고 천식 등에도 거담, 진해 작용이 있다.

🌾 약재사용부위

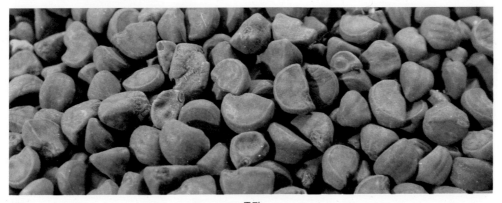

종자

🌾 처방 및 용법

하루에 6~12g을 물 1L에 넣고 반으로 달여 2~3회로 나누어 복용한다.

한방에서는 소아낭종(小兒囊腫)이나 소변불리(小便不利)에 백견우산(白牽牛散: 견우자, 감초, 귤홍, 상백피, 목통 각 3.8g)을 처방하여 복용한다.

장기에 미치는 작용부위

폐, 대장, 신장 경락으로 작용한다.

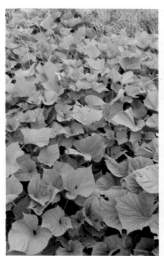

고구마 지상부

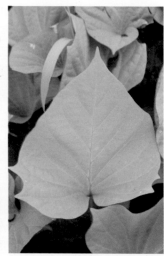

고구마 잎생김새

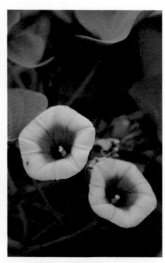

고구마 꽃

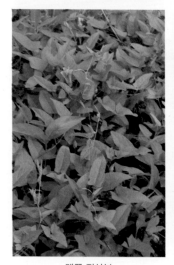

메꽃 지상부

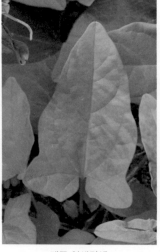

메꽃 잎생김새

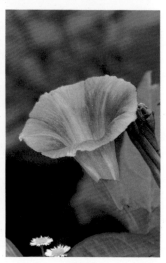

메꽃 꽃

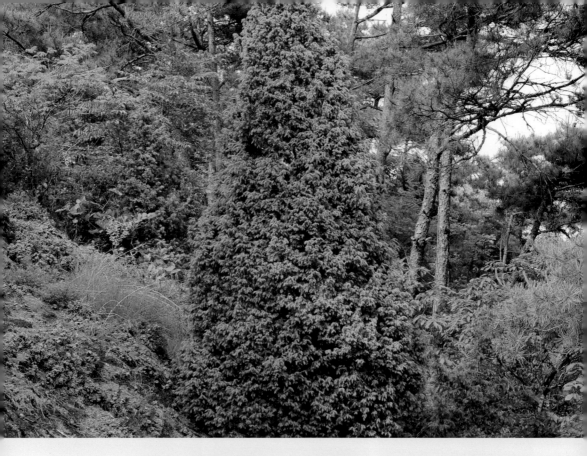

노간주나무

Juniperus rigida Siebold & Zucc. = [*Juniperus utilis* Kdidz.]

생약명 두송실(杜松實)

이명 : 노가주나무, 노가지나무, 코뚜레나무, 노간주향, 두송자(杜松子), 노가자(老柯子)

과명 : 측백나무과(Cupressaceae)

개화기 : 5월

채취시기 : 10~11월에 열매를 채취한다.

사용부위 열매

성분 : 열매는 정유를 함유하는데 그 속에 α-피넨(α-pinene), 미르센(myrcene), 리모넨(limonene), p-시멘(p-cymene), β-엘레멘(β-elemene), 카리오필렌(caryophyllene), 후물렌(humulene), g-카디넨(g-cadinene), 테르피넨-4-올(terpinen-4-ol), 보르네올(borneol), 시트로넬롤(citronellol), 아네톨(anethol) 등이 들어있다.

성질과 맛 : 성질이 따뜻하고, 맛은 쓰고 달다.

🌿 생태적특성

전국 각지의 양지바른 산비탈에 분포하는 상록침엽소교목으로, 건조한 곳에서
자란다. 높이는 8~10m이고, 줄기는 위쪽으로 곧게 뻗으며 지름이 약 20cm이
고 수피는 적갈색 또는 회갈색에 세로로 얕게 갈라진다. 잎은 3개씩 돌려나고,
모두 침엽상으로 잎끝이 뾰족하며 표면에 깊은 홈과 흰 기공 띠가 있다. 자웅 이
주이며, 5월에 난형 수꽃과 구형 암꽃이 잎겨드랑이에 달린다. 황색 수꽃은 쌍으
로 된 여러 개의 수술로 이루어져 있으며, 암꽃은 9개의 실편이 있고 3개의 심피
안에 3개의 밑씨가 있다. 열매는 구형에 자갈색이고 밀가루 같은 백분이 덮여 있
으며, 다음 해 10~11월경 익는다.

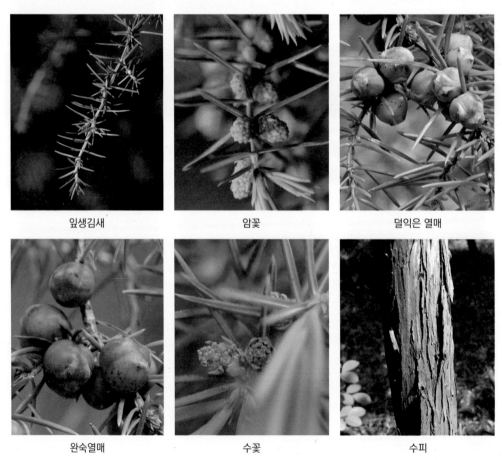

| 잎생김새 | 암꽃 | 덜익은 열매 |
| 완숙열매 | 수꽃 | 수피 |

약효와 효능주치

열매는 생약명이 두송실(杜松實)이며, 특이한 방향성이 있다. 세균에 대한 항균 작용이 있고 거풍(祛風), 제습(除濕), 이뇨 등의 효능이 있어, 통풍, 수종(水腫) 등을 치료한다.

약재사용부위

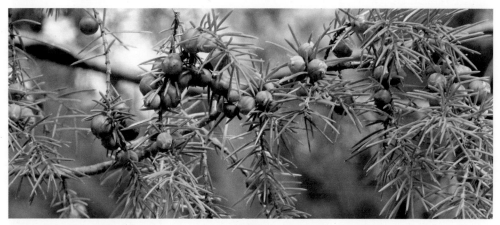

열매

처방 및 용법

열매 1일량 10~20g을 물 1L에 넣고 반으로 달여 2~3회 매 식후 복용한다. 외용할 때는 짓찧어서 도포하여 신경통이나 류머티즘에 의한 관절염, 통풍 등을 치료한다.

장기에 미치는 작용부위

비장, 방광 경락으로 작용한다.

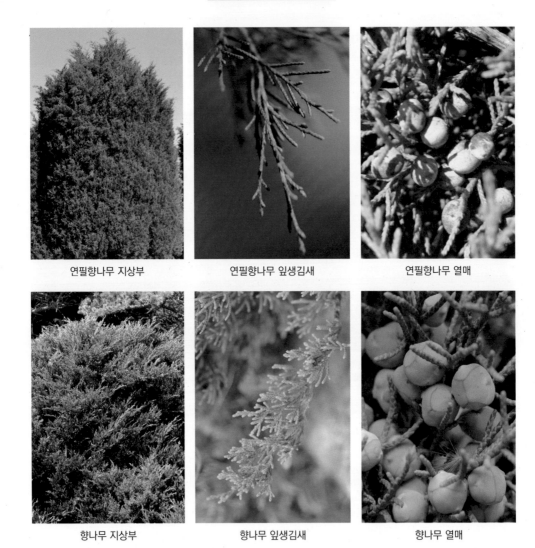

연필향나무 지상부 · 연필향나무 잎생김새 · 연필향나무 열매

향나무 지상부 · 향나무 잎생김새 · 향나무 열매

기능성물질 효능에 관한 특허자료

노간주나무의 향취를 재현한 향료 조성물

본 발명은 노간주나무의 향취를 재현한 향료 조성물 및 상기 향료 조성물을 포함하는 피부 외용제 조성물에 관한 것이다. 본 발명에 따른 향료 조성물은 노간주나무의 효능을 활용한 관련 향장 제품(향수, 화장품, 바디로션 등)에 적용할 수 있다.

〈공개번호 : 10-2015-0031897, 출원인 : (주)제이에스향료〉

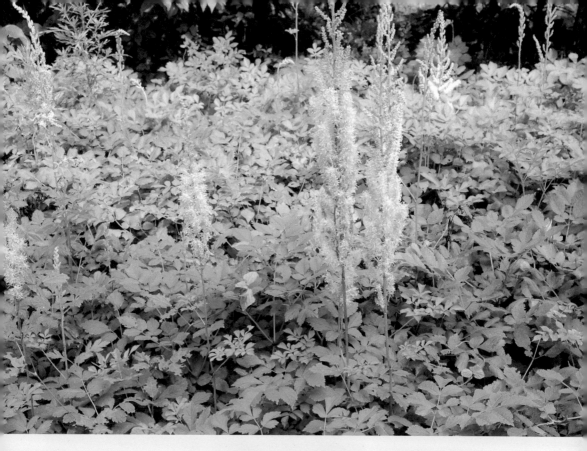

노루오줌

근골격계 질환

근골산통, 타박상

Astilbe rubra Hook. f. & Thomson

생약명 소승마(小升麻), 적승마(赤升麻), 적소마(赤小麻), 낙신부(落新婦)

이명 : 큰노루오줌, 왕노루오줌, 노루풀

과명 : 범의귀과(Saxifragaceae)

개화기 : 7~8월

채취시기 : 어린순은 채취하여 나물로 먹고, 전초는 가을에 채취하여 햇볕에 말린다.

사용부위 어린순, 전초

성분 : 아스틸빈(astilbin), 베르게닌(bergenin), 퀘르세틴(quercetin) 등이 함유되어 있다.

성질과 맛 : 성질이 시원하고, 맛은 쓰고 맵다.

생태적특성

전국 각지의 산지에 분포하는 여러해살이풀로, 숲 아래 물가나 습기가 많은 곳
에서 자란다. 높이는 60cm 내외이고, 줄기는 곧게 서며 굵은 뿌리줄기가 옆으
로 짧게 뻗는다. 잎은 어긋나고 3개씩 2~3회 갈라지며, 작은잎은 길이 2~8cm
에 장난형 또는 난상 긴 타원형으로 잎끝이 길게 뾰족하고 가장자리에 톱니가 있
다 이다. 7~8월에 연한 분홍색 꽃이 줄기 끝에 원추 꽃차례로 피며, 삭과인 열매
는 9~10월에 갈색으로 익는데 안에는 미세한 종자가 많이 들어 있다. 외국에서
는 많은 품종이 육종되어 '아스틸베(Astilbe)'라는 절화식물로 이용된다.

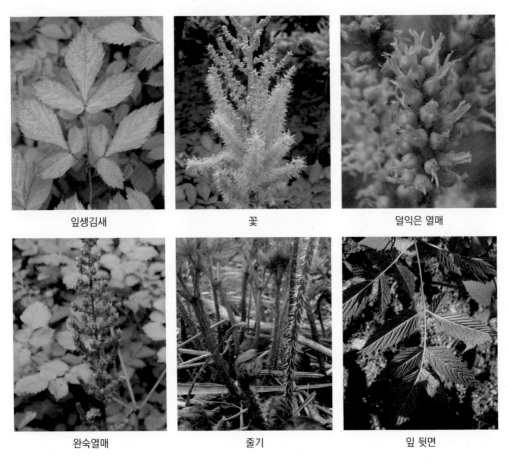

잎생김새	꽃	덜익은 열매
완숙열매	줄기	잎 뒷면

🌿 약효와 효능주치

풍을 없애고 열을 내려주며, 기침을 멎게 하는 등의 효능이 있어서 감기로 인한 발열, 두통, 전신 통증, 해수 등을 치료한다. 또한 노상(勞傷: 과로, 칠정내상, 무절제한 방사 등으로 기가 허약하여 손상되는 증상, 노권이라고도 함), 근육과 뼈가 시큰하게 아픈 근골산통(筋骨痠痛), 타박상, 관절통, 위통(胃痛), 동통(疼痛), 독사교상(毒蛇咬傷: 독사에 물린 상처)을 치료한다.

🌿 약재사용부위

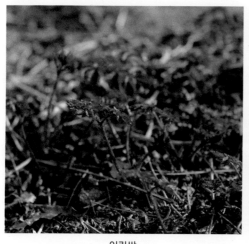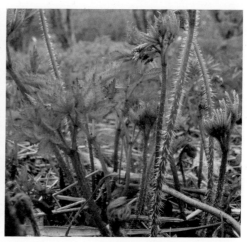

어린싹   새순

🌿 처방 및 용법

하루에 15~30g을 사용하는데, 물 1L 정도를 붓고 달여서 2~3회로 나누어 복용한다.

> **주의사항** : 위로 떠오르는 성질이 있으므로 음기가 부족하면서 양기만 위로 치솟는 음허양부(陰虛陽浮)인 경우나 마진(痲疹: 발진)에서 이미 투진(透疹)이 되었을 때 또는 천식이 심하여 기역(氣逆: 기가 거꾸로 치솟음)한 증상에는 피한다.

장기에 미치는 작용부위

폐 경락으로 작용한다.

비슷한 약초

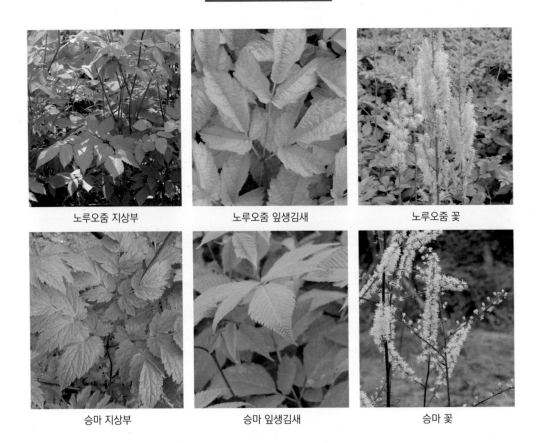

노루오줌 지상부

노루오줌 잎생김새

노루오줌 꽃

승마 지상부

승마 잎생김새

승마 꽃

기능성물질 효능에 관한 특허자료

노루오줌 추출물을 함유하는 퇴행성 뇌질환 예방 및 치료용 약학적 조성물
본 발명은 노루오줌 추출물을 유효 성분으로 함유하는 퇴행성 뇌질환 예방 및 치료용 약학적 조성물을 제공한다. 본 발명의 노루오줌 추출물은 뇌신경 세포 보호 효과를 가지며, 따라서 다양한 퇴행성 뇌질환을 예방 및 치료하는 작용 효과를 나타낸다.

〈공개번호 : 10-2013-0094065, 출원인 : 경희대학교 산학협력단〉

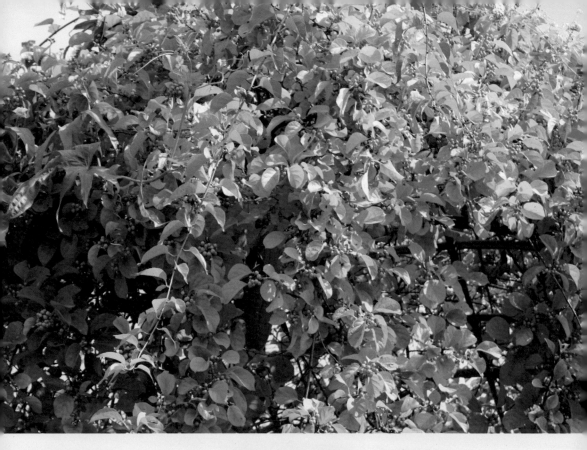

노박덩굴

항문 질환

치질, 혈액순환, 근골통

Celastrus orbiculatus Thunb. = [*Celastrus articulatus* Thunb.]

생약명 남사등(南蛇藤)

이명 : 놉방구덩굴, 노파위나무, 노랑꽃나무, 노박따위나무, 노방패너울, 노팡개나무, 노팡개더울, 금
홍수(金紅樹), 지남사(地南蛇)

과명 : 노박덩굴과(Celastraceae)

개화기 : 5~6월

채취시기 : 덩굴줄기는 가을·겨울, 뿌리는 8~10월, 잎은 여름에 채취한다.

사용부위 덩굴줄기, 뿌리, 잎

성분 : 덩굴줄기에는 셀라파놀(celaphanol), 셀라스트롤(celastrol)이 함유되어 있다. 뿌리에는 셀라스트롤
이 함유되어 있다. 잎에는 5종류의 플라보노이드 배당체, 캠페롤(kaempferol), 퀘르세틴(quercetin)
이 함유되어 있으며 종자에는 지방유가 함유되어 있다.

성질과 맛 : 성질이 따뜻하고 독이 없으며, 맛은 조금 맵다.

🌿 생태적특성

전국 각지에 분포하는 낙엽 덩굴성 줄기의 저목으로, 계곡이나 인가 근처 울타리에서 자란다. 줄기는 길이가 10m 정도이며, 갈색 또는 회갈색에 다른 물체를 감아 뻗어 나간다. 잎은 서로 어긋나고, 원형이나 광도란형 또는 장타원상 도란형에 밑부분은 둥글고 잎끝이 급히 뾰족해지며 가장자리에 둔한 톱니가 있다. 자웅이가 또는 잡성화(雜性花)로, 5~6월에 황록색 꽃이 잎겨드랑이에 취산 꽃차례로 달리며 수꽃에는 긴 수술이 5개 있고 암꽃에는 짧은 수술 5개와 암술 1개가 있다. 삭과인 열매는 구형이고 10~11월에 황색으로 익으며, 3개로 갈라지고 종자는 황적색 껍질에 싸여 있다.

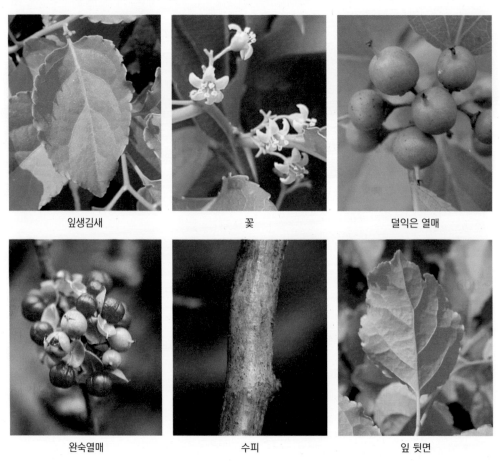

잎생김새	꽃	덜익은 열매
완숙열매	수피	잎 뒷면

🌿 약효와 효능주치

덩굴줄기는 생약명이 남사등(南蛇藤)이며, 거풍습, 활혈의 효능이 있어 근골동통, 사지마비, 소아 경기, 콜레라, 장티푸스, 이질, 치통, 구통 등을 치료한다. 최근항염, 면역 질환, 항암, 피부 미백 등에 효과가 있는 것으로 밝혀져 활용이 기대된다. 뿌리는 생약명이 남사등근(南蛇藤根)이며, 해독, 거풍의 효능이 있고 종기, 류머티즘에 의한 근골통, 타박상, 구토, 복통, 종독을 치료한다. 근피를 추출한 붉은색 결정이 시험관 내에서 고초균, 황색 포도상 구균, 보통 변형균, 대장균 등을 억제하는 효과가 밝혀졌다.

🌾 약재사용부위

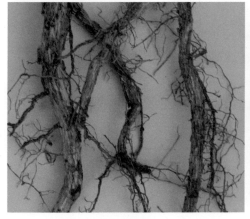

뿌리 채취품

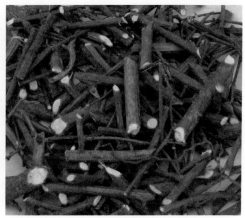

줄기약재

🌿 처방 및 용법

덩굴줄기 1일량 30~50g을 물 900mL에 넣고 반으로 달여 2~3회 매 식후 복용한다. 뿌리는 외용하는데, 짓찧어서 환부에 붙이거나 가루를 내어 도포한다. 뿌리 1일량 50~100g을 물 900mL에 넣고 반으로 달여 2~3회 매 식후 복용한다. 잎 1일량 30~50g을 즙을 내어 2~3회 매 식후 복용하고, 외용할 때는 같은 방법으로 즙을 내어 소주 적당량을 넣어 환부에 도포한다. 독사에 물렸을 때는 즙을 내어 먹고 환부에 바른다.

장기에 미치는 작용부위

간, 심장 경락으로 작용한다.

비슷한 약초

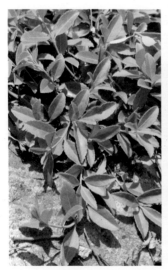
사철나무 지상부

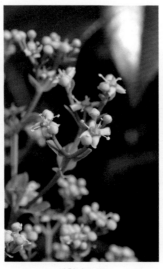
사철나무 꽃

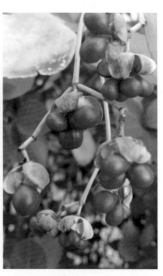
사철나무 열매

기능성물질 효능에 관한 특허자료

노박덩굴 추출물을 함유한 구강 조성물
본 발명은 치은염증의 치료를 위하여 프로스타글란딘(PGE2)의 생성을 억제할 수 있도록 노박덩굴 추출물을 함유하는 구강 조성물에 관한 것이다. ⟨공개번호 : 10-2000-0060218, 특허권자 : ㈜엘지생활건강⟩

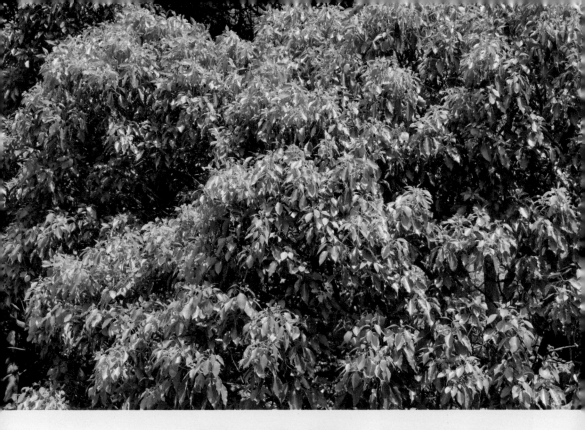

녹 나 무

순환기계 질환

거풍, 종기, 가려움증, 살균

Cinnamomum camphora (L.) J.Presl = [*Laurus camphora* L.]

생 약 명 장목(樟木)

이명 : 장뇌수, 장뇌목(樟腦木), 향장수(香樟樹), 향장목(香樟木), 장목자(樟木子)
과명 : 녹나무과(Lauraceae) **개화기** : 5~6월
채취시기 : 목재는 겨울, 장뇌는 봄부터 가을, 뿌리는 2~4월, 잎은 수시로 채취한다.

사용부위 목재, 장뇌, 뿌리, 잎, 열매

성분 : 목재에는 장죄와 방향성 정유가 함유되어 있으며 이 정유를 감압 증류하면 시네올(cineol), α-피넨(α-pinene), 캄펜(camphene), 리모넨(limonene), 사프롤(safrol), 테르피네올(terpineol), 카르바크롤(carvacrol), 오이게놀(eugenol), 카디넨(cadinene), 비사볼렌(bisabolene), α-캄포렌(α-camphorene), 아줄렌(azulene) 등을 얻을 수 있다. 장뇌에는 캄펜, 펠란드렌(phellandren), α-피넨, 사프롤 등이 함유되어 있다. 뿌리에는 라우로리트신(laurolitsine), 레티쿨린(reticulin)이 함유되어 있으며 수피에는 프로피온산(propionic acid), 락산, 길초산, 카프로산(caproic acid), 카프릴산(caprylic acid), 카프르산(capric acid), 라우르산(lauric acid), 올레산(oleic acid) 등이 함유되어 있다. 잎에는 정유가 함유되어 있고 그중에는 리네올(lineol), 멘톨, 시네올(cineol), α-피넨, 보르네올(borneol), 사프롤 등이 함유되어 있다. 열매에는 정유가 다량 함유되어 있다.

성질과 맛 : 목질부는 성질이 따뜻하고 독이 없으며, 맛은 맵다. 장뇌는 성질이 따뜻하고, 맛은 맵다. 뿌리는 성질이 따뜻하고 독이 없으며, 맛은 맵다. 잎은 성질이 따뜻하고, 맛은 쓰고 맵다. 열매는 성질이 따뜻하고 독이 없으며, 맛은 맵다.

생태적특성

제주도나 남부지방의 산기슭 양지에 자생 또는 식재하며 상록활엽교목으로 높이
는 20~30m 정도로 자란다. 작은 가지는 황록색이고 윤택하며 가지 및 잎에서는
장뇌의 방향성 향기가 난다. 잎은 난형 또는 난상 타원형에 서로 어긋나고 잎끝
이 뾰족하며 밑부분은 날카로운 모양에 가장자리에는 파상의 톱니가 있다. 꽃은
원추꽃차례로 5~6월에 새 가지의 잎겨드랑이에서 나오고 에 백색에서 황록색으
로 피고 열매의 핵과는 둥글고 9~10월에 자흑색으로 익는다.

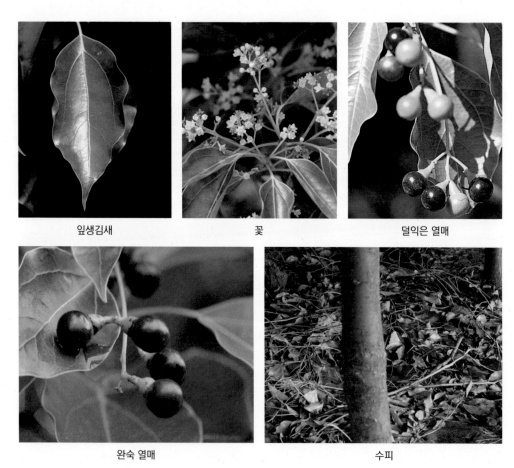

잎생김새　　　　　　　꽃　　　　　　　덜익은 열매

완숙 열매　　　　　　　　　　　　수피

🌿 약효와 효능주치

목재는 약용하는데 생약명을 장목(樟木)이라고 하며 맛이 맵고 약성은 따뜻하며 거풍, 거습, 심복통(心腹痛), 곽란, 각기, 통풍, 개선, 타박상을 치료한다. 뿌리, 목재, 가지, 잎 등을 증류하여 얻은 과립 결정체를 생약명으로 장뇌(樟腦)라고 한다. 장뇌는 국소 자극작용, 방부작용, 중추신경 흥분작용이 있으며 살충, 진통, 곽란, 치통, 타박상 등을 치료한다.

피부에 바르면 온화한 자극과 발적작용, 청량감, 진양, 구풍작용, 방부작용이 있다. 뿌리는 생약명을 향장근(香樟根)이라 하여 종기, 진통, 거풍습, 활혈, 구토, 하리, 심복장통, 개선 진양을 치료한다. 잎은 생약명을 장수엽(樟樹葉)이라 하여 거풍, 제습, 진통, 살충, 화담, 살균, 위통, 구토, 하리, 사지마비, 개선 등을 치료한다. 근래의 연구결과에 의하면 당뇨병의 예방 및 치료에도 사용할 수 있는 것으로 밝혀졌다. 녹나무의 추출물은 피부를 건조하지 않게 하고 탈모방지 및 발모촉진, 피부미백용으로도 사용한다.

🌿 약재사용부위

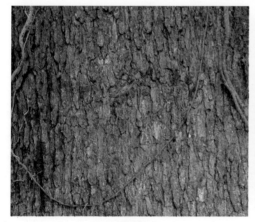

목질부

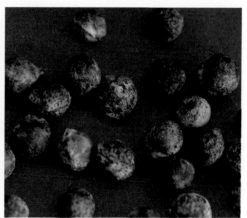

열매

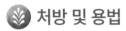 **처방 및 용법**

목재 1일량 30~50g을 물 900mL에 넣고 반으로 달여 2~3회 매 식후 복용한다. 외용할 때는 가루를 내어 연고기제와 혼합하여 도포한다. 장뇌 1일량 0.2~0.4g을 가루 내어 2~3회 매식후 복용하며, 외용할 때는 0.5g을 물 100mL에 녹여 환부에 자주 바른다. 뿌리 1일량 20~30g을 물 900mL에 넣고 반으로 달여 2~3회 매 식후 복용한다. 외용할 때는 달인 액을 환부에 바른다.

잎 1일량 10~30g을 물 900mL에 넣고 반으로 달여 2~3회 매 식후 복용한다. 외용할 때는 달인액을 환부에 바른다.

> **주의사항** : 임산부는 복용을 금한다.

장기에 미치는 작용부위

간, 심장, 비장 경락으로 작용한다.

기능성물질 효능에 관한 특허자료

녹나무 잎 추출물 또는 그의 분획물을 유효 성분으로 포함하는 당뇨병 예방 및 치료용 조성물

본 발명은 녹나무 잎 추출물 또는 그의 분획물을 유효 성분으로 포함하는 당뇨병 예방 및 치료용 조성물에 관한 것으로, 녹나무 잎 추출물 및 그의 분획물은 전지방 세포에서 지방 세포로의 분화를 촉진시키고, 지방 세포 내 중성 지방의 축적을 증가시키며, 인슐린의 작용을 증진시켜 세포 내로의 포도당 섭취를 증가시키는 PPAR-γ 작용제와 같은 효과를 가지므로 당뇨병 예방 및 치료용 조성물로 유용하게 사용될 수 있다.

〈공개번호 : 10-2007-0019344, 특허권자 : 한국한의학연구원〉

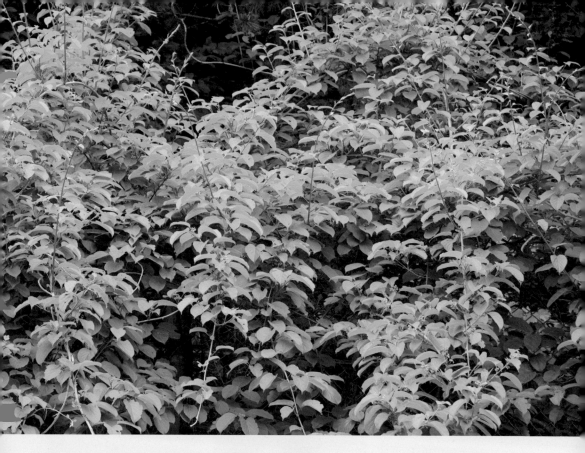

다 래

내분비계 질환

당뇨, 소화, 기관지

Actinidia arguta (Siebold & Zucc.) Planch. ex Miq.

생약명 연조자(軟棗子), 미후리(獼猴梨)

이명 : 다래나무, 참다래나무, 다래너출, 다래넝쿨, 참다래, 청다래넌출, 다래넌출, 청다래나무, 조인삼
(租人蔘), 미후도(獼猴桃)

과명 : 다래나무과(Actinidiaceae)

개화기 : 5~6월

채취시기 : 뿌리는 가을 · 겨울, 잎은 여름, 열매는 9~10월에 채취한다.

사용부위 뿌리와 잎, 열매

성분 : 뿌리와 잎에는 악티니딘(actinidin)이 함유되어 있고, 열매에는 타닌, 비타민 A · C · P, 점액질, 전
분, 서당, 단백질, 유기산 등이 함유되어 있다.

성질과 맛 : 뿌리와 잎은 성질이 평하고, 맛은 담백하고 떫다. 열매는 성질이 평하고, 맛은 달다.

🌿 생태적특성

전국 각지의 산지나 계곡에 분포하는 낙엽 덩굴성 식물로, 덩굴 길이가 7~10m 정도이며 그 이상의 것도 있다. 새 가지에는 회백색 털이 드문드문 나 있고, 오래된 가지에는 털이 없으며 미끄럽다. 잎은 서로 어긋나고, 길이 6~13cm, 너비 5~9cm로 난형 또는 타원상 난형에 막질이며 잎끝은 급하게 뾰족하고 가장자리에 날카로운 톱니가 있다. 자웅 이주로, 5~6월에 백색 꽃이 잎겨드랑이에 취산 꽃차례를 이루며 핀다. 열매는 액과(液果)로 난상 원형에 표면은 반질거리며 9~10월경 녹색으로 익는다.

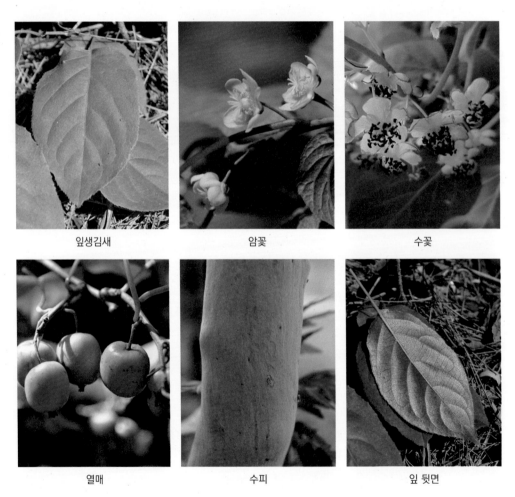

잎생김새   암꽃   수꽃

열매   수피   잎 뒷면

🌿 약효와 효능주치

뿌리와 잎은 생약명이 미후리(獼猴梨) 또는 미후도(獼猴桃)이며, 건위, 청열, 이습
(利濕), 최유(催乳)의 효능이 있고 간염, 황달, 구토, 지사, 소화불량, 류머티즘, 관
절통 등을 치료한다. 열매는 생약명이 연조자(軟棗子)이며, 당뇨의 소갈증, 번열,
요로결석을 치료한다. 다래의 추출물은 알레르기성 질환과 비알레르기성 염증
질환의 예방 및 치료, 탈모와 지루성 피부염의 예방 및 치료, 개선 등에도 사용할
수 있다는 연구결과가 있다.

🌿 약재사용부위

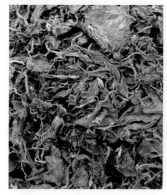 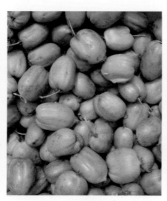 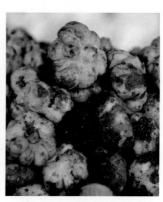

| 다래순 | 열매 | 충영(벌레집) |

🌿 처방 및 용법

뿌리와 잎 1일량 50~100g을 물 900mL에 넣고 반으로 달여 2~3회 매 식후 복
용한다. 열매 1일량 30~50g을 물 900mL에 넣고 반으로 달여 2~3회 매 식후 복
용한다.

🌿 장기에 미치는 작용부위

간, 위장, 폐, 대장 경락으로 작용한다.

비슷한 약초

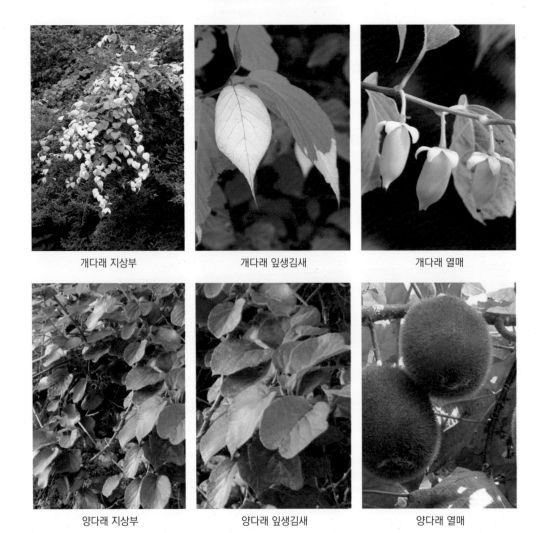

개다래 지상부

개다래 잎생김새

개다래 열매

양다래 지상부

양다래 잎생김새

양다래 열매

기능성물질 효능에 관한 특허자료

다래 추출물을 함유한 탈모 및 지루성 피부 증상의 예방 및 개선용 건강 기능 식품

본 발명은 생약을 이용하여 제조한 탈모 및 지루성 피부 증상 예방 및 개선용 조성물에 관한 것이다. 본 발명의 생약 조성물은 독성 등의 부작용이 없으면서 탈모 증상과 지루성 피부 증상에 대해 우수한 예방, 개선 및 치료 효과를 나타내는 건강 기능 식품으로 유용하게 사용될 수 있다. 〈공개번호 : 10-2004-0097716, 출원인 : (주)팬제노믹스〉

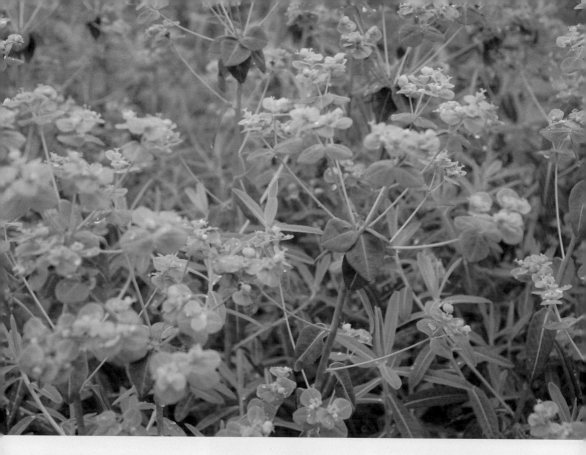

대극

소화기계 질환

사하, 소종, 복수

Euphorbia pekinensis Rupr.

생약명 대극(大戟)

이명 : 택경(澤莖), 공거(功鉅), 경대극(京大戟), 하마선(下馬仙), 파군살(破軍殺)

과명 : 대극과(Euphorbiaceae)

개화기 : 5~7월

채취시기 : 가을에서 이듬해 봄 사이에 채취하여 햇볕에 말린다.

사용부위 뿌리

성분 : 뿌리에 오이포르닌(euphornin) 약 0.7%(오이포르네틴과 포도당, 아라비노오스로 분해됨), 고무질, 수지가 함유되어 있다.

성질과 맛 : 성질이 차고, 맛은 맵고 쓰며 독이 있다.

산과 들에 자생하는 여러해살이풀로, 높이는 80cm 정도이고 뿌리는 굵고 곧게 자라며, 자르면 투명하고 흰 즙액이 나온다. 잎은 어긋나고, 타원형에 잎끝은 뭉뚝하거나 뾰족하며 가장자리에 톱니가 있다. 5~7월에 녹황색 꽃이 피는데, 줄기 끝에서 산형으로 갈라진다. 삭과인 열매는 9~10월에 성숙하며, 사마귀 같은 돌기가 있고 3개로 갈라진다. 종자는 넓은 타원형으로 밋밋하다. 등대풀, 개감수와 잎과 꽃이 유사하여 구분하기 어렵다.

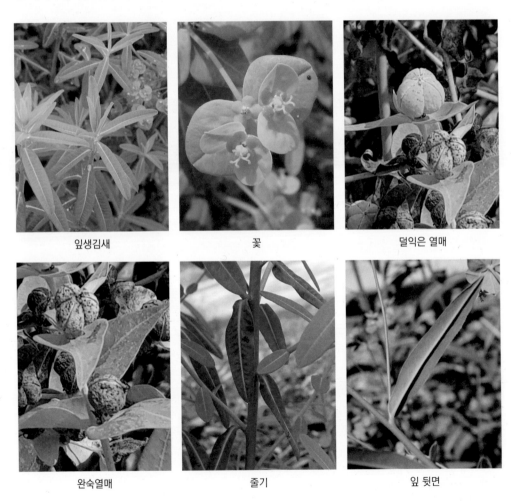

잎생김새 · 꽃 · 덜익은 열매

완숙열매 · 줄기 · 잎 뒷면

약효와 효능주치

대소변을 통하게 하고, 종기를 가라앉히는 효능이 있어서 급만성 신장성 수종(水腫), 림프샘염, 옹종(擁腫), 종독(腫毒) 등의 치료에 이용한다. 진통, 이뇨 발한 등의 효능이 있어 당뇨병, 임질, 치통, 사독, 악성 종창, 백선 등의 치료에도 쓴다.

약재사용부위

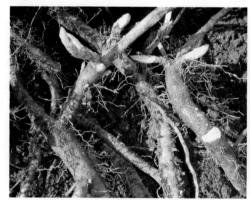
뿌리

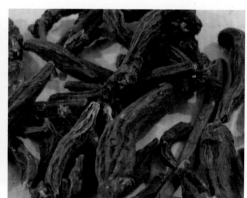
약재

처방 및 용법

뿌리는 물을 내보내고, 변을 통하게 하는 약으로 쓰이는데, 부기, 복강 내에 장점액이 괴는 병, 신장염, 복막에 생기는 염증 등에 1.5~3g 정도를 물 1L에 넣고 반으로 달여서 1일 2회 아침저녁으로 나누어 마신다. 병증에 따라 환이나 가루로 만들어 하루에 2~4g 정도 복용하기도 한다.

주의사항 : 독성이 강하므로 과다 복용은 피해야 한다.

장기에 미치는 작용부위

폐, 신장 경락으로 작용한다.

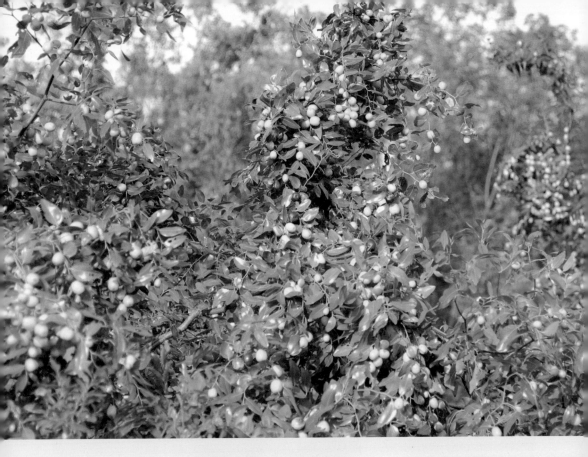

대추나무

내분비계 질환

보비화위, 양혈, 완화

Zizyphus jujuba var. *inermis* (Bunge) Rehder

생 약 명 　대조(大棗)

이명 : 대추, 건조(乾棗), 미조(美棗), 양조(良棗), 홍조(紅棗)

과명 : 갈매나무과(Rhamnaceae) 　　　　　　　　　**개화기** : 5~6월

채취시기 : 가을(9~10월)에 잘 익은 열매를 채취하여 햇볕에 말린다. 뿌리는 연중 수시, 수피는 봄, 잎은 여름에 채취한다.

사용부위 　열매, 뿌리, 수피, 잎

성분 : 열매에 단백질, 당류, 유기산, 점액질, 비타민 A, B2, C, 칼슘, 인, 철분 등이 함유되어 있다. 뿌리에는 대추인이 함유되어 있다. 수피에는 알칼로이드가 함유되어 있으며 프로토핀(protopine), 세릴알코올(cerylalcohol) 등도 함유되어 있다. 잎에는 알칼로이드 성분으로 대추알칼로이드 A·B·C·D·E와 대추시클로펩타이드(daechu cyclopeptide)가 함유되어 있다.

성질과 맛 : 열매·수피는 성질이 따뜻하고 독이 없으며, 맛은 달다. 뿌리는 성질이 평하고, 독이 없으며, 맛은 달다. 잎은 성질이 따뜻하고 독이 조금 있으며, 맛은 달다.

🌾 생태적특성

전국의 마을 부근과 밭둑, 과수원 등에 식재하는 낙엽활엽관목 또는 소교목으로, 높이는 10m 내외이며 가지에는 가시가 있다. 잎은 서로 어긋나고, 난형 또는 난상 피침형에 잎끝은 뭉뚝하며 밑부분은 좌우가 같지 않고 가장자리에 작은 톱니가 있다. 5~6월에 연한 황록색 꽃이 잎겨드랑이에서 짧은 취산 꽃차례를 이루며 핀다. 열매는 핵과로 난형 또는 타원형이고, 9~10월에 심홍색 또는 적갈색으로 익는다.

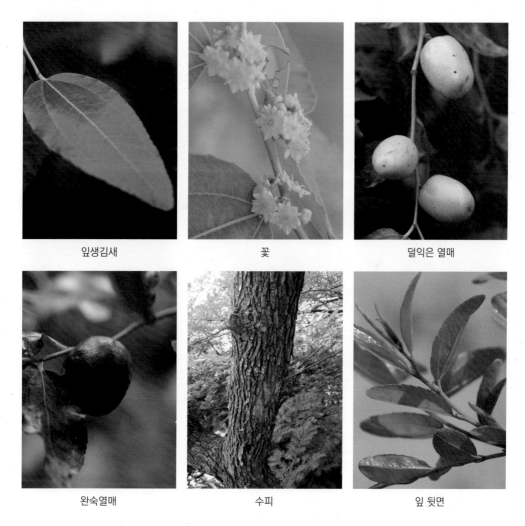

잎생김새	꽃	덜익은 열매
완숙열매	수피	잎 뒷면

🍂 약효와 효능주치

열매는 생약명이 대조(大棗)이며, 완화 작용과 강장, 이뇨, 진경, 진정, 근육 강화, 간장 보호, 해독의 효능이 있고 식욕 부진, 타액 부족, 혈행 부진, 히스테리 등을 치료한다. 뿌리는 생약명이 조수근(棗樹根)이며, 관절통, 위통, 토혈, 월경 불순, 풍진, 단독을 치료한다. 수피는 생약명이 조수피(棗樹皮)이며, 수렴, 거담, 진해, 소염, 지혈 등의 효능이 있고 이질, 만성 기관지염, 시력 장애, 화상, 외상 출혈 등을 치료한다. 잎은 생약명이 조엽(棗葉)이며, 유행성 발열과 땀띠를 치료한다.

🍃 약재사용부위

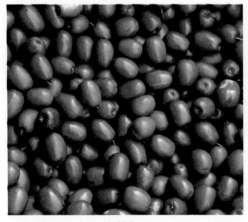 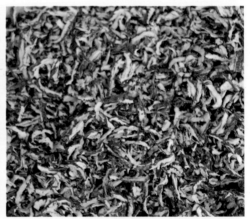

열매   열매 절편

🍂 처방 및 용법

열매 1일량 30~50g을 물 1L에 넣고 반으로 달여 2~3회 매 식후 복용한다. 뿌리 1일량 50~90g을 물 900mL에 넣고 반으로 달여 2~3회 매 식후 복용한다. 외용할 때는 열탕으로 달인 액으로 환부를 씻고 발라준다. 수피 1일량 5~10g을 솥에 넣고 덖어서 가루 내어 2~3회 매 식후 복용한다. 외용할 때는 열탕에 달

인 액으로 환부를 씻어주거나 덖어서 가루를 만들어 환부에 도포한다. 잎 1일량 50~100g을 물 900mL에 넣고 반으로 달여 2~3회 매 식후 복용한다. 외용할 때 는 열탕으로 환부를 씻는다.

장기에 미치는 작용부위

간, 비장, 위장 경락으로 작용한다.

비슷한 약초

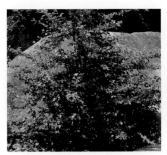

갯대추나무 지상부

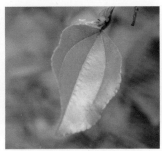

갯대추나무 잎생김새

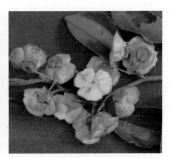

갯대추나무 열매

대추나무와 묏대추나무

갈매나무과에 속하는 대추나무와 묏대추나무는 꽃, 잎, 나무 등이 아주 비슷해서 구분하기 어렵다. 대추나무의 열매는 크고 묏대추나무의 열매는 아주 작은 것으로 구별할 수 있다. 또한 대추나무의 열매인 대추는 과일로서 식용할 수 있으며, 묏대추나무의 열매인 묏대추는 열매의 과육이 빈약해서 과일로 식용하기보다는 약용한다. 묏대추의 딱딱한 씨 속의 종인은 산조인이라 하며 진정, 안정, 최면의 약효를 가지고 있는 반면, 대추는 완화, 강장약으로 각각 다른 약효 를 지니고 있으며 성분 자체도 다르다.

기능성물질 효능에 관한 특허자료

대추를 이용한 숙취 해소 음료 및 제조 방법
본 발명은 씨를 포함한 대추 및 각종 한약재에서 과육을 추출하여 음용이 용이한 음료로 제조함으로써 숙취 해소 및 기력 증강에 도움을 주려는 데 있다. 〈공개번호 : 10-2010-0026487, 출원인 : 충청대학 산학협력단〉

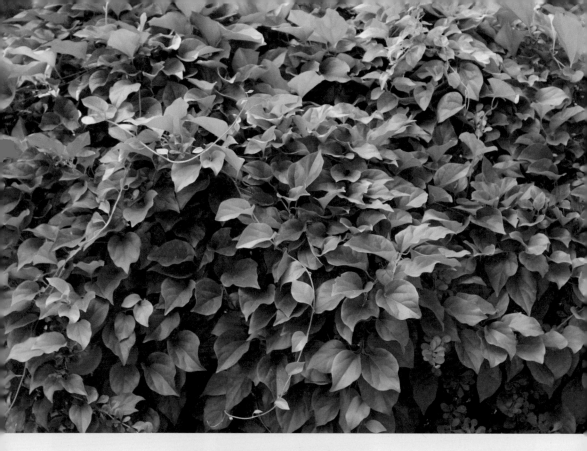

댕댕이덩굴

피부 · 비뇨기계 질환

이뇨, 통락, 소종, 각기

Cocculus trilobus (Thunb.) DC. = [*Cocculus orbiculatus* (L.) DC.]

생약명 목방기(木防己), 청단향(靑檀香)

이명 : 끗비돗초, 댕강덩굴, 댕댕이넝굴, 청등자(靑藤子), 소갈자(小葛子), 구갈자(狗葛子), 한방기(漢防己)

과명 : 방기과(Menispermaceae)

개화기 : 5~6월

채취시기 : 뿌리는 가을부터 이듬해 봄, 줄기와 잎은 10~11월에 채취한다.

사용부위 뿌리, 줄기와 잎

성분 : 뿌리에는 트릴로빈(trilobine), 이소트릴로빈(isotrilobine), 호모트릴로빈(homotrilobine), 트릴로바민(trilobamine), 노르메니사린(normenisarine), 마그노플로린(magnoflorine)이 함유되어 있다. 줄기와 잎에는 코쿨롤리딘(cocculolidine), 이소볼딘(isoboldine)이 함유되어 있다.

성질과 맛 : 성질이 따뜻하고 독이 없으며, 맛은 쓰다.

🌱 생태적특성

전국 각지 분포하는 덩굴성 낙엽관목으로, 산비탈이나 밭둑, 울타리 등에 자란다. 덩굴 길이는 3m 내외이고 줄기와 잎에 털이 있다. 줄기는 어릴 때 녹색이었다가 오래되면 회색이 된다. 잎은 서로 어긋나고, 난형 또는 난상 원형에 윗부분이 3개로 갈라지기도 하며 잎끝은 밋밋하고 가장자리에 톱니가 없지만 얕은 결각이 있는 경우도 있다. 자웅이가로, 5~6월에 황백색 꽃이 잎겨드랑이에서 원추꽃차례를 이루며 핀다. 열매는 핵과로 구형이고 9~10월에 분백색을 띤 검은색 또는 흑청색으로 익는다.

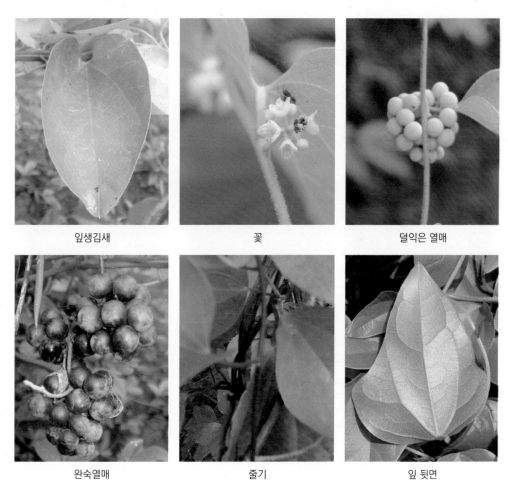

| 잎생김새 | 꽃 | 덜익은 열매 |
| 완숙열매 | 줄기 | 잎 뒷면 |

🌾 약효와 효능주치

뿌리는 생약명이 목방기(木防己)이며, 소염, 진통, 이뇨, 해독 등의 효능이 있거 종기, 류머티즘에 의한 관절염, 반신불수, 중풍, 감기, 요통, 파상풍, 종독, 신장염, 부종, 요로 감염, 고미건위, 습진, 신경통 등을 치료한다. 줄기와 잎은 생약명이 청단향(靑檀香)이며, 거습, 이뇨 등의 효능이 있고 종기, 제풍마비, 각슬소양(다리와 무릎의 종기나 부스럼), 위통 등을 치료한다. 댕댕이덩굴의 추출물은 다이옥신 유사물질에 대하여 길항 작용을 나타낸다는 연구결과가 있다.

🌾 약재사용부위

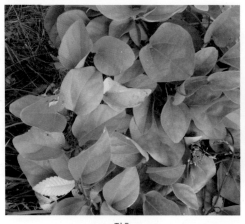

전초

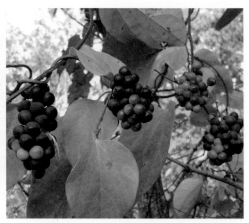

열매

🌾 처방 및 용법

뿌리 1일량 30~60g을 물 1L에 넣고 반으로 달여 2~3회 매 식후 복용하거나 술을 담가 복용한다. 외용할 때는 뿌리껍질을 짓찧어서 습진이나 종독에 바르거나 가루를 내어 환부에 살포한다. 줄기와 잎 1일량 20~30g을 물 900mL에 넣고 반으로 달여 아침저녁 식후에 복용하거나 술을 담가 복용한다.

장기에 미치는 작용부위

비장, 방광 경락으로 작용한다.

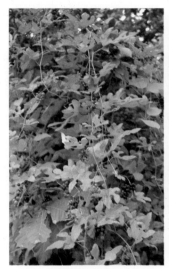

개머루 지상부

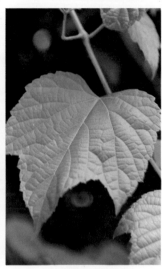

개머루 잎생김새

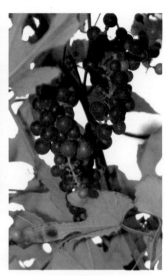

개머루 열매

기능성물질 효능에 관한 특허자료

댕댕이덩굴 추출물을 이용한 항염증용 조성물 및 항산화용 조성물

본 발명은 DPPH법, NBT 법에 의해 확인된 항산화 활성과 LPS에 의해 자극된 대식 세포주에서 NO, PGE2, 염증성 사이토카인 등의 생성 억제 활성을 가지는 댕댕이덩굴 추출물을 개시한다.

〈공개번호 : 10-2015-0032511 / 10-2015-0032371, 출원인 : ㈜제주사랑농수산〉

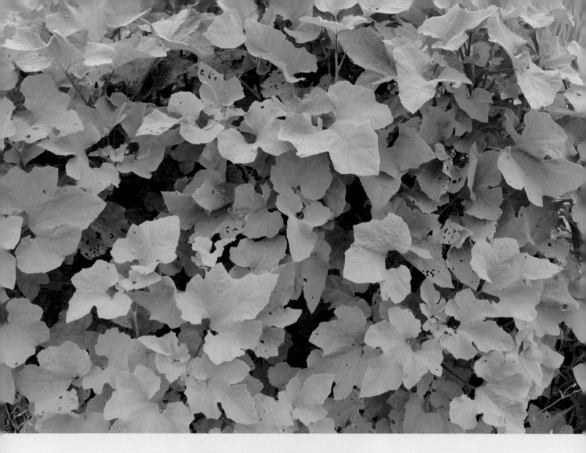

도꼬마리

피부 · 비뇨기계 질환

거풍, 지통, 피부풍진

Xanthium strumarium L.

생 약 명 창이자(蒼耳子)

이명 : 이당(耳璫), 지매(地賣), 저이(猪耳), 창자(蒼子), 우슬자(牛虱子)

과명 : 국화과(Compositae)

개화기 : 8~9월

채취시기 : 음력 7월 7일에 줄기와 잎을 채취하고 음력 9월 9일에 열매를 따서 그늘에 말린 것이 약
효가 가장 좋다고 하여 이 시기에 맞추어 채취하고 있으나, 이것은 과학적 근거라기보다
는 이 시기가 성숙도의 절정기에 달한 것이기 때문이다.

사용부위 종자

성분 : 황색 무정형(無晶形)의 배당체 크산토스투루마린(xantosturmarin)과 그 밖에 유기산으로 리놀레산
(linoleic acid) 등이 함유되어 있고, 종자에는 지방유와 비타민 A 등이 다량 함유되어 있다.

성질과 맛 : 성질이 따뜻하고, 맛은 쓰고 달고 매우며, 독이 약간 있다.

🌱 생태적특성

한국, 중국, 일본, 만주 등 아시아 전역에 분포하는 한해살이풀로, 전국 각지의 들이나 길가에 자라지만 북부 지방에 더 많아. 높이는 1m 정도이고 줄기는 곧게 서며 전체에 강모(強毛)가 빽빽하게 나 있다. 잎은 어긋나고, 넓은 삼각형에 3~5 갈래로 얕게 갈라지며 잎끝이 뾰족하다. 잎 양면에 털이 있고 가장자리에는 거친 톱니가 있다. 8~9월에 황색 두상화(頭狀花)가 피는데, 수꽃은 줄기 끝에 달리고 암꽃은 아래쪽에 착생한다. 열매는 수과(樹果)로 타원형이며 갈고리 모양의 가시가 많아서 다른 물체의 몸에 잘 달라붙는다. 어린잎은 식용하고 열매의 씨는 약용한다.

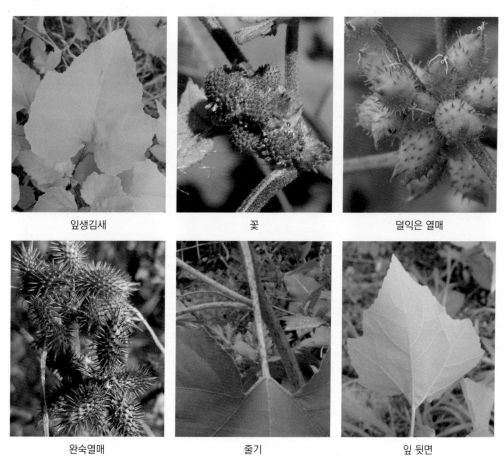

| 잎생김새 | 꽃 | 덜익은 열매 |
| 완숙열매 | 줄기 | 잎 뒷면 |

🌿 약효와 효능주치

종자는 생약명이 창이자(蒼耳子)이며, 발한, 해열, 진통, 진정의 효능이 있어 예로부터 민간약으로 종기, 독창(毒瘡) 등에 써 왔다. 줄기와 잎은 옴, 습진 등에 바르며 생즙은 개에 물린 데나 벌에 쏘인 환부에 바르면 지통약(止痛藥)이 된다. 또 온몸이 가려워서 바르기 곤란할 때는 열매를 물에 넣어 목욕을 하면 효과를 볼 수 있다. 통증을 멎게 하고 풍사를 흩어지게 하며, 습사를 제거하고 종기를 가라앉히는 등의 효능이 있어 두통, 치통, 사지동통, 풍한습비(風寒濕痺), 비연(鼻淵), 담마진 등의 치료에 이용한다.

🌿 약재사용부위

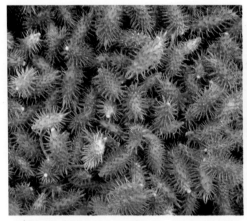

약재전형

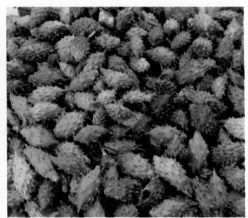

약재

🌿 처방 및 용법

하루에 6~12g을 물 1L에 넣고 반으로 달여서 2~3회로 나누어 복용한다. 《본초서(本草書)》에서는 도꼬마리가 두풍(頭風), 한풍(寒風), 풍습(風濕), 사지의 마비통 등 일체의 풍(風)을 다스리며 골수를 메우고 허리와 무릎을 데워주며 음부의 가려움증 등을 다스린다고 하였다. 민간에서는 도꼬마리 씨를 살짝 덖어서 겉 부

434

분의 강한 털 비슷한 가시를 태워버리고 차를 만들어 매일 마시면 눈이 밝아지고 허리 아픈 것이 풀린다고 한다. 《고방요법(古方療法)》에는 오래된 두통에 창이자와 천궁, 당귀를 등분하여 가루로 만들어 하루에 5g씩 물에 타서 마시면 효과를 볼 수 있다고 기록되어 있다.

🌾 장기에 미치는 작용부위

간, 비장, 폐 경락으로 작용한다.

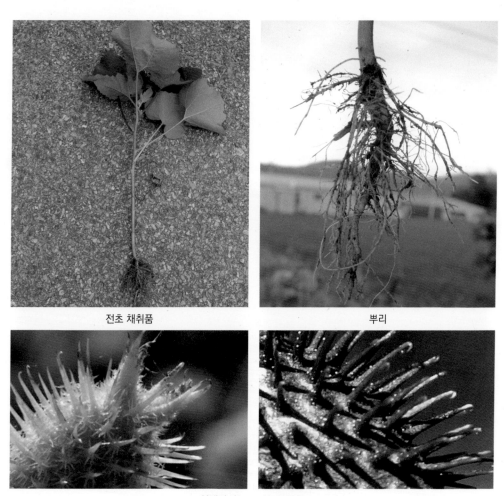

전초 채취품

뿌리

열매가시(가시 제거 후 사용)

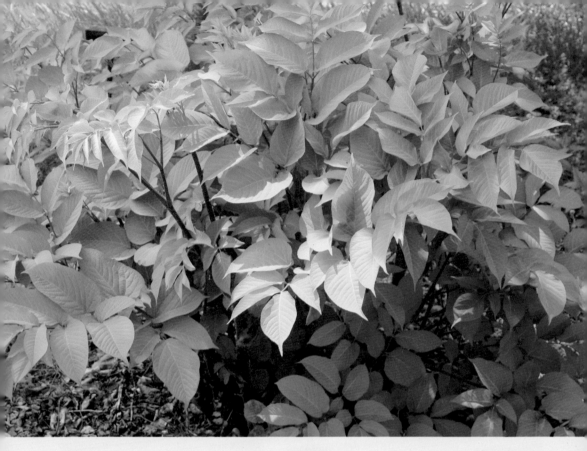

독 활

근골격계 질환

풍사, 한사, 요통, 관절통

Aralia cordata var. *continentalis* (Kitag.) Y. C. Chu

생 약 명 독활(獨活)

이명 : 땅두릅, 강활(羌活), 강청(羌靑), 독요초(獨搖草)

과명 : 두릅나무과(Araliaceae)

개화기 : 7~8월

채취시기 : 뿌리는 가을에서 이듬해 봄 사이에 수시로 채취하여 이물질을 제거하고 2~5mm 두께로
절단하여 말린다.

사용부위 뿌리

성분 : 0.07%의 정유가 함유되었는데 주로 리모넨(limonene), 사비넨(sabinene), 미르센(myrcene), 후물렌
(humulene) 등이다. 뿌리에는 디테르펜(diterpene) 계열의 화합물인 카우레노산(kaurenoic acid)이
함유되어 있다.

성질과 맛 : 성질이 따뜻하고(약간 따뜻하다고도 함), 맛은 맵고 쓰며, 독은 없다.

436

🌱 생태적특성

전국 각지에 분포하는 여러해살이풀로, 농가에서도 재배하는데 전북 임실이 주산지로서 전국 생산량의 60% 이상을 차지한다. 높이는 1.5m 정도이며 전체에 털이 약간 있다. 뿌리는 길이 10~30cm, 지름 0.5~2cm에 긴 원주형 또는 막대 모양이고 바깥 면은 회백색 또는 회갈색이며, 세로주름과 잔뿌리의 흔적이 있다. 꺾은 면은 섬유성이고 연황색 속심이 있으며, 질은 가볍고 엉성하다. 잎은 어긋나고 2회 깃꼴겹잎이며 난형 또는 타원형에 가장자리에는 톱니가 있다. 7~8월에 크고 연한 녹색 꽃이 가지와 원줄기 끝 또는 윗부분의 잎겨드랑이에 원추 꽃차례로 자라다가 총상으로 갈라진 가지 끝에 둥근 산형 꽃차례로 달린다. 장과인 열매는 소구형이며 9~10월에 검은색으로 익는다. 약재인 뿌리는 특유의 냄새가 있으며 맛은 처음에는 텁텁하고 약간 쓰다.

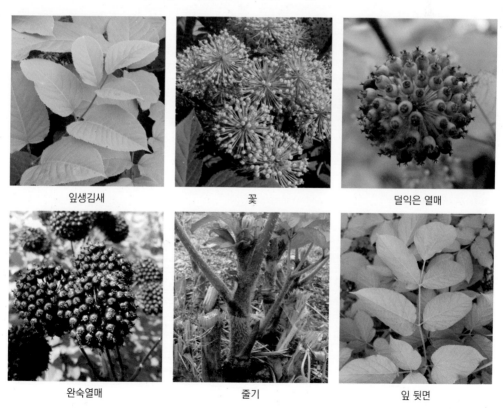

잎생김새	꽃	덜익은 열매
완숙열매	줄기	잎 뒷면

🌿 약효와 효능주치

풍사(風邪)와 습사(濕邪)를 제거하고, 표사(表邪)를 흩어지게 하며 통증을 멎게한다. 또한 풍사, 한사, 습사로 인한 심한 통증을 다스리고 허리와 무릎의 동통을 낫게 하며, 관절의 굴신(屈伸)이 어려운 것을 치료하고, 오한과 발열을 다스린다. 두통과 몸살을 치료하는 데 유용한 약재이다.

🌿 약재사용부위

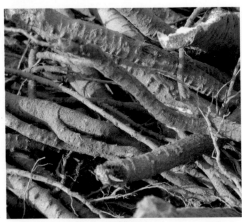

뿌리

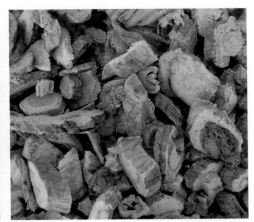

약재

🌿 처방 및 용법

건조한 약재로 하루 4~12g을 사용하는데, 단제로 끓여서 복용할 때는 말린 독활 5~10g에 물 1L 정도를 붓고 끓기 시작하면 약한 불로 줄여서 200~300mL로 달인 액을 아침저녁 2회에 나누어 복용한다.

> **주의사항 :** 맵고 따뜻한 약재로서 습사(濕邪)를 말리고 흩어지게 하는 효능이 있으므로 몸 안의 진액이 상할 우려가 있어 몸 안의 진액이 부족하고 음기가 허한 음허혈조(陰虛血燥)의 경우에는 사용하면 안 된다. 땃두릅나무(Oplopanax elatus)를 독활로 잘못 알고 혼용하는 경우가 있는데, 땃두릅나무는 초본인 독활과는 전혀 다른 식물(낙엽활엽관목)이므로 혼동하지 않도록 주의를 요한다. 일부 문헌에 독활의 기원으로 땃두릅나무를 기록한 데서 비롯된 오류이다.

장기에 미치는 작용부위

심장, 비장, 폐 경락에 작용한다.

비슷한 약초

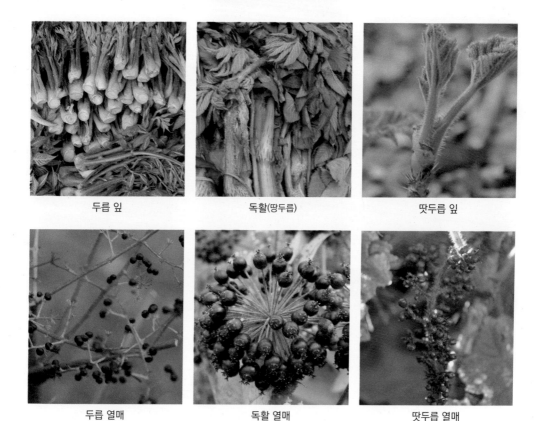

두릅 잎

독활(땅두릅)

땃두릅 잎

두릅 열매

독활 열매

땃두릅 열매

기능성물질 효능에 관한 특허자료

독활 추출물을 포함하는 췌장암 치료용 조성물 및 화장료 조성물

본 발명에 따른 췌장암 치료용 조성물 및 화장료 조성물은 췌장암 세포의 성장을 억제하고 세포 사멸을 유도하는 효과가 있어 췌장암 치료 및 예방에 효과적으로 사용할 수 있다.

〈공개번호 : 10-2012-0122425, 출원인 : (주)케미메디, 정경채, 황성연〉

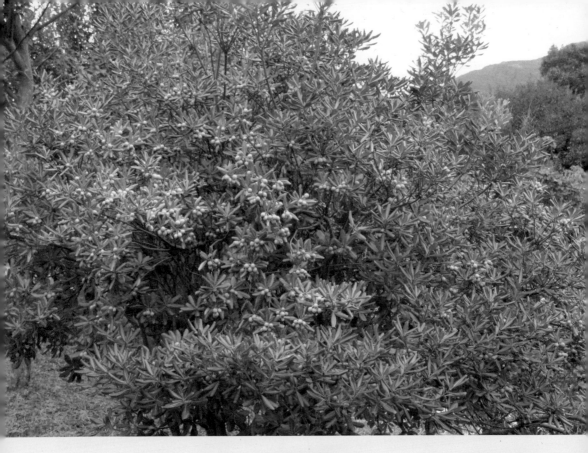

돈나무

Pittosporum tobira (Thunb.) W.T.Aiton = [*Euonymus tobira* Thunb.]

생 약 명 칠리향(七里香)

이명 : 갯똥나무, 섬엄나무, 섬음나무, 음나무, 해동(海桐), 해동화(海桐花)

과명 : 돈나무과(Pittosporaceae)

개화기 : 5~6월

채취시기 : 가을부터 겨울 사이에 줄기, 잎, 껍질을 채취한다(연중 수시 가능).

사용부위 가지와 잎

성분 : 가지와 잎, 수피에는 트리테르페노이드(triterpenoid)류, 왁스, 팔미트산(palmitic acid), 올레산
(oleic acid) 등의 지방산, β−시토스테롤(β−sitosterol), 카로티노이드(carotenoid)류, 폴리아세틸렌
(polyacetylene)류, 플라보노이드류, α−피넨(α−pinene) 등의 정유가 함유되어 있다.

성질과 맛 : 성질이 차고, 맛은 시고 짜다.

🌿 생태적특성

남부 해안 및 섬 지방에 분포하는 상록활엽관목으로, 바닷가의 산기슭에서 자란다. 높이는 2~3m이고, 가지는 밑동에서 여러 갈래로 모여난다. 잎은 서로 어긋나며 가지 끝에 모여 달리고, 긴 타원형 또는 도란형으로 잎끝이 날카로우며 밑부분은 쐐기 모양에 톱니가 없이 밖으로 약간 젖혀져 있다. 두꺼운 가죽질이고, 잎 표면은 짙은 녹색에 윤채가 난다. 5~6월에 백색 또는 황색 꽃이 가지 끝에 산방 꽃차례로 피는데, 꽃받침잎은 난형, 꽃잎은 주걱 모양이며 향기가 있다. 열매는 삭과로 원형 또는 넓은 타원형이며, 9~10월에 익으면 3갈래로 갈라져 여러 개의 붉은색 종자가 나온다.

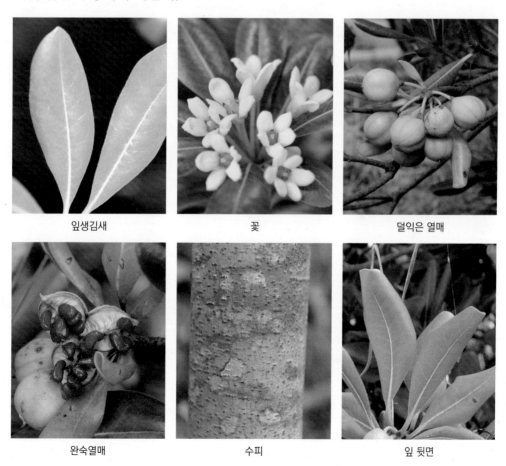

| 잎생김새 | 꽃 | 덜익은 열매 |
| 완숙열매 | 수피 | 잎 뒷면 |

🌿 약효와 효능주치

가지와 잎, 수피는 생약명이 칠리향(七里香)이며, 혈압을 내려주고 혈액순환을 원활하게 하며 종기를 가라앉히는 등의 효능이 있어서 고혈압, 동맥 경화, 관절통, 습진, 종독(腫毒) 등을 치료한다.

🌿 약재사용부위

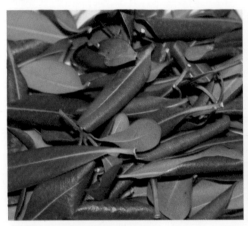 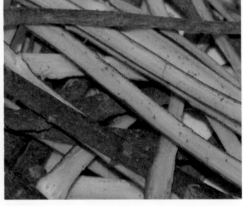

잎   껍질

🌿 처방 및 용법

가지와 잎, 수피 1일량 30~60g을 물 1L에 넣고 반으로 달여 2~3회 매 식후 복용한다. 외용할 때는 가지와 잎, 수피를 달인 액으로 환부를 씻어내거나 생것을 짓찧어서 도포한다.

🌿 장기에 미치는 작용부위

간, 신장 경락으로 작용한다.

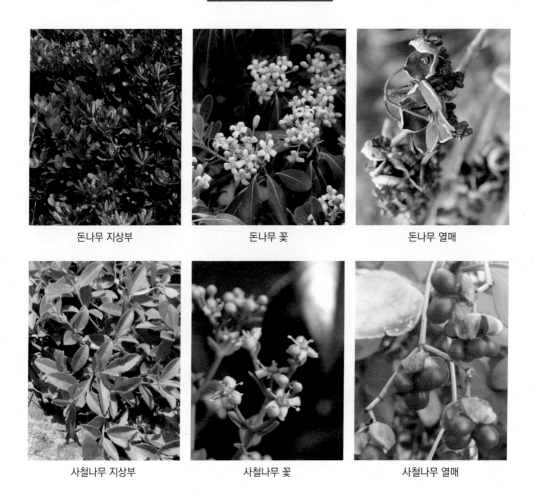

돈나무 지상부

돈나무 꽃

돈나무 열매

사철나무 지상부

사철나무 꽃

사철나무 열매

기능성물질 효능에 관한 특허자료

피부 미백제 조성물

본 발명은 멜라닌 형성 자극제인 α-MSH로 자극된 멜라노마 세포인 B16F10에 처리될 때 멜라닌 생성 억제 활성을 가지는 돈나무 잎 추출물, 돈나무 열매 추출물, 인삼 홍국균 발효물, 인삼 효모 발효물, 홍삼 홍국균 발효물 또는 홍삼 효모 발효물을 이용한 피부 미백제 조성물을 개시한다.

〈공개번호 : 10-2014-0072815, 출원인 : 제주테크노파크 · (재)진안홍삼연구소 · 경기도경제과학진흥원〉

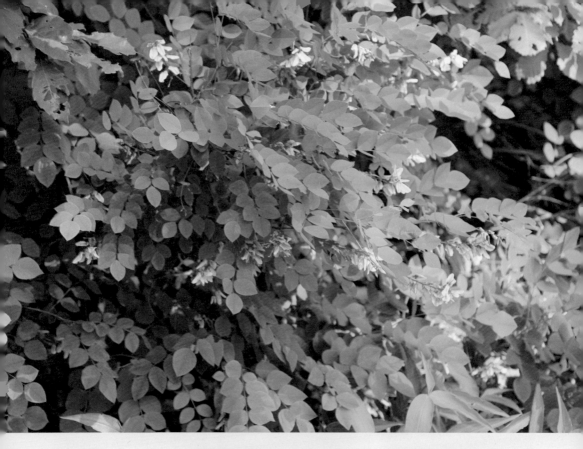

땅비싸리

호흡기계 질환

천식 해수, 진통, 황달, 치질

Indigofera kirilowii Maxim. ex Palib. = [*Indigofera koreana* Ohwi.]

생약명 산두근(山豆根)

이명 : 논싸리, 땅비수리, 완도당비사리, 젓밤나무, 큰땅비싸리, 화목람(花木藍), 논싸리, 젓밤나무
과명 : 콩과(Leguminosae)
개화기 : 5~6월
채취시기 : 가을부터 이른 봄 사이에 뿌리를 채취한다.

사용부위 뿌리

성분 : 뿌리에는 알칼로이드(alkaloid)로서 마트린(matrine), 옥시마틴(oxymatine), 아나기린(anagyrine), N-메틸시티신(N-methylcytisine)이 함유되어 있고 각종 플라본(flavone)과 유도체로는 소포라논 (sophoranone), 소포라딘(sophoradin), 소포라도크로멘(sophoradochromene), 게니스테인(genistein), 프테로카르핀(pterocarpine), 마키아인(maackiain), 루페올(lupeol), 카페산(caffeic acid) 등이 함유되어 있다.

성질과 맛 : 성질이 차고 독이 없으며, 맛은 쓰다.

전국 각지의 숲이나 길가에 분포하는 낙엽활엽성 소관목으로, 양지바른 산기슭에서 흔히 자란다. 높이는 1.5m 정도이며 뿌리에서 순이 많이 올라와 군생하는 것처럼 보이고, 작은 가지에 줄이 약간 있으며 처음에는 잔털이 있으나 점차 없어진다.

잎은 서로 어긋나고 홀수 1회 깃꼴겹잎이며, 길이는 1~4cm에 타원형 또는 광타원으로 양끝이 뭉툭하고 톱니가 없다. 5~6월에 연홍색 꽃이 잎겨드랑이에서 총상 꽃차례로 피고, 협과인 열매는 원주형이며 9~10월에 익는다.

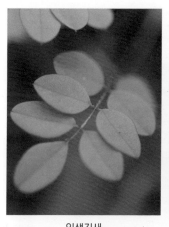

잎생김새

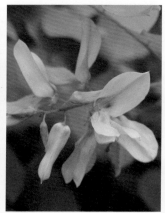

꽃

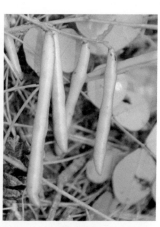

덜익은 열매

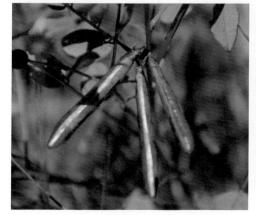

완숙열매

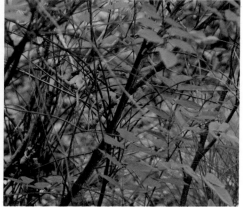

수피

🌿 약효와 효능주치

뿌리는 생약명이 산두근(山豆根)이며, 통증을 멎게 하고 독을 풀어주며 종기를 가라앉히는 등의 효능이 있어 화를 다스리고 후두염, 편도염, 구내염, 잇몸 염증, 종통, 천식 해수, 황달, 하리, 치질, 가려움증, 교상 등을 치료한다. 악성 종양에 대한 억제 작용이 있으며, 항균 시험에서는 황색 포도상 구균이나 칸디다 알비칸스(candida albicans)에 대하여 억제 작용이 있음이 밝혀졌다. 망상 내피 계통에는 흥분 작용이 있고 위산의 분비를 억제하며 궤양 조직에 뚜렷한 개선 작용이 있는 것도 확인되었다.

🌿 약재사용부위

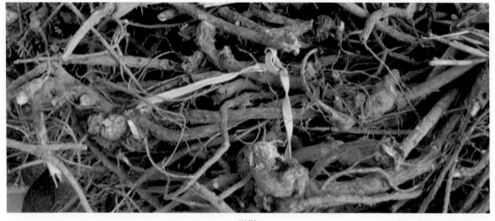

뿌리

🌿 처방 및 용법

뿌리 1일량 30~50g을 물 1L에 넣고 반으로 달여 2~3회 매 식후 복용한다. 외용할 때는 달인 액으로 양치하거나 짓찧어서 도포한다.

장기에 미치는 작용부위

간, 폐, 대장 경락으로 작용한다.

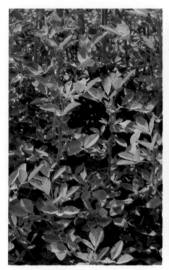

싸리나무 지상부

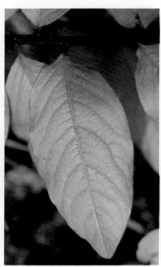

싸리나무 잎생김새

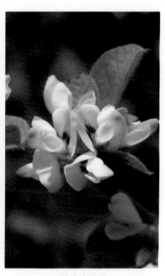

싸리나무 꽃

땅비싸리와 싸리

땅비싸리는 높이가 1m 정도인 소관목이지만 초본 식물과 비슷하고, 싸리는 높이가 3m 정도인 관목으로 둘 다 콩과 식물이다. 땅비싸리는 5~6월에 담홍색 꽃이 피고, 싸리는 7~8월에 꽃이 피며 열매의 결실기는 모두 10월경이다. 땅비싸리와 싸리는 약효와 성분이 다른데, 땅비싸리는 악성 종양이나 황색 포도상구균에 대한 억제작용과 독사 교상의 해독 효과가 있으며, 싸리는 진통, 관절통, 타박상, 백일해, 해수 등의 치료에 사용한다.

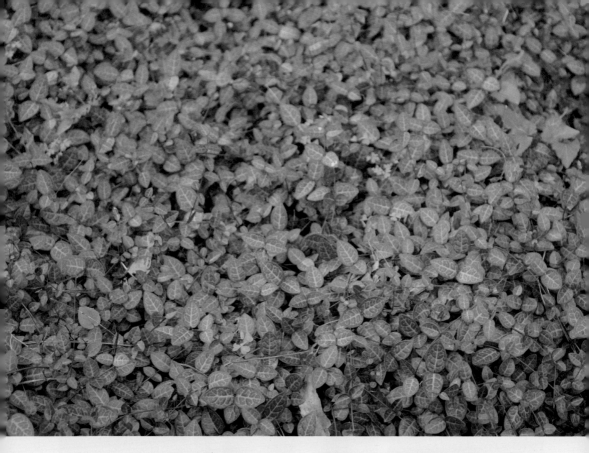

마삭줄 근골격계 질환

근골통, 진통, 거풍, 지혈, 통락

Trachelospermum asiaticum var. *intermedium* Nakai

생약명 낙석등(絡石藤)

이명 : 마삭나무, 조선마삭나무, 왕마삭줄, 민마삭나무, 겨우사리덩굴, 왕마삭나무, 민마삭줄, 마삭덩굴, 마삭풀, 백화등(白花藤)

과명 : 협죽도과(Apocynaceae)   **개화기** : 5~6월

채취시기 : 줄기와 잎은 가을, 열매는 8~9월에 덜 익었을 때 채취한다.

사용부위 줄기와 잎, 열매

성분 : 줄기에는 아르크티인(arctiin), 마타이레시노사이드(matairesinoside), 트라켈로시드(tracheloside), 담보니톨(dambonitol), β-시토스테롤-글루코시드(β-sitosterol-glucoside), 노르트라켈로시드(nortracheloside), 시말로스(cymalose) 등이 함유되어 있다. 이 중 아르크티인은 혈관 확장, 혈압 강하를 유발하며 냉혈 및 온혈 동물에게 경련을 일으키고 또 실험동물인 쥐의 피부를 발적(發赤)시키거나 설사를 일으킨다.

성질과 맛 : 성질이 시원하고, 맛은 쓰다.

🌾 생태적특성

남부 지방의 산지나 울타리 가에서 자라는 상록 활엽 덩굴성 목본으로, 덩굴길이가 5m 이상이며 줄기에서 뿌리가 내려 다른 물체를 감아 올라간다. 잎은 서로 마주나고, 타원형, 난형 또는 긴 타원형에 가장자리가 밋밋하다. 잎의 앞면은 윤채가 있는 짙은 녹색이며 뒷면은 털이 있거나 없다. 5~6월에 백색 꽃이 줄기 끝이나 잎겨드랑이에 취산꽃차례를 이루며 피어 점차 황색으로 변한다. 열매는 꼬투리 모양으로 2개가 아래로 늘어지고 9~10월에 익는다.

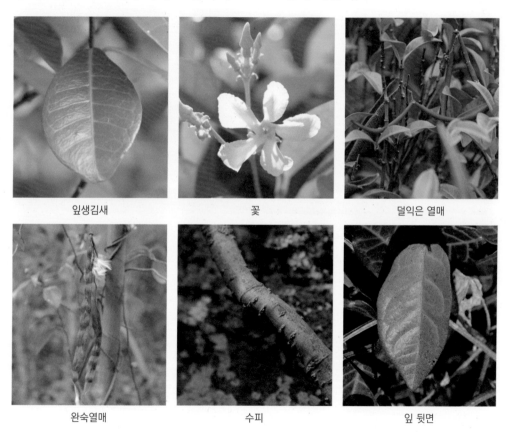

잎생김새	꽃	덜익은 열매
완숙열매	수피	잎 뒷면

🌾 약효와 효능주치

줄기와 잎은 생약명이 낙석등(絡石藤)이며, 풍사를 제거하고 경락을 통하게 하며, 혈열을 내려주고 어혈을 풀어주며 종기를 가라앉히는 등의 효능이 있어 풍사나 습사로 인하여 결리고 아픈 증상, 관절염, 근육과 뼈가 결리고 아픈 증상, 출산 후의 어혈동통, 타박상, 토혈, 외상 출혈, 후두염 등의 치료에 이용한다. 또한 지혈, 진통, 통경 등의 효능도 있다. 열매는 생약명이 낙석과(絡石果)이며, 근골통을 치료한다.

🌱 약재사용부위

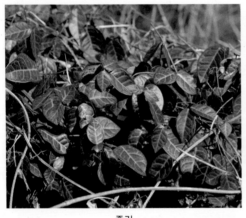

줄기

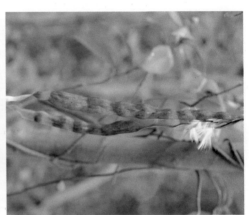

열매

🌱 처방 및 용법

줄기 또는 잎 1일량 30~50g을 물 1L에 넣고 반으로 달여 2~3회 매 식후 복용한다. 외용할 때는 가루를 내어 바르거나 또는 짓찧어서 즙을 내어 그 즙액으로 씻어낸다. 열매 1일량 20~50g을 물 1L에 넣고 반으로 달여 2~3회 매 식후 복용한다.

> **주의사항** : 두충(杜沖), 목단(牧丹), 창포(菖蒲), 패모(貝母) 등과 혼용을 금한다.

🌱 장기에 미치는 작용부위

간, 심장 경락으로 작용한다.

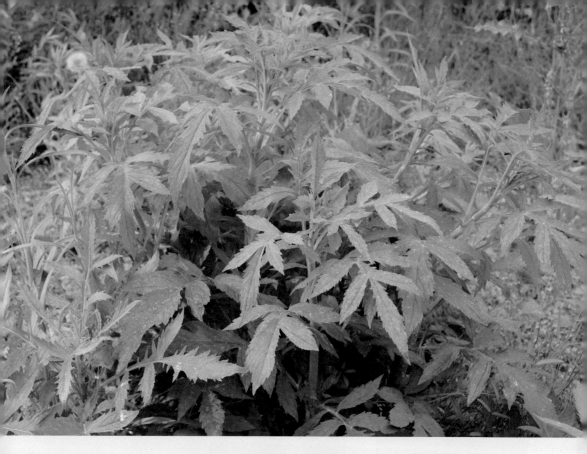

마 타 리

내분비계 질환

항암, 이뇨, 소염

Patrinia scabiosaefolia Fisch. ex Trevir.

생 약 명 패장(敗醬), 황화패장(黃花敗醬)

이명 : 가양취, 미역취, 가얌취, 녹사(鹿賜), 녹수(鹿首), 마초(馬草), 녹장(鹿醬)

과명 : 마타리과(Valerianaceae)

개화기 : 7~8월

채취시기 : 여름부터 가을에 채취하여 이물질을 제거하고 두께 2~3mm로 가늘게 썰어서 사용한다.

사용부위 뿌리

성분 : 뿌리와 줄기에 모로니사이드(morroniside), 로가닌(loganin), 빌로사이드(villoside), 파트리노사이드 C, D(patrinoside C, D), 스카비오사이드 A~G(scabioside A~G) 등이 함유되어 있다.

성질과 맛 : 성질이 약간 차고, 맛은 맵고 쓰며, 독은 없다.

🌱 생태적특성

전국 각지의 산과 들에 분포하는 여러해살이풀로, 높이가 60~150cm 정도이며 줄기는 곧게 자란다. 줄기는 지름이 2~8mm이고 원주형에 황록색 또는 황갈색으로 마디가 뚜렷하며 엉성한 털이 있다. 굵은 뿌리줄기는 옆으로 비스듬히 뻗고 마디가 있으며 마디 위에서 잔뿌리가 내린다. 질은 부서지기 쉽고, 단면의 중앙에는 부드러운 속심이 있거나 비어 있다. 잎은 마주나고 우상으로 깊게 갈라지며, 양면에 엉성한 털이 나 있고 가장자리에는 거친 톱니가 있다. 7~8월에 노란색 꽃이 산방꽃차례를 이루며 피고, 3개의 씨방 중 1개만 성숙하여 타원형 열매가 된다.

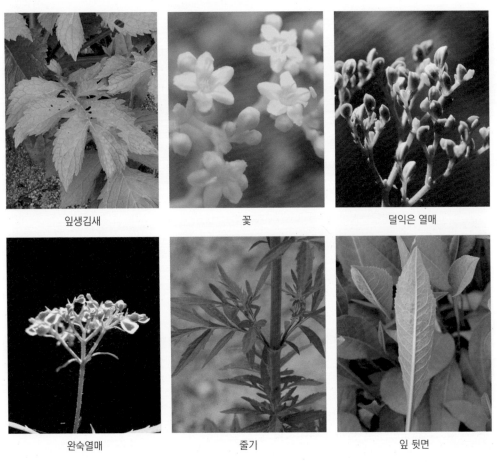

잎생김새 　　　　　 꽃 　　　　　 덜익은 열매

완숙열매 　　　　　 줄기 　　　　　 잎 뒷면

🌾 약효와 효능주치

열을 식히고 독을 풀어주며, 종기를 가라앉히고 농을 배출하며, 어혈을 없애고 통증을 멎게 하는 효능이 있다. 또한 울결(鬱結)을 제거하며 소변을 잘 나오게 하고 부기를 가라앉히는 데 매우 효과적이다. 장옹(腸癰)과 설사, 적백대하(赤白帶下), 산후어체복통(産後瘀滯腹痛: 산후에 어혈이 완전히 제거되지 않고 남아서 심한 복통을 유발하는 증상), 목적종통(目赤腫痛: 눈에 핏발이 서거나 종기가 생기면서 아픈 증상), 옹종개선(癰腫疥癬: 종양이나 옴) 등을 치료한다.

🌿 약재사용부위

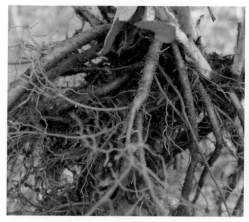
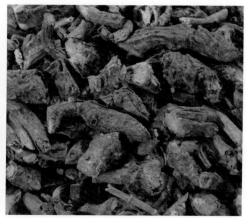

뿌리　　　　　　　　　　　　　　　　약재

🌿 처방 및 용법

말린 것으로 하루에 8~20g 정도를 사용한다. 용도에 따라 적작약(청열소종), 율무(화농의 배설), 금은화(옹종 치료), 백두옹(설사) 등과 각각 배합하여 물을 붓고 끓여 복용하는데, 보통 약재가 충분히 잠길 정도의 물을 붓고 끓기 시작하면 불을 약하게 줄여서 약액을 1/3 정도로 달여서 복용한다. 또한 마타리는 열을 내리고 울결(鬱結: 막히고 덩어리 진 것)을 제거하며 소변을 잘 나오게 하고 부기를 가라앉히며 어혈을 없애고 농(膿)을 배출시키는 데 아주 좋은 효과가 있다. 산후에 오로(惡 露)로 인하여 심한 복통이 있을 경우에는 이 약재 200g을 물 7~8L에 넣고 3~4L가 되도록 달여서 한 번에 200mL씩 하루에 3회 복용한다.

> **주의사항 :** 맛이 쓰고 차서 혈액순환을 활성화시키고 어혈을 흩어지게 하는 작용이 있으므로 실열(實熱)이나 어혈(瘀血)이 없는 경우에는 신중하게 사용할 것이며, 출산 후의 과도한 출혈이나 혈허(血虛), 또는 비위가 허약한 사람이나 임산부도 사용에 신중을 기해야 한다.

🌿 장기에 미치는 작용부위

간, 위장, 대장 경락으로 작용한다.

비슷한 약초

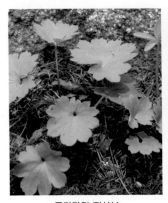

금마타리 지상부

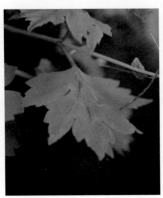

금마타리 잎생김새

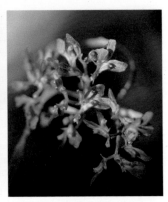

금마타리 꽃

기능성물질 효능에 관한 특허자료

황백피 식물과 마타리의 혼합 수추출물을 함유하는 면역 증강제 조성물

본 발명은 황백피 식물과 마타리의 혼합 수추출물을 유효 성분으로 함유하는 면역 증강제 조성물에 관한 것이다. 본 발명의 추출물은 우수한 면역 증강 작용을 가지고 있어서 항암 화학 요법이나 방사선 요법을 받는 환자에게서 손상된 면역기전을 부활 또는 증가시키고, 또한 면역 관련 백신을 사용할 때에 면역 보조제로서 사용함으로써 항체 생성 역가를 증가시키는 효과를 나타낸다. 〈공개번호 : 10-1998-0021297, 출원인 : (주)파마킹, 한영복〉

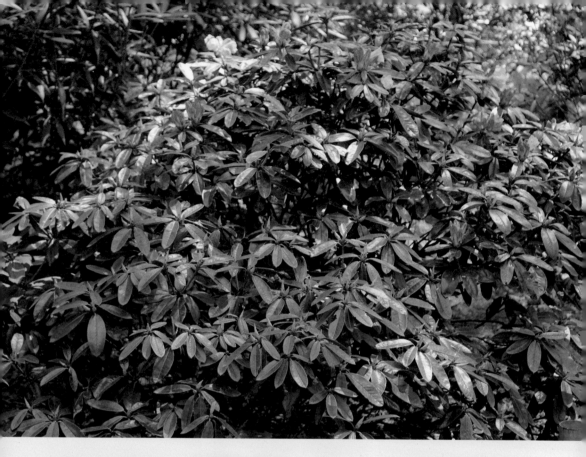

만병초

여성(부인병) 질환

거풍, 진통, 관절통, 월경불순

Rhododendron brachycarpum D.Don = [*Rhododendron fauriae* Franch. var. rufescens Nakai]

생약명 석남엽(石南葉), 만병초(萬病草)

이명 : 뚝갈나무, 들쭉나무, 붉은만병초, 큰만병초, 홍뚜갈나무, 홍만병초, 흰만병초

과명 : 진달래과(Ericaceae)

개화기 : 7~8월

채취시기 : 연중 수시 잎을 채취하여 햇볕에 말린다.

사용부위 잎

성분 : 잎에는 α-아미린(α-amyrin), β-아미린, 우르솔산(ursolic acid), 올레아놀산(oleanolic acid), 캄파 눌린(campanulin), 우바올(uvaol), 시미아레놀(simiarenol), β-시토스테롤(β-sitosterol), 퀘르세틴 (quercetin), 아비쿨라린(avicularin), 히페린(hyperin) 등의 플라보노이드류 등이 함유되어 있다.

성질과 맛 : 성질이 평하고, 맛은 쓰고 맵다.

🌿 생태적특성

전국의 고산 지대에 자생하는 상록활엽관목으로, 배수가 잘되는 반그늘에서 자란다. 높이가 4m 내외이며 어린가지에는 회색 털이 밀생하다가 곧 없어지고 갈색으로 변한다.

잎은 서로 어긋나지만 가지 끝에서는 5~7개가 모여나고, 타원형 또는 타원상 피침형에 가죽질이며 가장자리에는 톱니가 없다. 잎의 앞면은 짙은 녹색이고 뒷면은 회갈색 또는 연한 갈색 털이 밀생한다.

7~8월에 흰색, 붉은색, 노란색 등의 꽃이 가지 끝에 10~20개씩 총상꽃차례로 달리고, 삭과인 열매는 9~10월에 익는다.

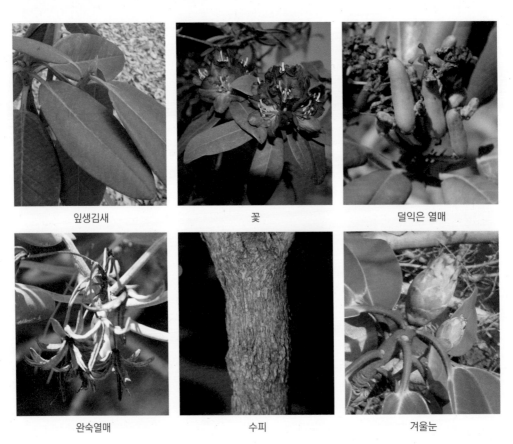

잎생김새　　　　　　꽃　　　　　　덜익은 열매

완숙열매　　　　　　수피　　　　　　겨울눈

🌿 약효와 효능주치

풍을 제거하고 통증을 멎게 하며, 원기를 북돋우고 정력을 강화하며 소변이 잘 나가게 하는 등의 효능이 있어, 요배산통(腰背酸痛: 허리와 등이 시리고 아픈 증상), 두통, 관절통, 신허요통(腎虛腰痛), 양위(陽痿: 양도가 위축되는 증상), 월경불순, 불임증, 당뇨병, 비만 등의 치료에 이용한다.

🌿 약재사용부위

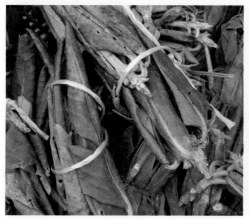
채취품

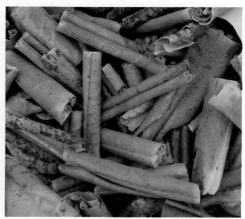
약재

🌿 처방 및 용법

하루에 잎 20~30g을 물 1L에 넣고 반으로 달여 2~3회 매 식후 복용한다.

🌿 장기에 미치는 작용부위

간, 신장 경락으로 작용한다.

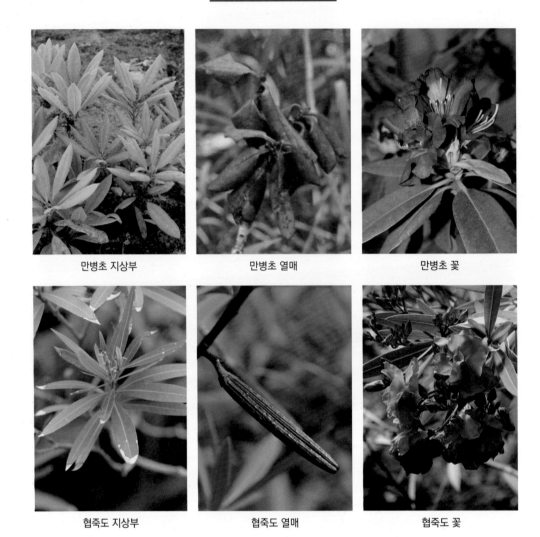

만병초 지상부

만병초 열매

만병초 꽃

협죽도 지상부

협죽도 열매

협죽도 꽃

기능성물질 효능에 관한 특허자료

만병초로부터 분리된 트리테르페노이드계 화합물을 함유하는 대사성 질환의 예방 또는 치료용 조성물

본 발명은 만병초로부터 분리된 트리테르페노이드계 화합물을 함유하는 대사성 질환의 예방 또는 치료용 조성물에 관한 것이다. 상기 만병초 유래의 화합물들은 단백질 타이로신 탈인산화 효소 1B의 억제 활성이 우수하여 당뇨병 또는 비만의 예방 또는 치료용 조성물로 유용하게 사용될 수 있다.

〈공개번호 : 10-1278273-0000, 출원인 : 충남대학교 산학협력단〉

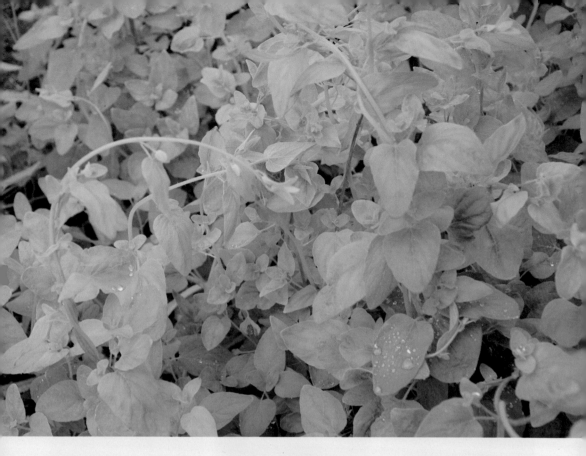

만 삼

내분비계 질환

보중익기, 생진양혈

Codonopsis pilosula (Fr.) Nannf.

생약명 만삼(蔓蔘), 당삼(黨蔘)

이명 : 당삼(黨蔘), 황삼(黃蔘), 상당인삼(上黨人蔘)

과명 : 초롱꽃과(Campanulaceae)

개화기 : 7~8월

채취시기 : 가을에 채취하여 햇볕에 말린다.

사용부위 뿌리

성분 : 잎에는 α-스피나스테롤(α-spinasterol), α-스피나스테릴글루코시드(α-spinasterylglucoside), 타락세롤(taraxerol), 타락세릴아세테이트(taraxeryl acetate), 프리델린(friedelin), 히드록시메틸푸르알데히드(hydroxymethylfuraldehyde), 메톡시메틸푸르알데히드(methoxymethylfuraldehyde) 등이 함유되어 있다.

성질과 맛 : 성질이 평하고, 맛은 달다.

생태적특성

중부 지방의 산지에 분포하는 여러해살이풀로, 습윤한 반그늘에서 잘 자라며 재배하기도 한다.

뿌리는 긴 원주형으로 30cm이상 자라고 황색 또는 회갈색이다. 잎은 어긋나거나 마주나고, 광난형 또는 난상 타원형이며 양면에 잔털이 나 있다.

7~8월에 담자색(淡紫色) 꽃이 곁가지 끝에 하나씩 달리며, 삭과인 열매는 10월에 익는다.

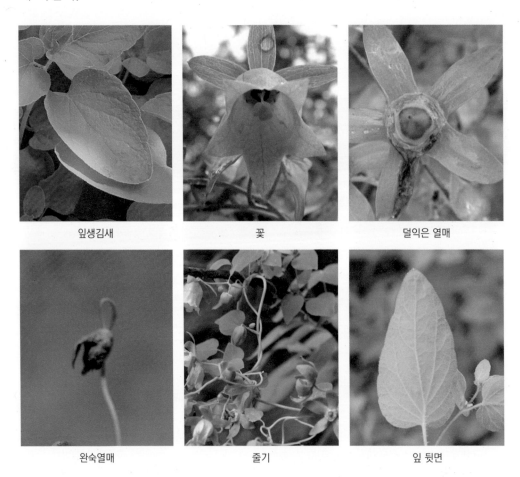

| 잎생김새 | 꽃 | 덜익은 열매 |
| 완숙열매 | 줄기 | 잎 뒷면 |

🌿 약효와 효능주치

비위를 튼튼하게 하고 원기를 북돋우며, 기를 더하고 진액을 생성하는 등의 효능이 있어 비위가 허약한데, 식욕 부진, 신체 허약, 기와 혈이 다 허한 증상, 빈혈, 사지 무력증, 폐결핵, 구갈(口渴), 설사, 탈항 등의 치료에 이용한다.

🌿 약재사용부위

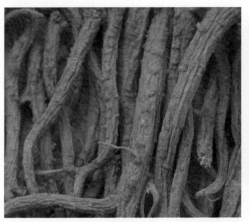

뿌리

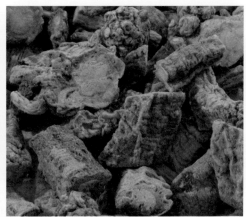

약재

🌿 처방 및 용법

잎 1일량 12~30g을 물 1L에 넣고 반으로 달여 2~3회 매 식후 복용한다. 환(丸) 또는 가루로 만들어 복용하기도 한다.

🌿 장기에 미치는 작용부위

비장, 위장 경락으로 작용한다.

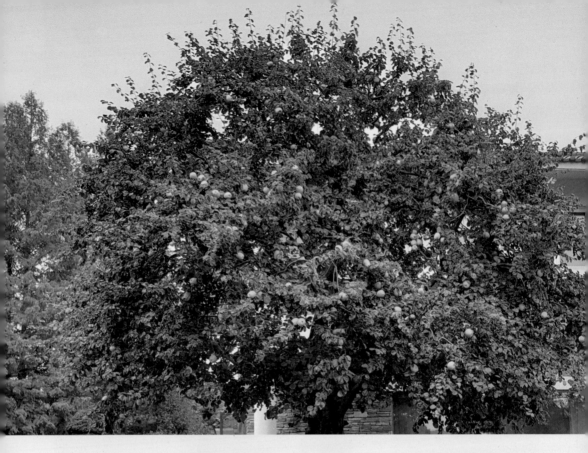

모과나무

호흡기계 질환

기침, 가래

Chaenomeles sinensis (Thouin) Koehne = [*Pseudocydonia sinensis* (Thouin) C. K. Schn.]

생약명 목과(木瓜), 명사(榠樝)

이명 : 모과, 산목과(酸木瓜), 토목과(土木瓜), 화이목(花梨木), 화류목(華榴木), 향목과(香木瓜), 대이(大李),
　　　목이(木李), 목이(木梨)

과명 : 장미과(Rosaceae)

개화기 : 4〜5월

채취시기 : 열매는 9〜10월에 익었을 때 채취한다.

사용부위 열매

성분 : 열매에는 사과산, 주석산, 구연산, 말산(malic acid), 타르타르산(tartaric acid), 시트르산(citric acid)
　　　등의 유기산, 아스코르브산 등이 함유되어 있다.

성질과 맛 : 성질이 평하고, 맛은 시다.

🌱 생태적특성

중부와 남부 지방의 산과 들에 자생하고 과수로도 재배하는 낙엽활엽소교목 또는 교목으로, 높이 10m 내외로 자란다. 어린가지에는 가시가 없고 털이 있으며 2년째 가지는 자갈색으로 윤태가 있다. 잎은 서로 어긋나고, 타원상 난형 또는 긴 타원형에 양끝이 좁고 가장자리에는 뾰족한 잔톱니가 있다. 어린잎은 선상이고 뒷면에 털이 있으나 점차 없어진다. 4~5월에 연한 홍색 꽃이 가지 끝에 1개씩 피고, 열매는 이과(梨果)로 지름 8~15cm에 원형 또는 타원형이며, 9~10월경 황색으로 익어 그윽한 향기를 풍기지만 과육은 굳고 시큼하다.

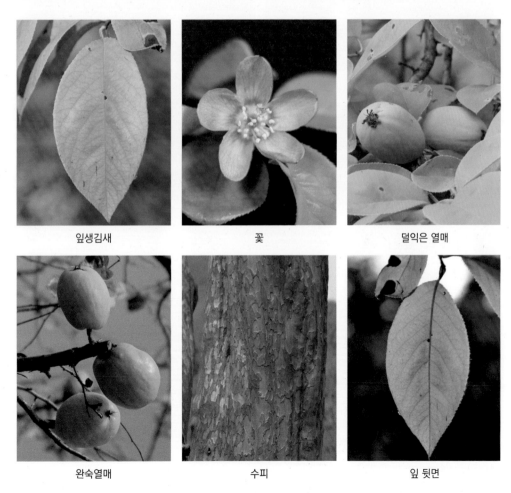

잎생김새	꽃	덜익은 열매
완숙열매	수피	잎 뒷면

🌿 약효와 효능주치

뭉친 근육을 풀어주고 간의 열을 내려주며, 위기(胃氣)를 조화롭게 하고 습사를 제거하며 혈액을 생성하는 등의 효능이 있어 신경통, 근육통, 습비통(濕痺痛), 각기, 수종, 해수, 빈혈 등의 치료에 이용한다.

🌾 약재사용부위

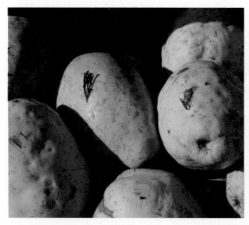

열매

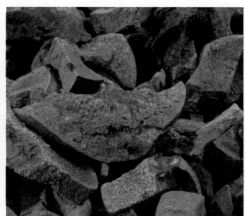

약재

🌿 처방 및 용법

하루에 건조한 열매 10~30g을 물 1L에 넣고 반으로 달여 2~3회 매 식후 복용한다.

> **주의사항 :** 많이 먹거나 오래 복용하면 치아나 뼈를 약하게 하고 손상시키므로 주의를 요한다.

🌿 장기에 미치는 작용부위

간, 비장, 폐 경락으로 작용한다.

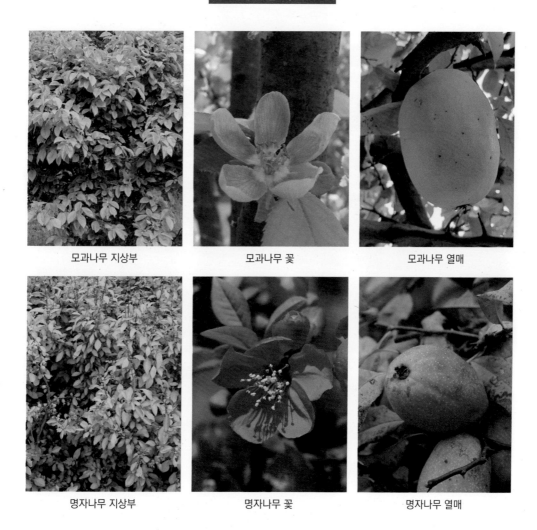

모과나무 지상부

모과나무 꽃

모과나무 열매

명자나무 지상부

명자나무 꽃

명자나무 열매

기능성물질 효능에 관한 특허자료

모과 열매 추출물을 유효 성분으로 함유하는 당뇨병의 예방 및 치료용 약학 조성물 및 건강식품 조성물

본 발명은 모과 열매의 용매 추출물을 유효 성분으로 함유하는 당뇨병의 예방 및 치료용 약학 조성물 및 건강 기능 식품에 관한 것이다.　　　　　　　〈공개번호 : 10-2011-0000323, 출원인 : 공주대학교 산학협력단〉

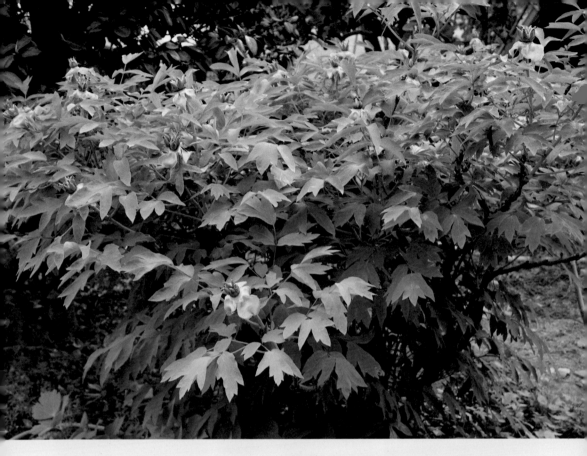

모 란

월경불순, 진통, 타박상

Paeonia suffruticosa Andrews = [*Paeonia moutan* Sims.]

생 약 명 목단피(牧丹皮)

이명 : 목단(牧丹), 부귀화, 모단(牡丹)

과명 : 작약과(Paeoniaceae)

개화기 : 4~5월

채취시기 : 꽃은 4~5월에 피었을 때, 근피는 가을부터 이듬해 초봄(보통 4~5년생)에 채취한다.

사용부위 근피, 꽃

성분 : 뿌리 또는 근피에는 페오놀(paeonol), 페오노시드(paeonoside), 페오니플로린(paeoniflorin)이 함유
되어 있고 이 외에도 정유 및 피토스테롤(phytosterol) 등이 함유되어 있다. 꽃에는 아스트라갈린
(astragalin)이 함유되어 있다.

성질과 맛 : 근피는 성질이 시원하고, 맛은 맵고 쓰다. 꽃은 성질이 평하고, 독이 없으며, 맛은 쓰고
담백하다.

🌿 생태적특성

전국 각지에서 재배하는 낙엽활엽관목으로, 높이는 1~1.5m 정도이며 가지가 굵고 많이 갈라진다.

잎은 서로 어긋나고 3갈래로 갈라지는 2회 깃꼴겹잎이며, 난형 또는 광난형에 앞면에는 털이 없고 뒷면에는 잔털이 있다. 4~5월에 진홍색, 홍색, 자색, 백색 등의 꽃이 새 가지 끝에 한 송이씩 피는데, 꽃잎의 지름은 15cm 이상이고 가장자리에 불규칙한 결각이 있다. 열매는 골돌과이며, 7~8월에 익으면 검은색 종자가 나온다.

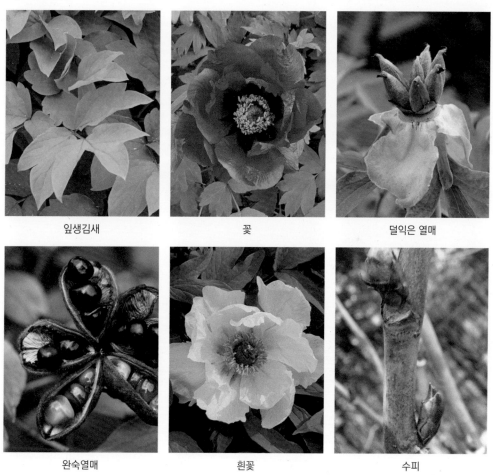

| 잎생김새 | 꽃 | 덜익은 열매 |
| 완숙열매 | 흰꽃 | 수피 |

🌱 약효와 효능주치

근피는 생약명이 목단피(牧丹皮)이며, 해열, 진통, 진경, 양혈(凉血), 구어혈(驅瘀血), 통경(通經: 월경을 통하게 함), 소염(消炎) 등의 효능이 있어 각종 열성병의 항진기에 쓰고 골증로열(骨蒸勞熱), 경간(驚癎), 월경불순, 경폐(經閉), 타박상, 옹종 등의 치료에 이용한다. 꽃은 생약명이 목단화(牧丹花)이며, 월경을 고르게 하고 혈액순환을 원활하게 하는 효능이 있어 월경불순, 경행복통(徑行腹痛)을 치료한다.

🌱 약재사용부위

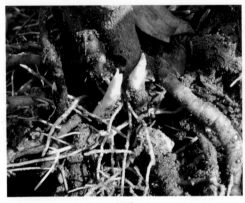
뿌리

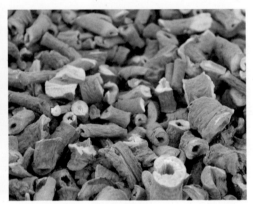
약재

🌱 처방 및 용법

근피 1일량 15~30g을 물 900mL에 넣고 반으로 달여 2~3회 매 식후 복용한다.
꽃 1일량 10~20g을 물 900mL에 넣고 반으로 달여 2~3회 매 식후 복용한다.

> **주의사항 :** 혈허한자(血虛寒者), 임산부, 월경 과다자는 주의를 요한다.

🌱 장기에 미치는 작용부위

간, 심장, 폐, 대장 경락으로 작용한다.

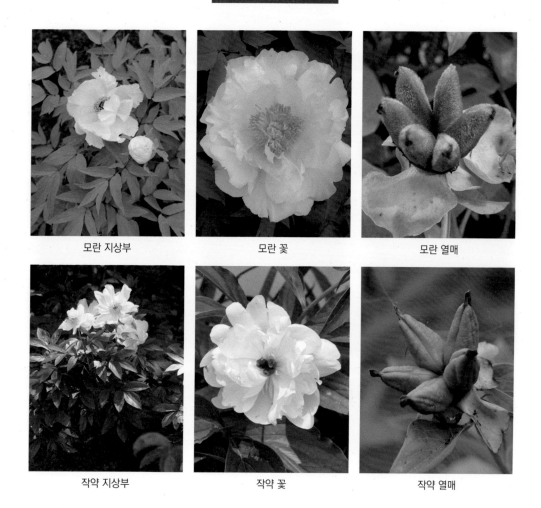

모란 지상부　　　　　모란 꽃　　　　　모란 열매

작약 지상부　　　　　작약 꽃　　　　　작약 열매

기능성물질 효능에 관한 특허자료

모란꽃 식물 태좌 세포 배양 추출물을 함유한 항노화, 항염, 항산화 화장료 조성물

본 발명은 미나리아재비목 식물의 태좌 세포 배양물 또는 그 추출물을 함유하는 화장료 조성물에 관한 것으로, 더욱 상세하게는, 모란꽃 식물의 태좌 세포 배양물 또는 그 추출물을 유효 성분으로 함유하는 피부 개선용 화장료 조성물에 관한 것이다. 본 발명에 따른 모란꽃 식물 세포 배양물 또는 그 추출물 함유 화장료 조성물은 피부 세포에 독성이 없으면서도 피부 콜라겐 합성능이 탁월하며, 모공 축소, 미백, 피지 분비 억제, 보습, 항염, 여드름 개선 효능을 가지고 있다.

〈공개번호 : 10-2015-0039187, 출원인 : ㈜바이오에프디엔씨〉

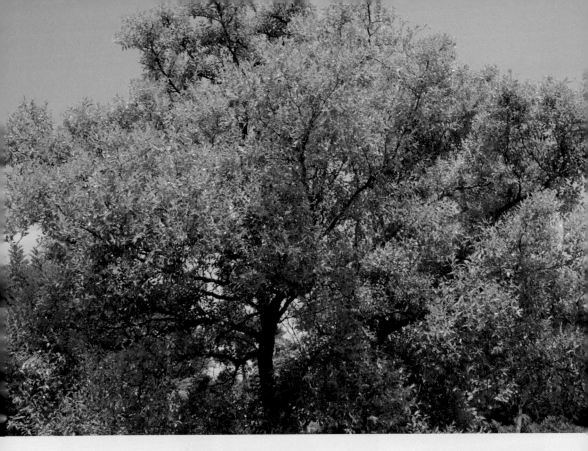

묏대추나무

신경계 질환
진정, 최면, 안신

Zizyphus jujuba Mill. = [*Zizyphus vulgaris* var. *spinosus* Bunge]

생 약 명 산조인(酸棗仁)

이명 : 산대추나무, 메대추, 산대추, 살매나무, 멧대추나무, 조인(棗仁)
과명 : 갈매나무과(Rhamnaceae) **개화기** : 5~6월
채취시기 : 열매 · 종자는 9~10월, 뿌리 · 근피는 가을부터 이듬해 봄, 가시는 여름부터 겨울에 채취한다.

사용부위 열매, 종자, 뿌리 및 근피, 가시

성분 : 열매에 다량의 지방질과 단백질, 두 종의 스테롤이 함유되어 있다. 베툴산(betulic acid)과 베툴린 (betulin)의 트리테르페노이드(triterpenoid)가 보고된 바 있고 주주보시드(jujuboside)라는 사포닌이 들어 있으며 이것의 가수 분해물이 주주보게닌(jujubogenin)이다. 오래전에 우리나라에서는 사이클로펩티드 알칼로이드(cyclopeptide alkaloid)로서 산조이닌(sanjoinine), n-메틸아시밀로빈(n-methyl asimilobine), 카아베린(caaverine) 등이 밝혀졌다. 잎에는 루틴(rutin), 베르베린(berberine), 프로토핀(protopine), 세릴 알코올(cerylalcohol), 비타민 C 및 사과산, 주석산 등이 함유되어 있다.

성질과 맛 : 열매 · 종자는 성질이 평하고, 맛은 시고 달며 독이 없다. 뿌리 · 근피는 성질이 따뜻하고, 맛은 떫다. 가시는 성질이 차고, 맛은 맵다.

🌱 생태적특성

전국 각지에 분포하는 낙엽활엽관목 또는 소교목으로, 산비탈 양지나 인가 근처에 자생하거나 재배하기도 한다.

높이는 1~3m 정도이며, 묵은 가지는 갈색이고 햇가지는 녹색으로 가지 중간에 가시가 있다. 잎은 서로 어긋나고, 길이 2~6cm에 타원형 또는 난상 피침형으로 윤채가 나며 가장자리에 둔한 톱니가 있다.

5~6월에 황록색 꽃이 잎겨드랑이에 2~3개씩 달려 취산꽃차례를 이루며, 열매는 핵과로 타원형 또는 구형이며, 9~10월에 적갈색 또는 암갈색으로 익는데 과육이 적고 신맛이 있다.

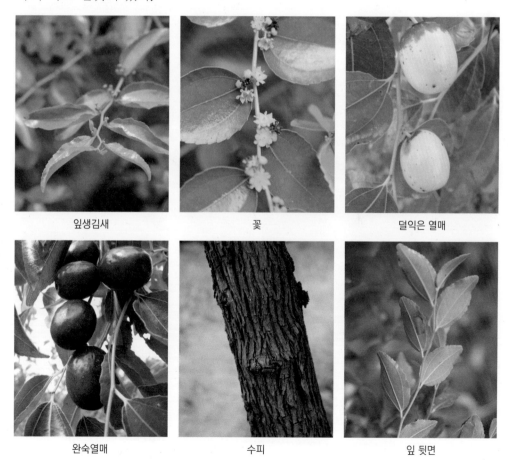

잎생김새	꽃	덜익은 열매
완숙열매	수피	잎 뒷면

🌱 약효와 효능주치

열매는 생약명이 산조실(酸棗實)이며, 과육이 적게 붙어 있지만 식용할 수 있고 자양 강장, 피로 해복의 효능이 있다. 열매의 종인은 생약명이 산조인(酸棗仁)이며, 진정, 최면, 진통, 혈압 강하, 수렴, 안신, 양간(養肝: 간기를 기름) 등의 효능이 있고 경련, 불안, 초조, 번갈, 허한(虛汗: 식은 땀)을 치료한다. 특히 종인은 잠이 많이 올 때는 생으로 복용하고 불안, 초조, 불면에는 열을 가해 덖어서 사용해야 한다. 산조인의 추출물은 성장 호르몬 분비 촉진, 우울증의 치료에 효과가 있다는 연구결과도 나왔다. 뿌리 및 뿌리껍질은 생약명이 산조근피(酸棗根皮)이며, 혈변, 화상, 고혈압, 유정(遺精), 임탁(淋濁), 백대(白帶), 출혈을 치료한다. 가시는 생약명이 극침(棘針)이며, 보신, 보정, 진통 등의 효능이 있고 옹종, 심복통, 혈뇨, 음위(陰痿), 정력 감퇴, 발기 불능, 유정(遺精), 요통(腰痛)을 치료한다.

🌱 약재사용부위

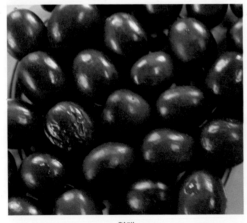

열매

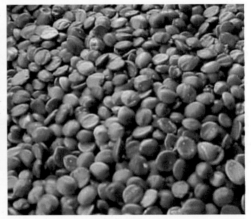

씨앗(종인)

🌱 처방 및 용법

열매 1일량 20~30개를 2~3회로 나누어 매 식후 복용한다. 종인 1일량 20~50g

을 물 900mL에 넣고 반으로 달여 2~3회 매 식후 복용한다. 뿌리 및 뿌리껍질 1일량 50~100g을 물 900mL에 넣고 반으로 달여 2~3회 매 식후 복용한다. 외용할 때는 열탕으로 달인 액을 조려서 환부에 바른다. 가시 1일량 10~20g을 물 900mL에 넣고 반으로 달여 2~3회 매 식후 복용한다. 외용할 때는 달인액을 환부에 바른다.

🌿 장기에 미치는 작용부위

간, 심장, 비장 경락으로 작용한다.

비슷한 약초

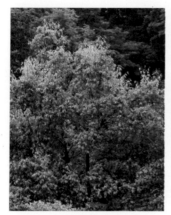
대추나무 지상부

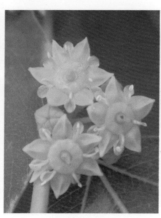
대추나무 꽃

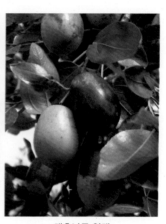
대추나무 열매

기능성물질 효능에 관한 특허자료

산조인 추출물 또는 베툴린산을 유효 성분으로 함유하는 성장 호르몬 분비 촉진용 조성물

본 발명의 산조인 추출물 또는 베툴린산은 성장 호르몬 분비량을 현저하게 증가시키므로 소인증, 왜소증, 소아의 발육부진 및 성장 저하와 같은 성장 질환의 예방 및 치료에 유용하게 사용될 수 있다.

〈공개번호 : 10-2007-0093573, 출원인 : 한국한의학연구원〉

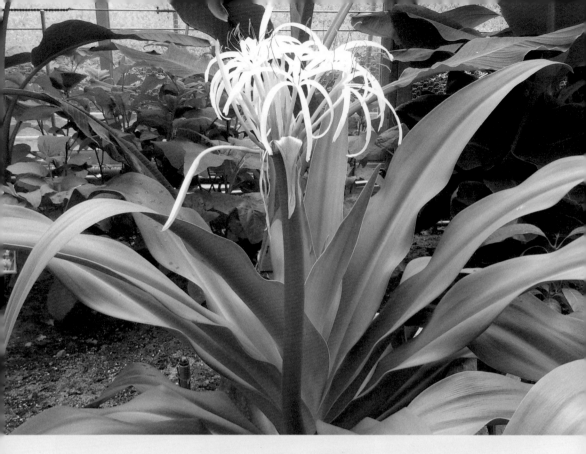

문 주 란

근골격계 질환
관절통, 타박상, 해독, 치통

Crinum asiaticum var. *japonicum* Baker

생 약 명 　나군대(羅裙帶), 나군대근(羅裙帶根), 문주란과(文珠蘭果)

이명 : 문주화

과명 : 수선화과(Amaryllidaceae)

개화기 : 7~9월

채취시기 : 잎과 알뿌리인 비늘줄기를 연중 채취하여 햇볕에 말린다.

사용부위 　잎, 비늘줄기(알뿌리), 열매

성분 : 잎에는 알칼로이드, 아미노산이 함유되어 있고, 인경에는 리코린(lycorine), 타제틴(tazettine)이 함
　　　유되어 있다.

성질과 맛 : 성질이 시원하고 맛은 매우며 독성이 있다.

474

생태적특성

한국의 제주도, 일본, 중국 등지에 분포하는 상록 여러해살이풀로, 햇볕이 잘 드
는 모래땅에서 자란다. 높이는 30~50cm이고, 줄기가 곧게 서며 표면이 막질
로 싸여 있다. 비늘줄기는 원주형이며 높이 30~50cm, 지름 3~7cm이고, 국수
발 같은 뿌리가 사방으로 뻗어 있다. 잎은 길이 30~60cm, 너비 4~9cm에 끝
이 뾰족하며, 털이 없는 육질로 광택이 난다. 잎의 밑부분이 비늘줄기를 둘러싸
고 윗부분은 뒤로 젖혀진다. 7~9월에 흰색 꽃이 피는데, 잎 사이에서 올라온 꽃
줄기에 많은 꽃이 아래로 처지면서 달려 산형꽃차례를 이룬다. 꽃은 향기가 있
으며 6개의 선형 화피가 퍼지고, 수술은 6개이며 윗부분이 자주색이다. 7~9
월에 삭과인 열매가 달리는데, 지름 2~2.5cm에 둥글고 회백색이다. 문주란은
1980~1990년대에 가정에서 많이 키우던 식물로, 제주도 여행객이 선물용으로
많이 구입하였다. 당시의 무분별한 채취로 인하여 지금은 얼마 남아 있지 않으며,
우리나라 유일의 자생지인 제주도 토끼섬은 천연기념물 제19호로 지정되어 있다.

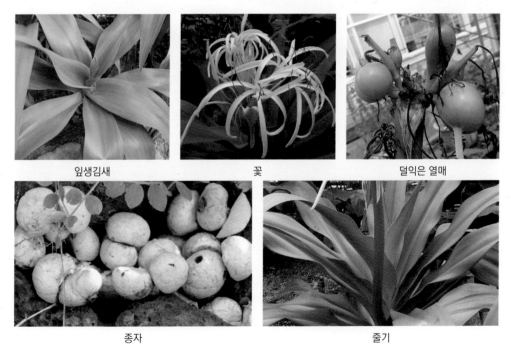

잎생김새   꽃   덜익은 열매

종자   줄기

약효와 효능주치

통증을 멎게 하고 독을 풀어주며, 어혈(瘀血)을 흩어지게 하고 종기를 가라앉히는 등의 효능이 있어서 두통, 관절통, 타박상, 부스럼, 국소적으로 생기는 종기 등을 치료한다. 보통 잎과 뿌리, 열매를 따로 사용한다. 잎은 생약명이 나군대(羅裙帶)이며, 열을 내리고 독을 제거하며, 어혈을 풀어주고 종기를 가라앉히는 효능이 있어서 종기와 부스럼, 타박골절, 두통, 관절통, 유방암, 심기통(心氣痛)을 치료한다. 잎을 주조(酒糟), 밀당(蜜糖)과 함께 짓찧어 환부에 바르거나 약한 불로 달여서 외치(外痔)를 씻는다. 뿌리는 생약명이 나군대근(羅裙帶根)이며, 해수, 인후통, 타박상, 치통을 치료한다. 열매는 생약명이 문주란과(文珠蘭果)이며, 염좌로 인해 붓고 아픈 증상을 치료한다.

 약재사용부위

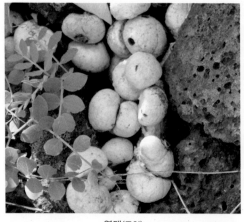
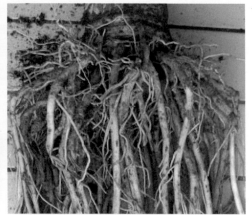

열매(종인)   뿌리

 처방 및 용법

신선한 문주란 잎 4~30g을 달여서 복용한다. 외용할 때는 잎을 짓찧어서 환부에 붙이거나 짓찧어 낸 즙을 바른다. 또한 볶아서 온습포(溫濕布)를 하거나 끓인 액,

즉 전액(煎液)으로 씻는다. 문주란 뿌리는 3~9g을 달여서 복용하며 외용할 때는 짓찧어서 바른다. 문주란 열매는 신선한 것으로 골라 열매를 짓찧어서 환부에 바른다.

> **주의사항 :** 성질이 차기 때문에 속이 냉한 사람은 신중하게 사용하여야 한다.

 ## 장기에 미치는 작용부위

간, 심장 경락으로 작용한다.

비슷한 약초

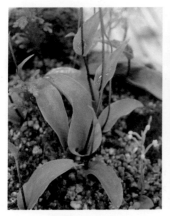

병아리난초 지상부

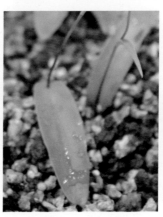

병아리난초 잎생김새

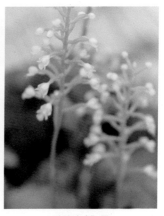

병아리난초 꽃

기능성물질 효능에 관한 특허자료

문주란 추출물을 이용한 항비만 조성물 및 항고지혈증 조성물

본 발명에서 문주란 추출물은 지방세포로의 분화 억제 활성과 중성지방 축적 억제 활성을 갖고, 또한 PPARγ, C/EBRα, C/EBRβ 등의 전사인자, aP2 등의 지방세포 특이적 단백질의 발현 억제 활성을 가지며, 고지방 식이가 급여된 비만 유도 실험동물에 투여될 때도 실험동물의 체중을 감소시키고 혈중 지질 농도를 낮추는 활성을 갖는다. 〈공개번호 : 10-2014-0122490, 출원인 : 재단법인 제주테크노파크, ㈜아이지에스〉

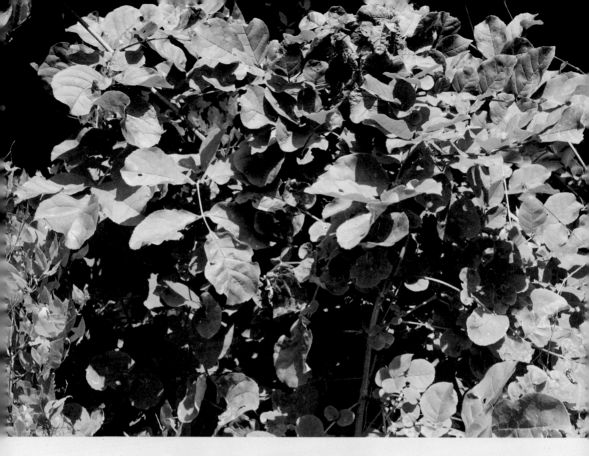

물푸레나무

피부계 · 비뇨기계 질환

진해, 피부 미백, 항균, 대하

Fraxinus rhynchophylla Hance

생약명 진피(秦皮)

이명 : 쉬청나무, 떡물푸레나무, 광능물푸레나무, 민물푸레나무, 고력백랍수(苦櫪白蠟樹), 대엽백사수
(大葉白蠟樹)

과명 : 물푸레나무과(Oleaceae)

개화기 : 5~6월

채취시기 : 봄에서 가을 사이에 수피를 채취한다.

사용부위 수피

성분 : 수피에는 에스쿨린(aesculin), 에스쿨레틴(aesculetin) 및 α · β · d─글루코시드(α · β · d─glucoside)
인 에스쿨린(aesculin)이 함유되어 있다.

성질과 맛 : 성질이 차고, 맛은 쓰다.

478

🌿 생태적특성

전국의 산기슭, 골짜기, 개울가에 자생하는 낙엽활엽교목으로, 높이는 10m 내외이며 보통 관목상이고 수피는 회갈색이다. 잎은 서로 마주나고, 홀수깃꼴겹잎으로 작은 잎은 5~7개이며 끝에 달린 1개가 가장 크고 밑부분에 있는 한 쌍은 작다. 잎자루는 짧고 길이 6~15cm에 난형 또는 피침형이며 가장자리에는 파상 톱니가 있다.

5~6월에 연한 백록색 꽃이 잎과 함께 또는 잎보다 조금 늦게 원추꽃차례를 이루며 핀다. 열매는 익과(翼果)로 긴 도피침형이고 9~10월에 익는다.

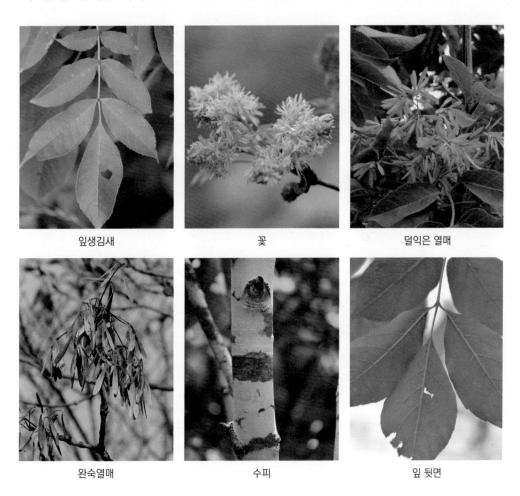

잎생김새	꽃	덜익은 열매
완숙열매	수피	잎 뒷면

🌿 약효와 효능주치

열을 내려주고 통증을 멎게 하며, 간기를 맑게 하고 염증을 가라앉히며, 진기를 거두어들이는 등의 효능이 있어 류머티즘성 질환, 통풍, 기관지염, 대하, 장염, 설사, 이질 등의 치료에 이용한다. 최근에 물푸레나무의 추출물에 피부 미백 작용이 있다는 것이 밝혀졌다.

🌿 약재사용부위

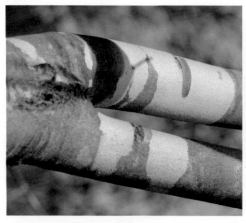

수피

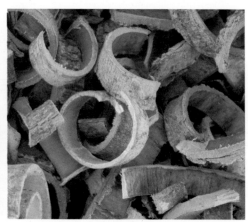

약재

🌿 처방 및 용법

수피 1일량 20~30g을 물 900mL에 넣고 반으로 달여 2~3회 매 식후 복용한다. 외용할 때는 달인 액으로 환부를 씻어준다.

> **주의사항 :** 대극과 산수유는 금기 생약이다.

🌿 장기에 미치는 작용부위

간, 폐, 대장, 신장 경락으로 작용한다.

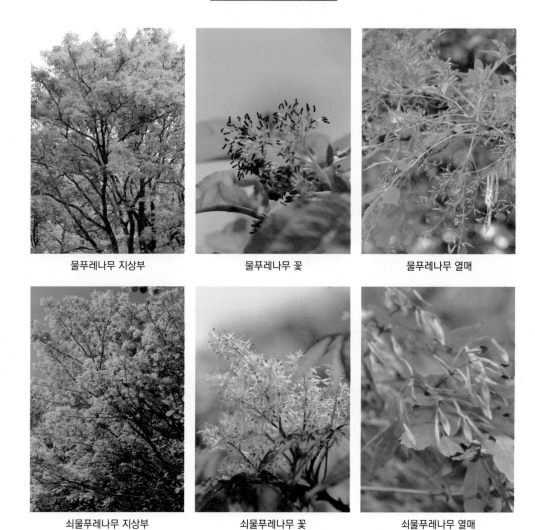

물푸레나무 지상부

물푸레나무 꽃

물푸레나무 열매

쇠물푸레나무 지상부

쇠물푸레나무 꽃

쇠물푸레나무 열매

기능성물질 효능에 관한 특허자료

물푸레나무 추출물의 발효물을 포함하는 피부 미백용 조성물

본 발명은 물푸레나무 추출물의 발효물을 유효 성분으로 포함하는 피부 미백용 조성물을 개시한다.

〈공개번호 : 공개번호 : 10-2013-0003171, 출원인 : (주)아모레퍼시픽〉

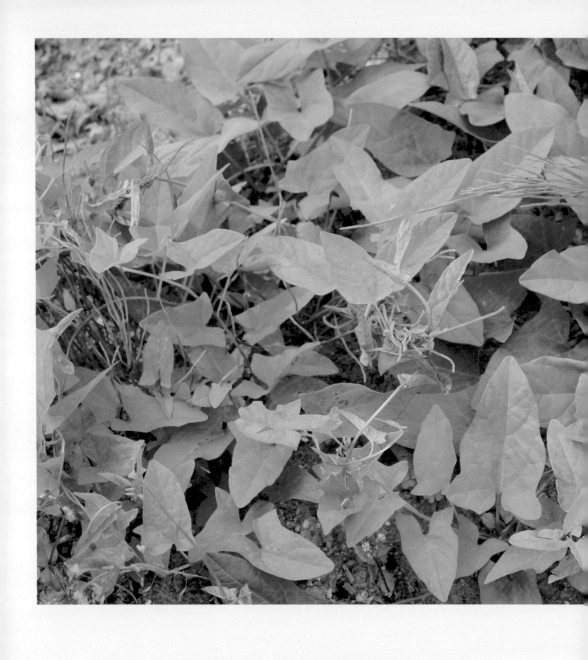

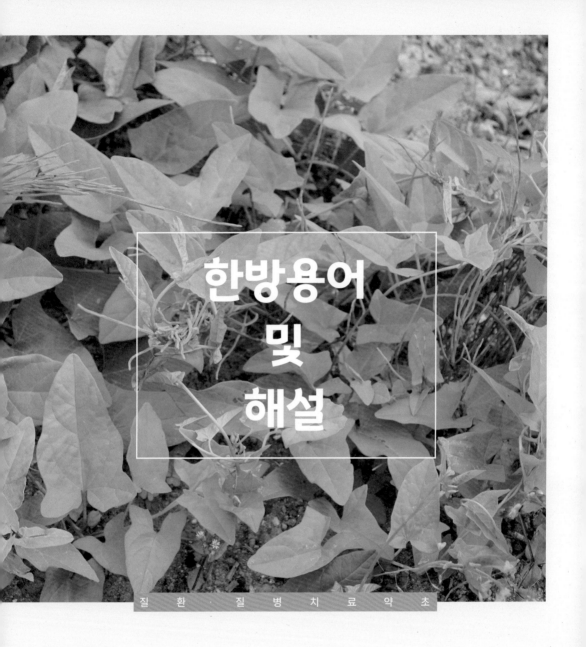

한방용어
및
해설

질환·질병치료약초

각기병   비타민 B1 부족증, 팔과 다리의 신경과 근육이 약해지고 붓는 병

간경화(肝硬化)   간이 단단하게 굳어지는 병

간기   신경 기능을 조절하는 역할을 말하며, 간기가 안정되지 않으면 히스테리, 신경증, 울컥
      화가 나는 증상이 나타남

간울   우울하고 신경증이나 히스테리가 생기는 상태

간질(간전), 간풍   머리가 어지럽고 눈꺼풀이 떨리며, 정신적으로 불안 초조한 상태

간헐열(間歇熱)   주기적으로 갑자기 오르내리는 신열(身熱). 말라리아, 재귀열(再歸熱),
      서교증(鼠咬症) 등의 원인

강심   심장을 튼튼하게 하고 작용을 강하게 함, 강한 마음

강장   장을 튼튼하게 함, 몸이 건강하고 혈기가 왕성함

개선   옴

객혈(喀血)   결핵, 폐암 따위로 인해 폐나 기관지 점막에서 피를 토함

거담   가래를 멎게 할 때

거풍   몸의 바람을 없앨 때

건위   위를 튼튼하게 함, 정체된 비위장의 운동이나 기능을 조정하거나 촉진

건초염   힘줄염증

견비통   어깨에서 팔까지 저리고 아픈 통증

견통   어깨 아픔, 어깨 아픈 통증

결각   잎의 가장자리가 깊이 팸

경락(經絡)   인체 내의 경맥과 낙맥을 아울러 이르는 말

경련   경풍, 이유 없이 갑자기 근육이 수축하거나 떨림

경풍   경련을 일으킴

고   바르는 약을 말하는데, 외용약(자운고)과 내복약(진액) 두 종류가 있음

고름   세균감염으로 희고 누르스름하고 끈끈한 액체나 파괴된 백혈구, 염증을 일으켰을 때에
      피부나 조직이 썩어 생긴 물질이나 파괴된 백혈구

고미건위제(苦味健胃劑)   용담과 같이 배당체(配糖體), 고미질, 알칼로이드 등 소화제가 포함
      된 고미성(苦味性) 물질

고창   배가 탱탱하게 불러 있는 상태

곤봉형 곤장 몽둥이. 밑 부분은 굵고 위로 가면서 가늘게 다듬은 몽둥이

골돌 씨방 안에 1개나 여러 개의 종자가 있음

골수염 혈류를 통한 세균 감염 때문에 골수에 생기는 염증

곽란 음식이 체하여 토하고 설사를 하는 급성 위장병

관모 갓 모양의 작은 털

괴경 땅속덩이줄기, 덩이 모양의 땅속줄기

교미 마시기 어려운 약을 당분이 없는 감미료, 박하, 계피 등을 교정해 마시기 좋게 하는 약

교창 동물에게 물린 상처

구갈 욕지기와 갈증

구경 양분을 저장하는 땅속줄기, 식물의 양분을 저장하기 위한 땅속줄기

구고(口苦) 입안이 쓰고 불쾌감을 느끼는 몸 상태

구과 목질(木質)의 비늘 조각이 여러 겹으로 포개진 둥근 방울열매

구급 근육이 땅기고 죄어지는 것

구내염 입안의 염증

구어혈 생리적 기능을 잃어버린 묵은 피를 제거하는 것

구창 입안에 나는 부스럼

구충 해충이나 기생충 따위를 없앰

구취 입안 냄새

구풍 몸속으로 들어온 외풍습을 몰아내는 것, 위장에 가스가 참

군총 식물의 작은 집단

궤양 점막 세포조직이 손상되어 생기는 증상

근경 뿌리줄기

근골산통 근육과 뼈가 시큰거리고 아픈 것

근골통 발꿈치를 이루는 짧은 뼈 통증

근생엽 뿌리나 땅속줄기에서 돋아 땅 위로 나온 잎

근염(節炎) 근육에 생기는 종창(腫脹), 동통(疼痛), 발열 따위의 염증을 통틀어 이르는 말

기관지천식(氣管支喘息) 기관지가 과민하여 수축되고 점막이 부으며, 점액의 분비와 호흡 곤란이 오고 기침, 가래가 나며 숨쉬기가 매우 곤란해지는 병

기면 불면의 반대로 낮이나 밤이나 졸려서 못 견디는 상태

기수 우상복엽 엽추의 좌우에 작은 잎이 짝을 이루어 달린 홀수 깃모양 겹잎

기역 기가 상충하여 화가 나면서 호흡이 거칠어지고 숨이 가빠지는 현상

기외수축(期外收縮) 심장이 예정보다 빨리 수축하는 부정맥의 하나로 심장이 갑자기 멎거나 맥이 건너뛰는 현상

길경 도라지뿌리

ㄴ

난상 피침형 가늘고 긴 달걀 모양

난상구형 달걀 모양

난소암(卵巢癌) 연령에 관계없이 난소에 생기는 암

난원형(卵圓形) 달걀처럼 한쪽이 갸름하게 둥근 모양

냉약 소염, 진정 효과가 있는 약물

녹내장(綠內障) 안구(眼球)의 압력이 높아져서 잘 볼 수 없게 되는 병

뇌막염 뇌척수막의 염증

뇌척수막염(腦脊髓膜炎) 열이 나며 뇌척수액의 압력이 올라 심한 두통 및 구역질과 목이 뻣뻣해지는 뇌척수막의 염증, 뇌막염

능각 뾰족한 모서리

ㄷ

다육질 살이 많은 성질

단모(短毛) 길이가 짧은 털

단성(單性) 생물이 암수 어느 한쪽의 생식기관만 가지고 있는 것. 홀성, 홑성

담병(痰病) 몸의 분비액이 큰 열(熱)을 받아서 생기는 병의 증상을 통틀어 이르는 말

담석증 쓸개관이나 쓸개주머니에 돌처럼 단단한 물질이 생기는 병

담음 수독의 하나. 체액이 위장에 쌓여 있는 상태인데 위내정수가 진행된 상태, 위하수, 위확장, 위 무력증일 때 나타나는 증상

담증 몸의 분비액이 큰 열(熱)을 받아서 생기는 병 증상

당질 당분이 들어 있는 물질, 당분이 들어 있는 탄수화물의 총칭

대생 2개씩 서로 마주보고 있음

대하증 여성의 질에서 흘러나오는 여러 가지 점액성 물질

도란형 달걀을 거꾸로 세운 모양

도한 식은땀을 흘리며 자다가 잠을 깨면 땀이 나지 않는 것

독감 유행성 인플루엔자

동공산대 정상인보다 동공이 커짐

동맥경화(動脈硬化) 동맥의 벽이 두꺼워지고 굳어져서 탄력을 잃는 질환

ㄹ

류머티즘 관절이 붓고 쑤시며 열이 나는 관절염

림프육종 임파육종, 림프에 생긴 악성종양

ㅁ

모현 머릿속이 흐리멍덩하면서 어지러운 상태

목현 현기증

무좀 백선균이나 효모균의 침입으로 생기는 전염성 피부병

문둥병 한센병(Hansen's disease, 나병[leprosy]). 나균 감염에 의하여 발생하는 만성 전염병

ㅂ

반난원형 달걀처럼 한쪽이 갸름한 둥근 모양의 반쪽

반표반리 어지러움, 입맛이 씀, 목이 마름, 기침, 가슴이 답답함, 심장 아래가 결림, 흉협고
만, 구토, 식욕부진, 마음속의 큰 고민, 불면, 오한의 반복이 나타나는 증상

발모 털이 남

발진(發疹) 열(熱)로 피부에 작은 좁쌀 같은 것이 돋는 일, 꽃돋이

발표 발한시켜 표증(몸의 표면에 나타나는 증상)을 해소하는 것

발한 식은땀, 다한, 땀을 흘리게 해 열을 내리거나 부기를 내리게 함

방추형 끝이 뾰족한 원기둥 모양

방향제 좋은 향을 가지고 있는 약제

백대 흰 대하. 양이 많으면 병일 가능성이 있음

백일해 백날기침. 경련성의 기침을 일으키는 어린이의 급성 전염병

백전풍 심상성 백반 버짐. 백선균에 의하여 살갗에 일어나는 피부병

번갈 심한 목마름

번열 흉부에 뜨겁고 불쾌한 열감이 있어서 가슴에 불이 나는 것

번조 가슴 속에 불처럼 뜨겁게 화끈거림, 특히 손발을 떨며 쓰러져 괴로워하는 상태

보약 허증의 체력을 증강시키기 위해 조혈, 보혈을 촉진, 혈압을 상승시키는 효과가 있는 약. 인삼, 백출, 대조 등의 생약이 있음

보익 보태고 늘려서 유익하게 함

보폐 폐단을 바로잡음

복만 복부가 팽창하는 것

복산형화서 겹산형꽃차례

복수 배에 액체가 찬 것

복엽 한 잎자루에 여러 개의 잎이 붙어 겹을 이룬 잎

복창 배가 팽창하는 것(소화불량)

복총상화서 겹총상꽃차례

부인병(婦人病) 여성 생식기의 질환이나 여성 호르몬 이상으로 인한 병

부종 붓기, 혈액순환 장애로 몸이 붓는 병

비색(鼻塞) 죽은 사람의 마지막 코마개

비염(鼻炎) 콧속 점막에 생기는 염증을 통틀어 이르는 말

비장근 넓적다리뼈 아래 끝 장딴지 근육

빈혈 혈액 속의 적혈구나 혈색소가 감소하여 철분이나 비타민의 결핍현상

ㅅ

사교창(蛇咬創) 뱀에게 물린 상처

사독 뱀독이나 나쁜 기운이 있는 독

사지급통연급 팔다리가 갑자기 몹시 아프며 경련이 일어나고 쥐가 남

사지신경통 온몸 말초신경 자극으로 오는 통증

사하약 실증 타입인 사람이 과잉 에너지로 인해 장애가 있는 경우에 사용하여 신열, 산결, 진정, 대사 촉진, 소염, 혈압 강하 효과가 있는 생약을 말한다. 시호, 대황, 지실 등이 있다.

488

삭과 과실의 껍질이 말라 터지는 여러 개의 씨

산 안중산, 평안산처럼 생약을 갈아 만든 가루약, 散은 '흩뿌린다'는 의미가 있듯이 급한
　 병을 퇴산시킬 때 주로 쓰임

산경 우산 모양의 곧은줄기

산방화서(房花序) 고사리처럼 총상꽃차례와 산형꽃차례의 중간형이 되는 꽃차례

산치자 산에서 자라는 치자나무의 열매

산통(疝痛) 배가 간격을 두고 팍팍 쑤시는 듯이 심하게 아픈 증상

산형화서 산형꽃차례

산후두통 출산 후 머리 아픈 증세

산후부종 출산 후 붓기

산후풍 아이 낳은 뒤에 한기(寒氣)가 들어 떨고 식은땀을 흘리며 앓는 병

삼릉형(三陵形) 세모기둥의 모양

삼출복엽 겹꽃잎으로 삼출

상박신경통 위팔 부위, 즉 팔꿈치, 어깨 부위의 신경통

상백피 뽕나무 가지 껍질

상약 무독 무해한 양생약, 대량으로 장기간에 걸쳐 먹어도 좋음

생리불순 생리 주기나 양이 순조롭지 않은 부인병

생목 제대로 소화되지 아니하여 위에서 입으로 올라오는 음식물이나 위액

생약 약이 되는 자연의 산물. 식물, 동물, 광물 등의 일부를 건조 가공한 것

석출 화합물을 분석하여 어떤 물질을 분리해 내는 일

선병(腺病) 결핵성 전신병(全身病), 림프샘 종창 · 습진 · 수포성 결막염 · 만성 비염 따위로
　 허약체질의 어린아이가 잘 걸리는 병

선상 피침형 가늘고 긴 줄 모양

선혈(鮮血) 선지처럼 쏟아져 나오는 피

선형(扇形) 부채꼴 모양

소갈(증) 목이 말라 물을 자꾸 먹는 병증

소산경 작은 우산 모양의 곧은줄기

소산병 밀집된 작은 잎자루

소아혈뇨 피 섞인 어린이 오줌

소염 염증을 멎게 할 때 염증을 가라앉히고 부종을 빼주는 것

소종 부은 종기

소탁엽 잎꼭지 밑에 난 작은 잎

수과 과피가 말라서 목질이 되어도 속에 터지지 않는 씨. 대뇌 피질의 기능이 이상 항진되었을 때 완화할 목적으로 쓰는 약물

수근경직 목덜미가 굳어서 뻣뻣하게 되는 것

수렴 물집이나 점액이 고이거나 흘러나옴, 조직세포를 죄어주는 것

수상화서(穗狀花序) 1개의 긴 꽃대에 여러 개의 꽃이 이삭 모양으로 피는 꽃차례

수종 점액이 괴여 부어오름

습 수독 또는 습기

습비 습기가 원인으로 관절이 저리고 쑤시며 마비되는 증상

습진 개선충 등이 매개로 살갗에 생기는 염증. 살갗에 생기는 진물이 나오는 염증

습포 염증을 가라앉히기 위하여 헝겊에 냉수나 더운물 또는 약물을 축임

식적 먹은 음식이 소화되지 않고 위장에 머물러 있는 상태로 숙체, 숙식, 상식이라고도 함

식중독 상한 음식이나 유독 물질의 섭취로 생기는 급성 질환

식체 먹은 것이 잘 내려가지 아니하는 병

신경통 말초신경이 자극을 받아 일어나는 통증

신열 몸 전체에 열이 차 있는 듯한 느낌

신장결핵 콩팥 결핵

신장염 콩팥에 생기는 염증

신허증 콩팥의 기능이 약해지면서 당뇨, 허리 아래의 노곤함, 정력 감퇴 및 시력 감퇴 등의 증상이 나타남

실열 체력이 있으면서 열이 나는 것

심계항진 가슴 두근거리기, 심장 박동이 빨라지며 몹시 두근거리는 상태

심장통(心臟痛) 가슴뼈 아래 심장 부위에서 신경성 이상 감각으로 일어나는 통증

심하 심장 아래, 즉 명치를 가리킴

심하견만 명치 부분이 꽉 막혀서 답답함을 느끼고 아주 딱딱해진 상태

심하계 명치 부분에 두근거림이 있는 상태

심하만 명치가 충만한 느낌이 드는 것

심하비　명치 부분이 꽉 막혀서 답답함을 느끼는 자각증상

심하비경　명치가 돌처럼 딱딱해지고 당김

심하지결　심하비경이 급박한 상태

십이지장궤양　유문 근접 점막 세포조직이 손상되어 생기는 증상

악창(惡瘡)　고치기 힘든 부스럼

알칼리중독　양잿물 중독

액과　과피에 수분이 많은 액질의 열매

액생　싹이나 꽃이 잎 붙어 있는 자리에서 남

액취증　암내, 아포크린샘 기능항진으로 겨드랑이 땀이 풍기는 냄새

양위(養胃)　허약해진 위장과 십이지장을 튼튼하게 해 주는 일

양혈(養血)　약을 써서 피를 맑게 하거나 보호함

어열　열이 몸 밖으로 발산되지 못하고 몸속에 머물러 있는 것을 말함. 피가 뭉친 것, 타박상 따위로 살 속에 피가 맺힘. 멍, 혈액이 머물러 있으면서 체내에 여러 가지 변조를 일으키는 것

어한(禦寒)　추위에 언 몸을 녹임

열독(熱毒)　더위 때문에 생기는 발진(發疹)

열약　열약은 온약보다 신진대사를 촉진하는 힘이 강하며, 부자, 오두 등이 속한다.

열편　찢어진 조각

염좌　힘줄이 상한 것

염증　신체 부위가 붉게 붓고 아픈 증상

염증성열　염증으로 생기는 열

엽병　잎자루

엽액　잎겨드랑이 눈

영고　망진할 때 환자의 몸에서 나오는 광채를 보는데, 광채가 있는 것을 영이라 하고 광채가 없는 것을 고라고 한다.

오심　위장 내 수분이나 담으로 인해 메슥거리거나 구역질이 나는 것

오열　오풍, 오한에 반대되는 말로서 열이 나는 것

오풍　바람이 없으면 아무렇지도 않고, 바람을 쐬면 한기가 든다.

오한   찬바람을 쐬지 않았어도 오싹오싹 한기가 드는 것

오한발열   오싹오싹한 한기와 열이 나는 것

오행   동양 의학에서 말하는 자연계를 구성하고 있는 다섯 물질(식물, 열, 토양, 광물, 액체)을 목, 화, 토, 금, 수라는 문자로 나타내고 상호 관계에 의해 모든 현상을 판단하는 것

옹   빨갛게 부어오르고 열과 아픔이 있으며 고름이 들어 있는 종기. 몸 바깥에 생기는 것을 외옹, 장부에 생기는 것을 내옹이라 함. 종기 가운데 약 3cm 이상인 것을 옹이라 하거나 절이 악화된 것을 가리켜 옹이라고 하는 경우도 있음

옹종   작은 종기, 조그마한 부스럼

완하   변을 묽게 하여 변통을 촉진

완화제   대변을 무르게 하거나 배변을 시키는 약

외감풍한   감기

요도염   요도점막의 염증

요통   허리 아픔, 허리가 아픈 증상

요폐증   오줌을 못 누는 것

용혈   피를 녹임

우상   새의 깃 모양

우상복엽   새의 깃 모양 겹잎

우울증   기분이 언짢아 명랑하지 아니한 허무 관념 상태

우장통증   천연두의 통증

울혈   국소의 정맥이 확장하여 정맥혈이 막히어 충혈이 일어나는 증세

원추화서   원뿔 모양의 꽃차례

월경불순   월경의 주기나 양 등이 순조롭지 않은 부인병

월경통   월경 때 하복부나 자궁에 생기는 통증

위경련   가슴앓이, 위 근육이 수축하거나 떨림

위과(僞果)   사과나 배 같이 꽃대의 부분이 씨방과 함께 비대해져서 된 과실, 헛열매

위궤양   위 점막 세포조직이 손상되어 생기는 증상

위기   위의 기능을 작용시키려는 원기. 좁은 뜻으로 소화 기능을 의미함

위내정수   위가 있는 부분을 두드리면 출렁거리며 물이 흔들리는 소리가 들리는 증상

위장염   위와 장의 염증

492

위하수(胃下垂) 개복 수술과 출산에 따른 복강압(腹腔壓) 저하 등으로 위가 정상 위치보다 처지는 병증

위허 위가 약해진 상태, 일반적으로 소화불량, 구토 등의 증상이 나타남

유뇨증 저절로 나오는 오줌

유방염 화농균 침입으로 생긴 유선염증, 젖꼭지 상처로 화농균이 침입하여 일어나는 유선(乳腺) 염증

육부 담, 소장, 위, 대장, 방광, 삼초

육수화서 꽃대가 곤봉이나 회초리 모양으로 발달한 꽃차례

육장 간, 심장, 비장(지라), 폐(허파), 신장(콩), 심포(심장막)

윤생 줄기 하나에 3개 이상의 잎이 돌아가며 핌

음 색이 엷고 맑은 것을 음이라고 해서 담과 구별함, 담(가래)은 끈끈하고 탁한 분비물을 말하며, 담음이라 할 때는 넓은 의미로 수독을 총칭한다. 위내정수가 원인이 되어 발생함

음양 동양 의학에서는 자연계의 모든 사물의 현상을 음과 양으로 나누는데, 인간의 신체 역시 자연계의 일부이므로 동일하다고 본다. 병의 증상을 음양으로 나눌 경우, 양증(실증) 은 병의 초반을 말하는데 체력이 충분하고 발열과 오한이 있는 상태이다. 음증(허증)은 병의 후반으로서 체력이 쇠약하고 열은 없으나 오한이 있는 상태이다.

음위증 발기불능

응체(凝體) 피가 엉기어 굳은 물체

이 몸의 내부, 특히 흉부의 복부를 가리킨다. 이증에는 목이 마르고 복부팽만, 복통, 설사, 변비, 비뇨 이상의 증상이 있음

이가화 암수가 각각 다른 방에 피는 꽃, 암수 서로 다른 꽃

이급후중(裏急後重) 소위 무지근한 배를 말함. 배변할 때 복통이 있고 잘 나오지 않으며 배변 후에도 금방 변의를 느끼는 증상

이뇨 오줌내기 약, 오줌이 잘 나오게 하고 부종을 제거

이담 담낭의 활동을 좋게 하는 것

이수 장에서 물 같은 액체를 배출할 때

이질 흰 곱 똥이 섞여 나오며 뒤가 잦은 증상을 보이는 법정 전염병

익정 몸에 필요한 영양분을 늘리는 것

인경(鱗莖) 마늘과 같이 두껍게 된 잎이 많이 겹쳐져 양분을 저장하는 비늘줄기

인후염(咽喉炎) 감기 따위로 인하여 인후 점막에 생기는 염증

일사병(日射病) 강한 태양의 직사광선을 받아 심한 두통, 현기증이 나고 숨이 가쁘며 인사불성이 되어 졸도하는 병

일산화탄소중독 연탄가스 중독

일음 한방 4음의 하나, 체액이 사지에 머물러 있어 몸이나 손발의 관절이 뻐근하게 저리고 붓는 병증

임상 환자를 진료하거나 의학을 연구하는 병상

임신오조 입덧

임질 임균에 의해 일어나는 요도점막의 염증

ㅈ

자궁암(子宮癌) 자궁 경부에서 자궁체 사이에 생기는 악성 종양

자궁지혈 자궁에서 흐르는 피를 멎게 함

자반병 출혈성빈혈

자양강장제 몸에 영양을 좋게 하고 장을 튼튼하게 하는 약

자웅이가(雌雄異家) 암술과 수술이 서로 다른 꽃에 있어서 암꽃과 수꽃이 구별된 꽃

자웅일가 한 꽃봉오리에 암수한꽃

자원 말린 개미취 전초

자한 열도 없고 아무 일도 없는데 괜히 땀이 나는 것

장과 과육 즙액이 많은 살찐 열매, 과육과 액즙이 많고 속에 씨가 들어 있는 과실

장염 창자의 점막이나 근질에 생기는 염증

적리 붉은 배앓이. 적리(붉은 배앓이)와 설사

전석지(轉石池) 암반에서 떨어져 나와 물에 오래 씻긴 땅

전신통 온몸이 쑤시고 아픈 통증

절 종기 가운데 약 3cm 이상인 것을 옹이라 하고, 그 이하인 것을 절이라 함

절상 가위나 칼 등으로 베이거나 잘려서 생긴 상처

정생 줄기의 끝이나 꼭대기

정혈 묵은 피를 제거하고 혈액을 맑게 함

조시 열 때문에 건조하여 단단해진 편

조열 조수의 간만처럼 매일 거의 일정한 시각에 열이 나는 것

종기 피부가 곪으면서 생기는 큰 부스럼

종문 세로무늬

종양 세포가 병적으로 증식한 무의미한 조직

종창 염증이나 부스럼으로 부어오름

종통 종기의 아픈 통증

중독(中毒) 음식물이나 약물의 독성에 의해 기능 장애를 일으키는 일

중서(中暑) 더위를 먹어서 생기는 병으로, 몸에 열이 나고 속이 메스꺼우며 맥이 가늘고 빨라
　　지고, 심하면 어지러워 졸도함

중약 병의 예방, 체력 보강에 사용하지만 쓰기에 따라 독도 되고 약도 되는 약물

중풍 뇌졸중, 뇌출혈

증 몸에 나타나는 여러 가지 증상, 사람마다 갖고 있는 체질 등

지갈 갈증을 해소시킴

지음 흉부나 심하부에 수독이 머물러 일어나는 증상. 수분이 많아서 기침이 심하고 숨쉬기가
　　어려운 상태. 심장부종이 있는 사람을 지음가라고 함

지한 땀을 멎게 하는 것

지혈 피를 멈추게 하는 작용

진경약 경련을 진정시키는 약

진균 곰팡이에 의해 생기는 균

진토제 곽란이나 두통 등으로 오는 구역질이나 구토를 멎게 함

진해 기침이 그치지 않고 심할 때, 몸을 떨며 놀람, 기침을 진정시킴

ㅊ

치아상 이와 같은 모양

창독 부스럼 독기

창종 피부에 생기는 온갖 부스럼

천명 기침이 나고 숨을 쉴 때 목에서 가르랑가르랑하는 소리가 나는 것. 소위 가래 끓는 소리
　　를 말함

천식 기관지에 경련이 일어나는 병

청량제(淸凉齊)   은단처럼 맛이 산뜻하고 시원하여 복용하면 기분이 상쾌해지는 약

청열   해열과는 조금 다른 것으로 내열 증상을 완화시킨다는 의미

청혈   피를 맑게 함

총상화서   총상꽃차례

총포   잎이 변하여 꽃대의 끝에서 꽃의 밑동을 싸고 있는 비늘 모양의 조각

최면   잠이 오게 함

최토   구토가 나게 함

축농증   부비강 점막의 염증, 상악동염

충독   벌레 등의 독기

취산화서   꽃이 꼭대기에 한 송이 피고 아래에 여러 개 흩어져 핌

치유(治癒)   치료하여 병을 낫게 함

치조   치아의 틀을 말함

치질   항문 안팎에 생기는 외과적 질병

ㅌ

탁엽   턱잎, 잎꼭지 밑에 난 작은 잎(총포), 탁엽은 침형 또는 가시형임

탈구   뼈가 어긋난 것

탈황   직장이 항문 밖으로 빠짐

탕액   갈근탕, 마황탕처럼 달여 먹는 약을 말하며, 큰 병을 소탕한다는 뜻인 '탕'의 의미를 갖고 있음

태동   모태 안에서의 태아의 움직임

태선(苔癬)   작은 구진(丘疹)이 빽빽하게 돋아서 오랫동안 같은 상태가 계속되는 피부병

토사곽란   위로는 토하고 아래로는 설사하면서 배가 결리고 아픈 병

토하   구토와 설사, 토사라고도 함

토혈   위나 식도 질환으로 피를 토함

통경   월경 전후에 하복부와 허리에 생기는 통증

통풍   팔다리 관절에 심한 염증. 요산의 배설이 원활치 않아서 체내에 축적되어 통증을 유발하는 것

트라코마   가시눈. 가시든 것 같이 눈이 아픔

특발성 괴저   피 멈춤

ㅍ

파상풍   파상풍균의 독소로 일어나는 전염병. 파상풍균에 감염된 것

편도선염   편도선 주위에 생긴 염증

편두통   갑자기 일어나는 발작성 두통

편원형   넓고 평평한 원 모양. 편평한 삼릉형(세모기둥의 모양), 폐출혈(폐에서 피가 밖으로 나옴)과 혈담(피가 섞여 나오는 가래)

폐허증   폐의 기능이 약해져서 나타나는 증상. 숨 막힘, 숨 가쁨 등

표   몸의 표면. 병의 시작은 우선 이 표 부분에서 증상이 나타난다. 표증에는 두통, 목과 어깨 결림, 사지 관절의 통증, 오한, 발한, 발열 등이 있음

표저   생손앓이

풍비   의식에는 이상이 없고 아프지도 않으나 한쪽 수족을 사용할 수 없는 병

풍습   풍사(風邪)와 습사(濕邪)가 겹쳐 뼈마디가 쑤시고 켕기는 증상

풍열   감기로 열이 나는 것

풍온(風溫)   봄철 풍사(風邪)로 생기는 급성열병으로 기침을 하며 가슴이 답답하고 목이 마름

풍온두통   봄철 풍사(風邪)로 생기는 급성열병으로 오는 머리 아픔

풍한   감기나 몸살

풍한두통   감기나 몸살로 오는 머리통증

풍한습비   감기로 뼈가 저리고 쑤시는 증상

피침형   뾰족한 바늘 모양, 가는 바늘 모양

ㅎ

하리   장관의 운동이 촉진되어 설사하는 것

하약   병의 치료를 위해 쓰지만 독이 많은 약물이므로 장기간 복용함을 피한다. 부자, 마황 등

하혈   항문이나 하문으로 피를 쏟음

학슬풍   무릎마디가 붓고 아픈 것

학질   말라리아, 학질모기 매개 전염병

한   몸의 대사가 쇠약해 안색이 창백하고 손발이 찬 한랭 상태를 말함

한열(寒熱) 한기와 열이 번갈아 일어나는 증상

한열왕래 오한과 발열 증상이 교대로 나타나는 것

항균 세균성 오염에 대한 저항성

항암제 암세포의 분열과 증식을 막거나 암세포를 사멸시키는 작용을 하는 약제

항염증 염증을 치료하고 방지하는 작용

해독 독성 물질의 작용을 없앰, 독풀이

해소천식 기관지에 경련이 일어나는 병과 가래 삭힘 작용. 해수(기침), 풍열감기(風熱感氣: 열이 나는 감기)

해역(咳逆) 기침을 하면서 기운이 치밀어 올라 숨이 차는 증상

행혈 피가 잘 돌게 하는 일

현훈 어지럼증, 현기증

혈담(血痰) 기관지 확장증, 폐암, 폐결핵, 폐렴 따위로 피가 섞여 나오는 가래

혈소판 혈액의 고형(固形) 성분

혈압 심장에서 혈액을 밀어낼 때 혈관 내에 생기는 압력

혈전 혈관 속에서 굳은 핏덩이

협과 콩과 식물 같은 꼬투리열매

협심증(狹心症) 심장부에 갑자기 일어나는 심한 동통(疼痛)이나 발작 증상으로 심장 근육에 흘러드는 혈액이 줄어들어 일어나는 병

호생 어긋나기

화경 꽃이 달리는 짧은 가지, 꽃자루

화관 꽃부리, 꽃의 가장 좋은 부위

활혈 혈액순환이 잘 되게 함

황달 담즙 불균형으로 눈과 온몸이 누렇게 되는 병

후두염 후두에 생기는 염증

흉통 가슴 아픔

참고문헌

강병수, 김영판 (1996) 임상배합본초학. 도서출판 영림사

김길춘 (2008) 약선본초학. (도)의성당

김영상 외 6인 (1990) 한국의 자생식물. 농촌진흥청

김재길 (1992) 원색천연약물대사전 상, 하. 남산당

김종덕 (2008) 한의학에서 바라본 농산물(Ⅰ, Ⅱ). 부경대학교한약재개발연구소

김창민 외 (1998) 완역 중약대사전(전 11권). 도서출판정담

김태정 (1996) 한국의 자원식물. 서울대

문관심(과학백과사전출판사편) (1984) 약초의 성분과 이용. 일월서각

신길구 (1988) 신씨본초학 각론. 수문사

신민교 (2010) 정화임상본초. 도서출판 영림사

신민교, 박호, 맹웅재 공역 (1998) 국역 향약집성방(상, 중, 하). (도)영림사

신전휘, 신용욱 (2006) 향약집성방의 향약본초. 계명대학교출판국

양 승 (2010) 약선식품동의보감. 세계중탕약선연구소

원도희 외 (1997) 약용식물도감. 옥천약용식물재배시험장

이순동 역 (1994) 동의보감(전 6권). 여강출판사

이영노 (1996) 원색한국식물도감. 교학사

이창복 (1980) 대한식물도감. 향문사.

임록재 (1999) 조선약용식물지(Ⅰ, Ⅱ, Ⅲ). 한국문화사

임진석 (2000) 황제내경개론. 법인문화사

장영선 외 5인 (1996) 구황식물도감. 호남농업시험장

전재우 (1997) 한방음식요법. 여강출판사

조무연 (1989) 한국수목도감. 도서출판아카데미서적

중국의학과학원 (1994) 중국본초도감. 여강출판사

陳存仁 (1984) 圖設 漢方醫學大事典〈中國藥學大典〉

최성규 (2006) 한약생산학각론. 신광출판사

허준(동의학연구소 역) (1994). 동의보감. (전 5권). 여강출판사

황도연원저(신민교편역) (2002) 신증방약합편. 도서출판 영림사

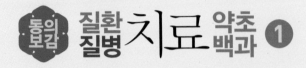

초판 1쇄 인쇄 2021년 06월 15일
초판 1쇄 발행 2021년 06월 22일

공저자 곽준수 · 성환길
펴낸이 김호석
펴낸곳 도서출판 대가
편집부 박은주
교정교열 권순현
마케팅 오중환
경영관리 박미경
영업관리 김경혜 · 김소영

등록 311-47호
주소 경기도 고양시 일산동구 장항동 776-1 로데오메탈릭타워 405호
전화 02) 305-0210
팩스 031) 905-0221
전자우편 dga1023@hanmail.net
홈페이지 www.bookdaega.com

ISBN 978-89-6285-277-6 (13510)